- 国家教育部 2023 年产学合作协同育人项目：助产学危急重症虚拟仿真案例库的构建及应用
- 广东省教育厅 2023 年广东省研究生教育创新计划项目：《高级助产学》课程教学案例库建设（2023ANLK_018）

妊娠期疾病健康教育与精品案例实训指导

主编 翟巾帼 陈小荷

中国科学技术出版社
·北京·

图书在版编目（CIP）数据

妊娠期疾病健康教育与精品案例实训指导 / 翟巾帼, 陈小荷主编. -- 北京：中国科学技术出版社, 2024.10. -- ISBN 978-7-5236-1069-5

Ⅰ. R714.2

中国国家版本馆 CIP 数据核字第 2024LE4373 号

策划编辑	刘　阳　黄维佳	
责任编辑	张凤娇	
装帧设计	佳木水轩	
责任印制	徐　飞	

出　　版	中国科学技术出版社	
发　　行	中国科学技术出版社有限公司	
地　　址	北京市海淀区中关村南大街 16 号	
邮　　编	100081	
发行电话	010-62173865	
传　　真	010-62179148	
网　　址	http://www.cspbooks.com.cn	

开　　本	787mm×1092mm　1/16	
字　　数	472 千字	
印　　张	19.5	
版　　次	2024 年 10 月第 1 版	
印　　次	2024 年 10 月第 1 次印刷	
印　　刷	北京博海升彩色印刷有限公司	
书　　号	ISBN 978-7-5236-1069-5/R・3347	
定　　价	108.00 元	

（凡购买本社图书，如有缺页、倒页、脱页者，本社销售中心负责调换）

编著者名单

主　编　翟巾帼　陈小荷
副主编　蔡军红　侯　睿　李　田　杨巧红　徐洪斌
编　者　（以姓氏笔画为序）
　　　　　王　倩　深圳市人民医院
　　　　　王慧媛　东莞市公立医院运营服务中心
　　　　　方晓纯　广东省妇幼保健院
　　　　　方慧苹　深圳市南山区妇幼保健院
　　　　　田晓迎　暨南大学护理学院
　　　　　任利容　深圳市宝安区中医院
　　　　　邬俏璇　深圳市妇幼保健院
　　　　　刘　静　广州医科大学附属第五医院
　　　　　李　田　中山大学附属第七医院
　　　　　李林江　中山大学附属第七医院
　　　　　杨巧红　暨南大学护理学院
　　　　　肖璐瑶　中山大学附属第七医院
　　　　　邹银婷　广东茂名健康职业学院
　　　　　沈惠玲　深圳市坪山区人民医院
　　　　　张　晶　广州市第一人民医院
　　　　　陈小荷　深圳市人民医院
　　　　　陈凤开　顺德新容奇医院
　　　　　尚　剑　北京大学深圳医院
　　　　　周燕莉　南方医科大学南方医院
　　　　　侯　睿　北京大学护理学院
　　　　　徐树霞　苏州禧华妇产医院
　　　　　徐洪斌　深圳市人民医院
　　　　　郭晶晶　广东省妇幼保健院
　　　　　黄　婷　深圳市罗湖区妇幼保健院
　　　　　曹永春　深圳市中医院
　　　　　游红霞　深圳市坪山区妇幼保健院

蓝勤勤　梧州职业学院
　　蔡军红　深圳市宝安区妇幼保健院
　　翟巾帼　南方医科大学护理学院
学术秘书
　　邹银婷　广东茂名健康职业学院

内容提要

本书是以临床案例为基础,以促进女性妊娠期和产后身心健康为目的的健康教育指导书。全书分上下两篇,共9章,分别介绍了妊娠期并发症、妊娠期合并症、胎儿附属物异常、羊水量异常、胎儿异常方面的健康教育内容,如疾病防治方法、膳食营养、运动注意事项、心理疏导,以及在健康培训过程中如何设置教育方案、准备辅助材料等,同时整理汇总了新近的临床指南、规范及相关进展。书中所述内容系统丰富,阐述深入浅出,语言通俗易懂,实用性强,适合广大医务工作者及母婴健康相关职业人员学习参考。

前 言

母婴健康是人类健康的源头，是健康中国的基石。高质量的健康教育对于促进孕产妇及其家属的健康行为，提高孕产妇舒适度，纠正不良生活方式，预防孕产期并发症和降低死亡率具有重要意义。然而，随着近年来生育政策的变化，我国孕产妇健康教育人员的数量、服务能力，以及妊娠期健康教育管理规范等有待提高，同时也逐渐呈现出疾病个体化健康教育能力较弱等问题，故亟须提高妊娠期健康教育能力，以满足当前高质量母婴健康服务的需求。

本书在实际病例的基础上，以解决问题为导向，充分结合和发挥产科诊疗、助产特色及护理理念，进行情景式健康教育培训。全书分上下两篇，共9章，依据临床最新指南、规范及最新进展，围绕妊娠期并发症、妊娠期合并症、胎儿附属物异常、羊水量异常、胎儿异常介绍健康教育内容（如疾病防治方法、膳食营养、心理健康和新生儿管理等）和实训指导，保证内容的先进性和实用性。为进一步增加学习者对某一专题相关理论知识的理解和掌握，切实落实到实际工作中，上篇在各专题内容基础上，提供了相应的自测题；下篇则在实际病例讨论的基础上，分享了具体的教育方案。

在目前母婴保健"需大于供"的环境下，这部新颖、实用的妊娠期健康教育实训指导书有利于我国助产人员的规范化培训，适合助产学本科专业学生、助产士、产科护士、产科医师及母婴健康相关职业人员参考。

我们希望有志于母婴保健的人员能够从中受益，以科学的知识和有效的方法，让更多的孕妇能够健康快乐，让更多的孩子能够茁壮成长。

最后，衷心感谢所有编者为本书付出的辛勤劳动。让我们共同努力，守护母婴健康。

南方医科大学护理学院

目 录

上篇　妊娠期疾病健康教育

第 1 章　妊娠期并发症的健康教育 ⋯⋯⋯⋯⋯⋯⋯⋯⋯⋯⋯⋯⋯⋯⋯⋯⋯⋯⋯⋯ 002

第 2 章　妊娠期合并症的健康教育 ⋯⋯⋯⋯⋯⋯⋯⋯⋯⋯⋯⋯⋯⋯⋯⋯⋯⋯⋯⋯ 070

第 3 章　胎儿附属物异常的健康教育 ⋯⋯⋯⋯⋯⋯⋯⋯⋯⋯⋯⋯⋯⋯⋯⋯⋯⋯⋯ 154

第 4 章　羊水量异常的健康教育 ⋯⋯⋯⋯⋯⋯⋯⋯⋯⋯⋯⋯⋯⋯⋯⋯⋯⋯⋯⋯⋯ 193

第 5 章　胎儿异常的健康教育 ⋯⋯⋯⋯⋯⋯⋯⋯⋯⋯⋯⋯⋯⋯⋯⋯⋯⋯⋯⋯⋯⋯ 204

下篇　精品案例实训指导

第 6 章　妊娠期并发症的实训指导 ⋯⋯⋯⋯⋯⋯⋯⋯⋯⋯⋯⋯⋯⋯⋯⋯⋯⋯⋯⋯ 248

第 7 章　妊娠期合并症的实训指导 ⋯⋯⋯⋯⋯⋯⋯⋯⋯⋯⋯⋯⋯⋯⋯⋯⋯⋯⋯⋯ 263

第 8 章　胎儿附属物异常的实训指导 ⋯⋯⋯⋯⋯⋯⋯⋯⋯⋯⋯⋯⋯⋯⋯⋯⋯⋯⋯ 283

第 9 章　胎儿异常的实训指导 ⋯⋯⋯⋯⋯⋯⋯⋯⋯⋯⋯⋯⋯⋯⋯⋯⋯⋯⋯⋯⋯⋯ 294

参考文献 ⋯⋯⋯⋯⋯⋯⋯⋯⋯⋯⋯⋯⋯⋯⋯⋯⋯⋯⋯⋯⋯⋯⋯⋯⋯⋯⋯⋯⋯⋯⋯⋯ 302

附录　自测题参考答案 ⋯⋯⋯⋯⋯⋯⋯⋯⋯⋯⋯⋯⋯⋯⋯⋯⋯⋯⋯⋯⋯⋯⋯⋯⋯⋯ 303

上篇　妊娠期疾病健康教育

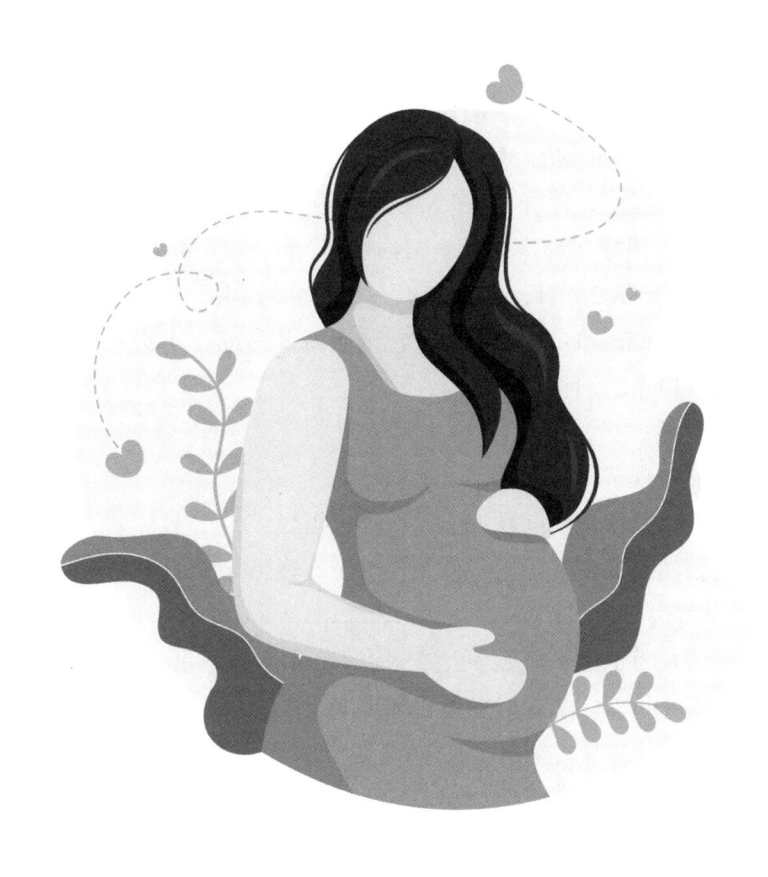

第1章　妊娠期并发症的健康教育

一、自然流产

学习目标

1. 了解自然流产的定义、原因和分类。
2. 掌握自然流产的临床表现、诊断方法和治疗原则。
3. 学会预防自然流产的方法，提高生育健康水平。
4. 培养正确的生育观念，关注女性生殖健康问题。

情景案例导入

张女士，35岁，孕 16^{+2} 周。1h 前排出胎儿样组织，阴道出血 3h。

病史：平时月经规律，停经 40 多天出现恶心呕吐及尿 hCG（+），孕 70 多天时曾因阴道出血行保胎治疗。超声检查：宫内孕 9^{+6} 周，单活胎。血孕酮 35.62ng/ml，血 hCG 136 505U/ml。孕 2 产 1，4 年前顺产一活女婴，重 3.1kg，无流产史。

查体：血压 102/65mmHg，心肺正常，下腹触及宫缩，未听及胎心音，阴道内见大量凝血块，宫口见组织物阻塞。

请思考以下问题：

1. 张女士目前出现了什么问题？
2. 对于张女士目前出现的问题如何进行健康指导？
3. 如果你是张女士的责任护士，你怎样给予心理疏导？

自然流产是指无人为干预，妊娠不足 28 周、胎儿体重不足 1000g，胚胎或胎儿尚未具有生存能力而妊娠终止。≤12 周妊娠终止称早期流产，12～28 周妊娠终止称晚期流产。妊娠期自然流产发生率为 31% 左右，其中 80% 为早期流产，约有 2/3 为生化妊娠。

【病因】

1. 胚胎因素　妊娠后受精卵分裂和发育过程中发生的异常，多见于遗传基因缺陷。染色体数目异常和结构异常，是最常见的流产因素，也见于母胚免疫抗体、母婴排斥和母婴血型不合等因素。

2. 孕妇因素

(1) 生殖系统疾病：子宫畸形、子宫肌瘤、子宫腺肌症、宫腔粘连、子宫内膜炎及流产史等。

(2) 内分泌系统疾病：黄体功能不全、黄体生成素过度分泌、肥胖、高胰岛素血症、高雄激素、多囊卵巢综合征、甲状腺功能减退、糖尿病等。

(3) 免疫系统疾病：孕妇免疫功能产生异常抗体，免疫细胞等对胚胎产生排异反应，如抗磷脂综合征、系统性红斑狼疮、未分化结缔组织病、类风湿关节炎等。

(4) 全身性疾病：重度贫血、慢性肾炎、高血压、心脑血管疾病等。

(5) 病原体感染：流行性感冒病毒、单纯疱疹病毒、巨细胞病毒、解脲支原体、沙眼衣原体、弓形虫、巨细胞病毒、风疹病毒、梅毒螺旋体感染等。

(6) 其他因素：不良生活习惯、过度劳累、性生活过频、腹部手术、外伤、精神创伤等。

3. 胎盘因素 滋养细胞发育和功能不全、胎盘梗死、前置胎盘、胎盘早剥等。

4. 环境因素 环境污染、药物性因素、放射性因素或接触有害化学物质等。

【对母儿的影响】

1. 对母体的影响

(1) 早期流产：早期流产时胚胎或胎儿多数已死亡，胚胎绒毛与蜕膜层分离，血窦开放出现阴道出血。妊娠8周以内发生的流产，妊娠物可以完整从子宫壁分离而排出，出血不多；妊娠8～12周发生流产，妊娠物不易完整分离排出，影响子宫收缩，出血不止。

(2) 晚期流产：临床过程与早产及足月产相似，经过阵发性宫缩后排出胎儿及其附属物，同时出现阴道出血。妊娠12周后，胎盘已经完全形成，流产时往往先有腹痛，然后排除胎儿、胎盘。晚期流产，胎盘与子宫壁附着牢固，若胎盘粘连仅部分剥离，残留组织影响子宫收缩，血窦开放，可导致大量出血、休克，甚至死亡。胎盘残留过久，可形成胎盘息肉，引起反复出血、贫血及继发感染。底蜕膜反复出血，凝固形成血样胎块稽留于宫内，形成肉样胎块、纸样胎儿或钙化后形成石胎。

2. 对胎儿的影响 自然流产可能导致胎儿在流产期间受到伤害或死亡。此外，自然流产可能是由于胎儿发育异常所致，因此，如果成功分娩的话，胎儿也可能存在缺陷。

【临床表现及分类】

早期流产临床表现为停经后腹痛及阴道出血。晚期流产的临床过程与早产相似，表现为宫缩、破水、胎儿胎盘娩出。

1. 生化妊娠 早期自然流产中，约2/3为隐性流产，称为生化妊娠，多发生在妊娠5周。主要表现为阴道出血，伴有轻微腹痛，常被误以为月经，部分孕妇可有月经推迟表现，一般无明显并发症。监测血人绒毛膜促性腺激素（human chorionic gonadotropin, hCG）数值持续下降，超声检查未见孕囊。

2. 先兆流产 停经后出现少量阴道出血，血量少于月经量，常为暗红色或血性分泌物，有时伴有轻微下腹痛、腰痛、腰坠感。妊娠物存留宫腔内，早孕反应存在。宫颈口未开，阴道未见妊娠物。超声检查提示胚胎生长、子宫大小与停经周数相符。

3. 难免流产 在先兆流产基础上保胎无效，流产不可避免。表现为阴道出血量增多，下腹疼痛加剧或出现阴道流液（胎膜破裂）。妇科检查可见子宫大小与停经周数基本相符或略小，部分孕妇宫颈口已扩张，可见胚胎组织或胎囊堵塞于宫颈口内，妊娠组织未完全排出。

4. 不全流产 不全流产由难免流产发展而来，妊娠物已部分排出宫腔，尚有部分残留于宫内或嵌顿于宫颈口处，或者胎儿排出后胎盘滞留或嵌顿于宫颈口处，从而影响子宫收缩，致使阴道出血持续不止，严重时可引起出血性休克。妇科检查可见子宫小于停经周数，宫颈口扩张，阴道有血液流出，胚胎堵塞于宫颈口，阴道内和宫腔均可见胚胎组织。

5. 完全流产 妊娠物已完全排出，阴道出血停止，腹痛随之消失。妇科检查可见子宫接近正常大小或略大，宫颈口已闭。超声检查宫内无残留妊娠物。

6. 稽留流产 稽留流产又称过期流产，是指死亡的胚胎或胎儿滞留在宫内数日或数周未自行排出。早期稽留流产表现为胚胎停止发育或死亡，有或无阴道出血、腹痛等先兆流产症状，早孕反应消失，一般超声检查时被发现。晚期稽留流产表现为胎儿发育停滞或死亡，胎心音及胎动消失、子宫不见增大。妇科检查可见宫颈口闭合，子宫较停经孕周小，听诊未闻及胎心音。

7. 复发性流产 复发性流产是指与同一性伴侣发生≥3次的自然流产，多数为早期流产。早期复发性流产常见原因为胚胎染色体异常、免疫功能异常、黄体功能不全、甲状腺功能低下等。晚期复发性流产常见原因为子宫解剖异常、自身免疫异常、血栓前状态等，最常见为子宫颈内口松弛。临床表现与流产转归类型相同。

8. 流产合并感染 流产合并感染是指自然流产过程中因流血时间过长，有组织残留于宫腔内引起的生殖道、盆腔感染、阴道出血或分泌物增多，可呈浆血性或黄色脓性白带，伴有异味。主要表现为单侧或双侧下腹部疼痛，查体有压痛和反跳痛，全身症状有寒战、发热等。合并泌尿系统感染时有尿频及排尿困难。严重时感染可并发盆腔炎、腹膜炎、败血症及感染性休克。

> **知识拓展**
> ### 早期稽留流产的诊断标准
>
> 早期妊娠可以通过腹部或阴道超声测量妊娠周数。妊娠5周时，超声检查宫腔内可见孕囊；妊娠6周以上，超声检查可见胎芽和原始心管搏动。如果出现以下情况则可诊断为稽留流产。
>
> (1) 超声检查头臀长≥7mm，未见胎心搏动。
> (2) 宫腔内孕囊平均直径≥25mm，未见胚胎。
> (3) 宫腔内妊娠未见卵黄囊，2周后仍然未见胚胎和胎心搏动。
> (4) 宫腔内妊娠可见卵黄囊，11d后仍然未见胎心搏动。

【健康评估】

1. 孕妇评估

(1) 健康史：评估孕妇的停经史、孕产史、早孕情况；有无腹痛及阴道出血、流液情况，腹痛的部位、性质、程度；阴道出血的颜色和量；有无排液及妊娠物排出等。

(2) 身心状况。

① 一般状况：流产孕妇可因出血过多而出现休克，也可因出血时间过长、宫内残留组织未及时清除而引起生殖道、盆腔、腹腔感染，故需要全面评估孕妇的生命体征，区分流产类型，及时发现与贫血及感染相关的征象。

② 心理状况：女性从妊娠开始到妊娠终止，体内雌、孕激素的起伏会出现身体和生理变化，尤其是妊娠过程突发失去胎儿的负性事件，会导致孕妇出现一系列的心理反应，常表现为焦虑、抑郁、睡眠障碍问题。同时胎儿的健康情况也直接影响孕妇的情绪，可表现为伤心、郁闷、烦躁等。

(3) 辅助检查。

① 妇科检查：宫颈口有无扩张，有无组织堵塞，子宫大小是否与停经月份相符，子宫质地，有无压痛。

② 超声检查：孕囊的大小、形态、胎心搏动等，辅助诊断流产类型。宫腔、附件检查有助于稽留流产、不全流产，以及异位妊娠的鉴别诊断。

③ 妊娠试验：连续测定 hCG 动态变化。多采用灵敏度更高的血 hCG 水平动态测定，正常妊娠 6~8 周时，其值每日应以 66% 的速度增长，若 48h 增长速度 <66%，提示妊娠存在预后不良风险。

(4) 既往史：夫妇双方的年龄、孕妇的月经史、婚育史、家族史、手术史；有无内科合并症、有无传染病史及吸烟、饮酒等不良生活习惯、不良环境暴露、BMI 过高或过低等。婚育史主要包括妊娠次数及每次妊娠结局，包括生化妊娠、人工流产、自然流产等。如为复发性流产，应记录每次流产孕周、诱因及特殊伴随症状、胎儿有无畸形及是否进行过流产物染色体核型分析、每次流产的治疗经过和用药情况。家族史主要包括家族成员有无不良妊娠史、自身免疫性疾病、血栓史及近亲婚配史等。图 1-1 为复发性流产的诊查流程。

2. 胎儿评估 自然流产的主要临床表现为停经后阴道出血、腹痛、胚胎停止发育。大部分胚胎停止发育无任何临床表现，仅在超声检查时发现异常。评估胎儿的健康状况主要依据是超声评估，评估标准应涉及以下几个方面。

(1) 生长发育情况：卵黄囊是孕囊内第一个能观察到的结构，它的出现是妊娠的有力证据。经阴道超声检查，停经 35~37d 常能显示卵黄囊；经腹部超声检查，停经 42~45d 常能显示卵黄囊。卵黄囊直径正常值范围为 3~8mm，平均为 5mm。

(2) 有流产征兆未确定胚胎停育的评估：①头臀长度 <7mm，无胎心；②平均孕囊直径为 16~24mm，无胚胎；③超声检查孕囊里没有卵黄囊 7~13d 后，未发现胎心的胚胎；④超声检查有卵黄囊的孕囊 7~10d 后，没有发现胎心的胚胎；⑤末次月经后至少 6 周没

有发现胚胎；⑥羊膜囊与卵黄囊相邻，未见胚胎；⑦卵黄囊超过 7mm；⑧孕囊与胚胎大小相比（平均孕囊直径和头臀长之间）差异<5mm。

(3) 胚胎停育的评估：头臀长 5~40mm，没有胎心；胎囊平均直径 16~45mm，5d 胎囊增加<2mm 或 7d<3mm；卵黄囊可见的时候，2d 血 hCG 倍增<15%。

(4) 妊娠失败评估：①头臀长≥5mm，无胎心；②孕囊平均直径≥25mm，无胎芽；③检查出无卵黄囊的孕囊 2 周后未见有胎心；④检查出有卵黄囊的孕囊 10d 后未见有胎心。

(5) 孕中期胎儿评估：通过超声检查测量胎儿的双顶径、股骨长、头围和腹围等。

【健康教育】

1. 营养摄入 孕妇的营养状况是影响胎儿健康的重要因素。饮食原则以少量多餐，容易消化的食物及个人喜好为主。保胎期间饮食建议新鲜、多样化，可多吃瘦肉、鱼、牛奶、鸡蛋、豆制品、蔬菜、水果等，以保证热量、蛋白质、维生素、矿物质等的供给（表 1-1）。

(1) 孕早期的妊娠反应严重或胃口欠佳者，以补充叶酸和蛋白质为主，孕前 3 个月不需额外增加热能。

(2) 孕中期每日热量约需 9627kJ/d（2300kcal/d），主要从膳食中的蛋白质、脂肪和碳水

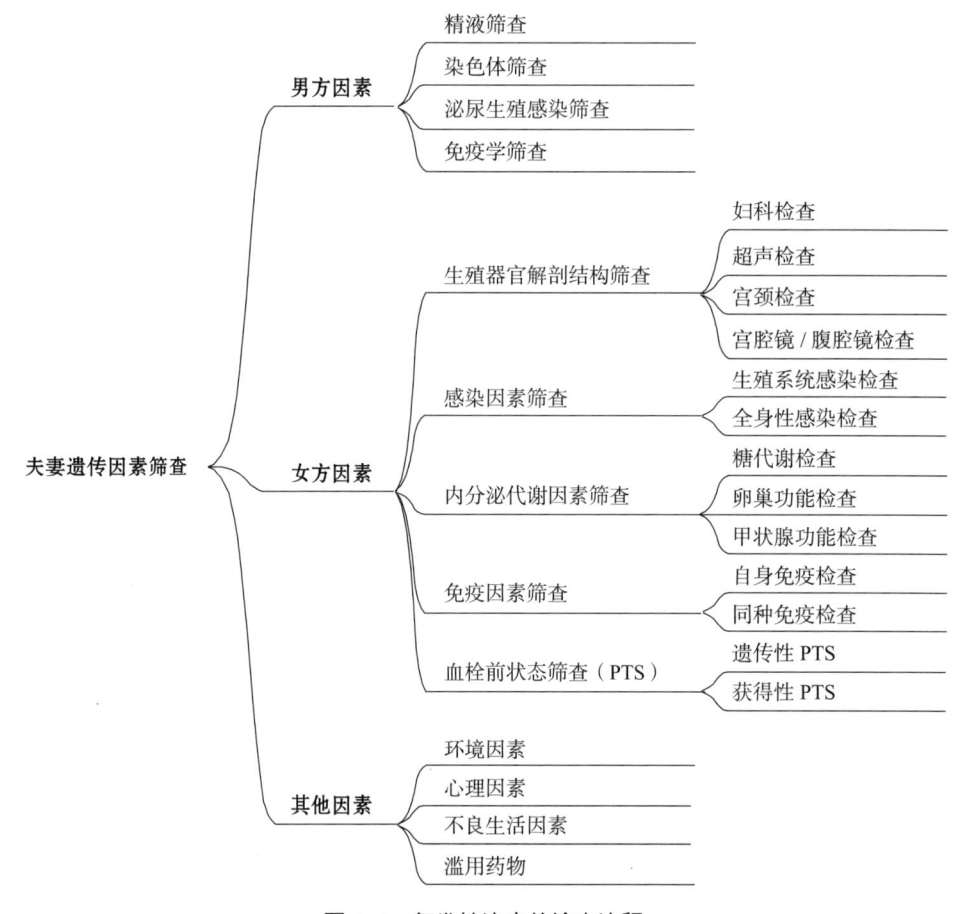

图 1-1 复发性流产的诊查流程

化合物提取。每日三大营养素供给热能比例为蛋白质占 12%～14%，脂肪占 20%～25%，碳水化合物占 60%～70%。

(3) 流产后的饮食宜清淡、易消化、富含高蛋白质、高维生素，以补充营养，增强机体免疫力。建议多食鱼、肉、蛋等优质蛋白（表 1-2）。

2. 运动指导

(1) 先兆流产运动指导：对于先兆流产的孕妇来说，适当的运动可以帮助缓解症状，但需要注意以下几点。

① 建议孕妇运动前咨询医生意见。如果运动过程中出现腹痛、阴道出血等，应停止运动并及时就医。

② 避免剧烈运动或重体力劳动：应避免剧烈运动，如跑步、跳跃、举重、激烈的球类运动及搬运等重体力劳动，以免加重症状，导致流产。

③ 选择适当的运动方式：可以选择一些轻度的运动方式，如散步、瑜伽、游泳等，有助于缓解症状和保持身体健康。

④ 控制运动时间和强度：避免过度疲劳和过度消耗体力。

(2) 自然流产后运动指导：自然流产后需要适当的休息，建议在流产后至少休息一周，避免剧烈运动和重体力劳动。适宜运动方式如下。

① 散步：适当的散步可以增强体力，促进血液循环。

表 1-1　安胎食疗方

食疗方	功　效	材　料	制作方法
芝麻根糯米粥	芝麻根为芝麻的干燥根及根茎，其味甘性寒、无毒，具有清热、止血、安胎的功效；大枣味甘性平，具有补中益气、养血安胎的功效；糯米味甘性微温，具有补脾胃、益气血的作用	芝麻根 60g，大枣 10 枚，糯米 100g	将芝麻根加水 1000ml 煎至 500ml，然后去渣取汁，在煎汁中加入糯米、大枣煮成粥，粥熟后即可服用
菟丝子粥	菟丝子味辛，可补阳益阴；粳米味甘性平，可补脾胃、养五脏、益气血。两物合煮具有补虚损、益脾胃、滋肝肾、安胎的功效，不湿不燥，补而不腻	菟丝子 60g，粳米 100g，白糖适量	将菟丝子捣碎，加水煎煮后去渣取汁，将粳米放入该药汁中煮成粥，粥熟后加入白糖即可食用（不喜欢甜食者可改为加入少量的食盐）
杜仲鸡	乌骨鸡味甘性平偏温，可益五脏、补虚损，具有强筋骨、调月经、止白带的功效。杜仲味甘微辛性温，可补肝肾、壮筋骨，是补品之佳品。桑寄生味微苦性平，可补肝肾、强筋骨，安胎	乌骨鸡 1 只，炒杜仲 30g，桑寄生 30g	乌骨鸡去毛和内脏杂物，用纱布将杜仲和桑寄生包好放入鸡腹内，然后加水将鸡煮至烂熟，可饮汤食鸡，分 2～3 次服完

② 瑜伽：合适的瑜伽运动可以缓解紧张和压力，促进身体恢复。

③ 轻柔的伸展运动：适当的伸展运动可以缓解肌肉紧张和疼痛，促进身体的放松和恢复。

知识拓展

居家运动方法

通过放松训练可以缓解紧张情绪，达到心率减慢、呼吸平稳、肌肉放松、焦虑减轻、恢复平静的效果。一套放松训练每次15~20min，运动部位包括头、颈、胸、双手、大腿、双脚。

- 头部动作：咬牙体会颞部紧张，张嘴体会松弛。
- 颈部动作：将头使劲往后仰体会紧张，然后恢复原位体会放松。
- 胸部动作：深吸一口气，屏住呼吸，体会紧张感；慢慢呼出，体会松弛。
- 手动作：双手用力将拳握紧，体会到紧张的感觉再慢慢松开，体会松弛。
- 大腿动作：将一条大腿直举，保持一段时间，体会到紧张感；然后突然放下，体会松弛。
- 小腿动作：将双脚尖尽力往上翘，脚跟不要离开地面，让小腿体会紧张感；然后迅速放下，恢复原位，体会松弛。

表1-2 流产后食疗方

食疗方	功效	材料	制作方法
荔枝大枣汤	具有补血生津的作用，适用于女性贫血及流产后体虚的调养	干荔枝7枚，大枣7枚	加水煎服，每日1剂
豆浆大米粥	具有调和脾胃、清热润燥，适用于流产后体虚的调养	豆浆2碗，大米50g，白糖适量	将大米淘洗净，以豆浆煮米做粥，熟后加糖调服，每日早晨空腹服食
乳鸽枸杞汤	具有益气、补血、理虚作用。适用于流产后体虚及病后气虚、体倦乏力、表虚自汗等症	乳鸽1只，枸杞子30g，盐少许	将乳鸽去毛及内脏杂物，洗净，放入锅内加水与枸杞子共炖，熟时加盐少许。吃肉饮汤，每日2次
鸡蛋枣汤	具有补中益气和养血作用	鸡蛋2个，红枣10个，红糖适量	锅内放水煮沸后打入鸡蛋卧煮，水再沸后放入红枣及红糖，文火煮20min
糖饯红枣	具有养血、理虚作用	干红枣50g，花生米100g，红糖50g	将干红枣洗净后温水浸泡，花生米煮水去皮备用。枣与花生米同入锅内，加水适量，以文火煮30min，捞出花生米，加红糖，待红糖溶化收汁

3. 保证休息 如有阴道出血应适当休息，当阴道出血停止或腹痛消失后，可适当增加活动量。活动度以不感到劳累为宜，避免过劳、外出活动和剧烈运动。流产后卧床休息 2~3d，注意保暖，避免从事重体力劳动，早期流产建议休息 14d，晚期流产建议休息 30~42d。

(1) 调整环境：保持环境安静，空气清新，避免不良刺激，维持心情舒畅，以促进睡眠。

(2) 饮食助眠：睡前勿食用干扰睡眠的食物及饮料，如茶水、咖啡、巧克力等刺激性食物。宜多吃碳水化合物及富含 B 族维生素的食物，如牛奶、蛋类等。

(3) 非药物助眠：可通过聆听轻音乐、进行头部及身体按摩或做瑜伽等促进睡眠。

4. 用药指导

(1) 用药告知：孕期用药要慎重，尤其在孕早期，用药时应在医生指导下使用，以免发生药物致畸的情况。要注意告知用药目的、用药剂量、用法、不良反应和药物安全性，用药期间如有任何不适请及时就医。

(2) 用药监测：①先兆流产，遵医嘱给予镇静、解痉、抑制宫缩的药物。黄体酮对黄体功能不全者有良好的治疗效果；②过期流产，孕妇术前注射苯甲酸雌二醇以提高子宫肌肉对催产素的敏感性，防止大出血；③稽留流产，子宫>12 孕周可使用米非司酮加米索前列醇，促使胎儿胎盘排出。若出现凝血功能障碍，尽早使用肝素、纤维蛋白原、新鲜冷冻血浆。待凝血功能好转后再行刮宫。

(3) 终止妊娠药物的使用方法：米非司酮和米索前列醇联合，用于终止 7 周（49d）内的妊娠。米非司酮分顿服法和分服法：①顿服法为 200mg 一次口服。②分服法为总量 150mg 分两日服用，第 1 日晨服 50mg，8~12h 再服 25mg；用药第 2 日早晚各服 25mg；第 3 日上午 7 时再服 25mg，每次服药后至少空腹 1h。两种方法均于服药的第 3 日早上口服米索列醇 0.6mg，前后空腹 1h。服药后可出现恶心、呕吐、腹痛、腹泻等胃肠道症状。用药后会出现少量阴道出血，如果出现大量出血或其他异常情况，应及时就医。在服药后 8~21d 复诊，确定流产效果。

5. 复发性流产女性健康指导

(1) 一旦再次怀孕，属于高危妊娠，需严密随访和监测。孕早期定期进行血清 hCG 检查、超声检查、孕激素检查，综合评估现孕状况。随着妊娠的进展到妊娠中晚期，妊娠合并症的病情可能会加重，胎儿出生缺陷发生率增加，需要加强母胎的监测。

(2) 对于早期流产者，告知病因多为胚胎染色体异常、免疫因素异常、黄体功能不足、甲状腺功能低下、夫妻双方血型不合、生殖道感染等，需及时治疗。

(3) 对于晚期流产者，告知常见病因为子宫畸形或发育不良、宫颈内口松弛、子宫肌瘤等，需及时治疗。宫颈内口松弛是指宫颈内口的肌肉松弛或失去弹性，导致宫颈口无法保持紧闭状态，从而增加早产、流产和宫颈癌等风险。

(4) 指导夫妻双方进行血型、染色体或免疫方面的健康检查。女方进行生殖道结构、感染、内分泌系统等方面的健康检查。男方进行精子数量、精子活力及生殖道感染性疾病检查。

(5) 对于免疫性不孕，避孕措施建议使用避孕套，采用避孕套 3～6 个月，可暂时断绝与精液的接触，待女性体内抗精子抗体的滴度下降，停用避孕套后短期内可以受孕。

(6) 保持心情愉快，避免紧张、焦虑、恐惧等心理，防止流产再次发生。

> **知识拓展**
>
> **宫颈内口松弛的原因**
>
> - **先天因素**：如宫颈先天发育不良。
> - **分娩史**：多次分娩、难产或剖宫产等都可能导致宫颈内口松弛。
> - **年龄**：随着年龄的增长，宫颈肌肉会逐渐变得松弛。
> - **性行为**：频繁的性行为或过度的性活动可能会导致宫颈内口松弛。
> - **人工流产**：多次人工流产可能会损伤宫颈组织，导致宫颈内口松弛。
>
> 宫颈内口松弛，建议咨询妇科医生进行检查和诊断。医生通过宫颈长度测量、宫颈管镜检查等来确定诊断。如果确诊为宫颈内口松弛，会建议采取一些措施来减少早产和其他妇科问题的风险，例如使用避孕套、避免过度劳累、定期进行妇科检查等。在某些情况下，建议进行手术治疗来修复宫颈内口。

6. 性生活及避孕指导（表 1-3）

(1) 有流产史、早产史的孕妇在孕早期尽量避免性生活、避免阅读和观看与性刺激有关的刊物。

(2) 流产后女性禁止性生活 1 个月，自然流产后一般 11～14d 卵巢即可恢复排卵，不宜过早开始性生活，做好避孕措施，避免发生月经恢复前再次妊娠的可能。流产术后第一次性生活应在第一次月经恢复后。

(3) 流产后有再次妊娠需求者，建议先使用避孕套或短效避孕药避孕，避孕 3～6 个月再计划怀孕，有利于降低稽留流产的发生。

> **知识拓展**
>
> **避孕套**
>
> **1. 避孕套的优点**　根据不同需要选用不同的造型、颜色、香味、材质及尺寸。有效防止性病及艾滋病的传播，降低女性生殖道感染概率；对于治疗某些免疫性不孕的女性，采用避孕套 3～6 个月，可暂时断绝与精液的接触，待女性体内抗精子抗体的滴度下降后，可以提高受孕概率。
>
> **2. 避孕套的使用方法**　如果使用不当，容易造成避孕失败，需掌握避孕套的正确使用方法。首先要选择合适的避孕套，避免尺寸过大或过小；用吹气法检查避孕套有无破损，如发现漏气则不能使用。戴避孕套之前要将前端的小囊捏扁，把囊

内的空气挤出后套进已经勃起的阴茎头上,将避孕套的卷折部分向阴茎根部边推边套,直推到阴茎根部为止,套好避孕套后,其前端的小囊应悬在阴茎前面。射精后不要将阴茎长时间留在阴道内,应在阴茎未缩软之前,用手按住套口使阴茎连同避孕套一起从阴道内抽出,以防阴茎软缩后避孕套脱落在阴道内或精液从避孕套口溢入阴道,致使避孕失败。性交结束后还需检查避孕套有无破裂,如有破裂应及时采取补救措施:72h内口服紧急避孕药,建议选择不良反应少的米非司酮类药。

表1-3 避孕方法及其优缺点

避孕方法	适用情况	优点	缺点
避孕套	● 男性 ● 有性传播疾病危险的人群	方便且有助于预防性传播疾病	对性生活有一定影响
复方避孕药(口服和针剂)	● 各种年龄、婚姻和生育状况女性 ● 月经不规则或月经量较多及有痛经的女性	女性自由使用和停用	● 含雌激素,长期服用对心血管系统有不利影响 ● 有血栓病史女性不宜使用
孕激素避孕针剂	● 哺乳期 ● 患子宫内膜异位症的女性	● 注射一次可持续3个月 ● 不干扰性生活 ● 不影响哺乳 ● 对子宫内膜有治疗作用	● 对月经有一定影响 ● 近期打算怀孕的女性不宜使用
皮下埋植剂	不宜使用复方避孕药的女性	● 长效使用,3~5年 ● 生育力恢复快 ● 不影响哺乳 ● 不干扰性生活	对月经有一定影响
带铜宫内节育器	● 需要长期避孕 ● 需要控制生育间隔的女性 ● 哺乳期女性	● 长效使用,5~10年 ● 生育力恢复快 ● 不影响哺乳 ● 不干扰性生活	有月经量增多的可能
绝育术	● 不再生育者 ● 因某些原因不宜使用其他避孕方法者	永久性避孕方法,副作用少	可逆性差

7. 心理指导 自然流产对孕妇的心理影响很大，容易引起焦虑、恐惧、抑郁等负面情绪，应及时对孕妇进行心理指导。

(1) 接受自己的情绪：自然流产可能会让女性感到悲伤、失落、愤怒等，这些情绪都是正常的反应，建议接受自己的情绪和接受现实，不要自责或抱怨。遵医嘱按时服药，同时要注意观察身体变化。

(2) 寻求支持：自然流产可能会让女性感到孤独和无助，需要家人、朋友或专业人士的支持和理解。可以与亲友分享自己的感受或加入相关的社交群体，与其他经历类似情况的女性交流经验和感受，也可以寻求专业心理咨询师的帮助。

(3) 保持积极心态：尽量保持乐观的心态，相信自己能够渡过这个难关。可以通过阅读、听音乐、做瑜伽等方式来放松身心，缓解压力。已经发生流产的孕妇学会重建自信，相信自己能够再次怀孕并顺利分娩。

(4) 注意营养和休息：坚持均衡合理饮食、适当运动、充足休息，保持健康的生活方式，有助于提高身体免疫力和保持健康状态。

(5) 接受治疗：主动配合治疗，按时服药。同时要注意观察身体变化。

> **知识拓展**
> **一般健康问卷和贝克抑郁自评量表**
>
> 一般健康问卷（GHQ-12）：该问卷共包括12个项目，采用4级记分，从"从不"计1分到"经常"计4分，得分范围在12~48分，分数越高，表示心理健康水平越低，总分超过27分为心理状况不佳。其中有6项为积极性项目，回答"很少"或"从不"者视为异常；6项为消极性项目，回答"经常"或"有时"者视为异常。
>
> 贝克抑郁自评量表（BDI）：0~4分，无抑郁症状；5~7分，轻度抑郁症状；8~15分，中度抑郁症状；16~39分，重度抑郁症状。量表得分超过8分，建议前往医院获取专业评估。

8. 预防及备孕指导

(1) 保持健康的生活方式：养成良好的生活习惯，戒烟限酒、避免接触有害物质，保持充足的睡眠，避免过度劳累和精神紧张，保持心情愉快。

(2) 均衡饮食：减少高热量、高脂肪、高糖的食物。多吃新鲜蔬菜、水果、全谷类和富含蛋白质的食物。

(3) 锻炼身体：适当的运动可以提高身体素质和免疫力，有利于维持适当的体重，过重或过轻都会影响受孕率和胎儿健康。

(4) 补充叶酸：备孕期间到孕早期补充小剂量叶酸，预防胎儿神经管缺陷的发生概率。

(5) 避免感染：感染是导致自然流产的主要原因之一。注意个人卫生，避免接触感染源等。

(6) 定期体检：检查身体健康状况，及时发现和治疗慢性疾病。准备怀孕的夫妇备孕前须完善孕前检查，以提高受孕率和保障胎儿健康。

（沈惠玲　陈小荷）

【自测题】

单项选择题

1. 晚期流产的定义（　　）
   A. 妊娠满 28 周前的流产　　　　B. 妊娠满 12 周后的流产
   C. 妊娠满 37 周前的流产　　　　D. 妊娠满 28 周后的流产
   E. 妊娠满 12 周至未满 28 周的流产

2. 复发性晚期流产最常见的原因是（　　）
   A. 孕卵发育异常　　　　　　　　B. 黄体功能不全
   C. 甲状腺功能不全　　　　　　　D. 染色体异常
   E. 子宫颈内口松弛

3. 孕妇，26 岁，停经 45d，现有少量阴道出血，无腹痛。妇科检查：阴道有少量血性分泌物，宫口闭合，未见妊娠组织。彩色多普勒超声检查提示：宫内可见一椭圆形胎囊光环，可见原始胎心，目前考虑的诊断是（　　）
   A. 生化妊娠　　　　　B. 先兆流产　　　　　C. 难免流产
   D. 不全流产　　　　　E. 完全流产

4. 孕妇，28 岁，孕 2 产 1，现停经 8 周，1d 前有轻微下腹痛未引起重视，于今早腹痛加重伴大量阴道出血，晕厥 1 次，来院就诊，孕妇面色苍白，测血压 84/45mmHg，脉搏 110 次 / 分，目前应如何处理（　　）
   A. 立即刮宫　　　　　　　　　　B. 输液输血纠正休克
   C. 一边纠正休克一边刮宫　　　　D. 纠正输液及抗感染后刮宫
   E. 肌内注射催产素，促残留胚胎组织排出宫底高度

5. 孕妇，36 岁，孕 3 产 0，自然流产 2 次，原因不明，现停经 40d 出现下腹痛伴阴道出血，诊断"难免流产"。术后护士对其做的预防指导不包括（　　）
   A. 注意休息、加强营养　　　　　B. 注意观察阴道出血情况
   C. 保持会阴部清洁　　　　　　　D. 恢复月经即可备孕
   E. 明确病因，采取针对性的治疗后再备孕

二、异位妊娠

学习目标

1. 掌握异位妊娠的手术治疗和保守治疗的健康教育知识。

2. 熟悉异位妊娠的健康评估。
3. 了解异位妊娠的临床表现及高危因素。
4. 掌握早期异位妊娠的就诊时机及基本处理原则。

情景案例导入

黄女士，36岁，孕2产1，停经38d，下腹坠胀2周。

病史：平时月经正常，末次月经2023-03-27，近2周下腹坠胀明显，于家中自测尿hCG（+）。4月28日查孕酮9.55ng/ml，血hCG 1269.7U/L。4月29日复查孕酮6.37ng/ml，血hCG 1357U/L，超声检查右侧附件区混合回声包块，大小26mm×21mm，子宫内膜增厚约13mm，宫腔内未见明显孕囊回声，异位妊娠待排。孕妇近两年经阴道顺产1女，有生育要求。

请思考以下问题：
1. 黄女士可能出现什么情况？
2. 如何对黄女士进行健康教育及指导？

异位妊娠是指受精卵在子宫体以外着床发育，俗称宫外孕。按照发生的部位主要分为输卵管妊娠、卵巢妊娠、腹腔妊娠、宫颈妊娠、阔韧带妊娠、剖宫产瘢痕部位妊娠等，其中输卵管妊娠最常见（占95%）。异位妊娠是妇产科常见的急腹症，发病率为2%~3%，是孕早期孕妇死亡的主要原因。近年来，由于异位妊娠得到更早的诊断和处理，孕妇存活率和生育保留能力明显提高。

【病因】

输卵管妊娠是以壶腹部妊娠最多见，约占78%，其次为峡部、伞部，间质部妊娠较为少见。

1. 输卵管炎症 是输卵管妊娠的主要病因，分为输卵管黏膜炎和输卵管周围炎。主要是输卵管管腔及周围出现炎症，引起输卵管管腔出现堵塞，通畅性差，从而使孕卵不能正常地通过，而留置在输卵管内，进而在此着床及发育。随着孕卵发育，出现输卵管妊娠流产或出现破裂。淋病奈瑟菌及沙眼衣原体所致的输卵管炎常累及黏膜，导致输卵管管腔阻塞和变细，致使受精卵在输卵管内运行受阻，不能正常进入子宫而直接在输卵管着床而发生异位妊娠。人工流产属于侵入性宫腔操作，流产会破坏宫腔微环境稳定，使腔内组织受损，增加孕妇术后盆腔发生感染的风险，使孕妇罹患盆腔炎症性疾病的概率增加，为异位妊娠的发生创造了有利的环境条件。流产和分娩后感染往往引起输卵管周围炎。

2. 输卵管妊娠史或手术史 有输卵管绝育史及手术史者，输卵管妊娠的发生率为10%~20%。有输卵管妊娠史的女性，不管是经过保守治疗后自然吸收，还是接受输卵管手术，再次异位妊娠的概率可达10%。尤其是腹腔镜下电凝输卵管及硅胶套术绝育，可因输卵管瘘或再通而导致输卵管妊娠。

3. 输卵管发育不良或功能异常 输卵管过长、双输卵管、黏膜纤毛缺乏、肌层发育差、输卵管憩室或有输卵管副伞，都可能造成输卵管妊娠。输卵管功能（包括蠕动、纤毛活动及上皮细胞分泌）受雌、孕激素条件限制。若这些功能调节失常，可影响受精卵正常运行。此外，孕妇的精神因素也可引起输卵管痉挛和蠕动异常，干扰受精卵运送。

4. 辅助生殖技术 辅助生殖是将已经基本发育的胚胎直接置入宫腔内部，但这并不代表胚胎会直接着床在子宫内膜上，而是必须经过3~5d的时间才能完成着床的过程。如在此过程中胚胎发生游走情况，就有一定概率进入输卵管当中，而这种游走现象是由于胚胎移植时产生的刺激，产生的刺激会导致子宫平滑肌不自主地收缩，平滑肌带动内膜发生蠕动，进而逐渐将胚胎挤压至游走状态，说明辅助生殖技术本身在移植胚胎阶段就为后续输卵管异位妊娠带来巨大的隐患。美国助孕技术致输卵管妊娠的发生率为2.8%。

5. 避孕失败

(1) 宫内节育器避孕失败：人体内放置宫内节育器时间不断延长以后，宫内节育器会对体内相关器官持续产生刺激，同时时间的延长可使宫内节育器存在轻微的位置性改变，导致受精卵容易在输卵管等部位着床，增加了异位妊娠发生的风险。

(2) 口服紧急避孕药失败：如果避孕措施失败、未采取避孕措施或强迫性交，紧急避孕药为女性提供了一种有效防止性交后非意愿妊娠的方法。左炔诺孕酮及米非司酮是我国目前最常用的紧急避孕药。药物避孕效果不完全或服用方法不正确或因个体差异而有避孕失败的情况出现，受精卵在输卵管内的运动受到影响，因而导致异位妊娠的发生。

6. 其他 输卵管子宫内膜异位可增加受精卵着床于输卵管的可能性。子宫肌瘤或卵巢肿瘤压迫输卵管时，可影响输卵管腔的通畅性，使受精卵运行受阻。

【对母体的影响】

异位妊娠输卵管的特点：输卵管管腔狭小，管壁薄且缺乏黏膜下组织，受精卵很快穿过黏膜上皮接近或进入肌层，受精卵或胚胎往往发育不良，常发生以下结局。

1. 输卵管妊娠破裂 多见于妊娠6周左右输卵管峡部妊娠。受精卵着床于输卵管黏膜皱褶间，胚泡生长发育绒毛朝管壁方向侵蚀肌层及浆膜，最终穿破浆膜，形成了输卵管妊娠破裂。输卵管肌层血管丰富，短期内可发生大量腹腔内出血，使孕妇休克。输卵管破裂的出血量远较输卵管妊娠流产的出血量多，且腹痛剧烈，也会反复出现，在盆腔与腹腔内形成积血和血肿，孕囊可从破裂口排入盆腔。输卵管妊娠破裂绝大多数为自发性，也可能发生在性交或盆腔双合诊后。

2. 输卵管妊娠流产 多见于妊娠8~12周的输卵管壶腹部或伞端妊娠。受精卵种植在输卵管黏膜皱襞内，因蜕膜形成不完整，发育中的胚泡常向管腔突出，最后突破包膜而出血。胚泡与管壁分离时，若整个胚泡剥离落入管腔，刺激输卵管逆蠕动经伞端而排出到腹腔，从而形成输卵管妊娠完全流产，出血一般不多。若胚泡剥离的不完整，妊娠物部分排出到腹腔，部分附着于输卵管壁，从而形成输卵管妊娠不全流产，滋养细胞继续侵蚀输卵管壁，可导致反复出血。出血量和持续时间与残存在输卵管壁上的滋养细胞多少有关。

3. 输卵管妊娠胚胎停止发育并吸收 这种情况常在临床被忽略，需要靠检测血 hCG 进行诊断，若血 hCG 水平很低，常被诊断为未知部位妊娠，不易跟宫内妊娠隐性流产相鉴别。

4. 陈旧性宫外孕 输卵管妊娠流产或破裂，若长期反复内出血而形成的盆腔血肿不消散，可导致血肿机化变硬并与周围组织粘连。机化性包块可存在多年，甚至钙化形成石胎。

5. 继发性腹腔妊娠 存活胚胎的绒毛组织附着于原位或排到腹腔后重新种植而获得营养，可继续生长发育，形成继发性腹腔妊娠。

异位妊娠不仅影响胎儿的生长发育，也对母体造成损害，严重者可危急母婴生命安全。因此，及时发现和治疗异位妊娠是非常关键的。

【临床表现】

输卵管妊娠的临床表现与受精卵着床部位、是否流产、妊娠时间长短和出血量多少等有关。在输卵管妊娠早期，若未发生流产或破裂，常无特殊临床表现，其过程与早孕或先兆流产相似。

症状 异位妊娠三联征为停经、腹痛、阴道出血。

(1) 停经：多有 6~8 周停经史，但有 20%~30% 孕妇把异位妊娠的不规则出血误认为月经，甚至月经过期数日也不认为是停经。

(2) 腹痛：腹痛是输卵管妊娠的主要症状，占 95%。输卵管妊娠发生流产或破裂时，胚胎在输卵管内逐渐增大，常表现为一侧下腹部隐痛或酸胀感。发生输卵管妊娠流产或破裂时，可突感一侧下腹部撕裂样疼痛，常伴有恶心、呕吐。若血液局限于病变区，主要表现为下腹疼痛，血液积聚于直肠子宫陷凹时，可出现肛门坠胀感。随着血液由下腹部流向全腹，疼痛可由下腹部向全腹扩散，可引起肩胛部放射性疼痛或胸部疼痛。

(3) 阴道出血：占 60%~80%。常有不规则阴道出血，量少呈点滴状，色暗红或呈深褐色，一般不超过月经量，有少数孕妇阴道出血量类似月经。

(4) 晕厥与休克：腹腔内出血及剧烈腹痛，轻者出现晕厥，严重者可出现失血性休克。出血量越多越快，症状出现得越迅速越严重，但与阴道出血量不成正比。

(5) 腹部包块：异位妊娠破裂时形成的血肿时间较久者，血块凝固与周围组织或器官（如子宫、输卵管、卵巢等）发生粘连形成包块，包块较大或位置较高，腹部可扪及。

知识拓展

Arias-Stella（简称 A-S）反应

异位妊娠与正常妊娠一样，会有月经停止来潮、子宫增大变软、子宫内膜出现蜕膜反应。

若胚胎受损或死亡，可有阴道出血或蜕膜管型排出，排出物送病检无绒毛，检查无滋养细胞。

若胚胎死亡已久，内膜可呈增殖期改变，可见 A-S 反应，其对诊断异位妊娠有一定价值。A-S 反应指镜下见子宫内膜腺体上皮细胞增生、增大，细胞边界不清，腺细胞排列成团，突入腺腔，细胞极性消失，细胞核肥大、深染，细胞质有空泡。这种子宫内膜过度增生和分泌反应，可能是滋体激素过度刺激引起的。

【健康评估】

1. 母体评估 异位妊娠可致胚胎营养不足，不能提供孕卵一个合适的生长发育环境，因此，异位妊娠大多是不能正常顺利地发育，出现流产及破裂出血。异位妊娠已经成为造成孕早期孕妇死亡的重要原因。

(1) 健康史：详细询问孕妇停经史、炎症史、孕产史，此次妊娠有无阴道出血、腹痛等情况。特别要注意观察孕妇是否有面色苍白、血压下降等休克情况。

(2) 身心状况：典型的异位妊娠有停经、腹痛及阴道出血症状，根据病变的不同，孕妇的临床表现也不一样。除了评估一般的健康情况外，重点评估面色、血压、腹痛、阴道出血等情况。临床常见以下类型。

① 未破裂型：异位妊娠尚未破损者，有停经史及早孕反应，一侧可有下腹隐痛或酸胀感，或者阴道出血量少淋漓，尿妊娠实验阳性。超声检查宫内不见孕囊，子宫内膜增厚，宫旁一侧见边界不清、回声不均的混合型包块。妇科检查可触及一侧附件有软性包块，有压痛。

② 已破裂型：异位妊娠发生流产或破裂时，早期异位妊娠破裂时间不长，内出血不多，病情尚稳定。孕妇一般状态良好，脉搏、血压、血常规正常，阴道后穹隆穿刺有少量不凝血，超声检查盆腔仅少量出血，无进行性增加。在此治疗过程中应严密观察病情变化，注意发生再次内出血的可能。如腹腔内出血较多时，孕妇呈贫血貌，可出现面色苍白、脉搏快而细弱、血压下降等休克表现。通常体温正常，休克时体温略低，腹腔内血液吸收时体温略升高，但不超过 38℃。此时需及时做好抢救休克及手术的准备。

(3) 辅助检查。

① 腹部检查：有内出血时下腹部有压痛及反跳痛，患侧尤甚，但腹肌紧张不甚。内出血较多时腹胀，叩诊可有移动性浊音。

② 妇科检查：阴道内可有血迹，腹腔内出血时阴道后穹隆饱满、触痛。宫颈有明显摇举痛。子宫稍大而软，内出血多时子宫有漂浮感。

③ 超声检查：超声检查对异位妊娠诊断必不可少，还有助于明确异位妊娠部位和大小，经阴道超声检查较腹部超声检查准确性高。异位妊娠声像特点为宫腔内未探及孕囊。

④ 实验室检查：尿妊娠实验阳性或弱阳性，血 hCG 阳性，结合阴道超声检查可更好地诊断异位妊娠。

⑤ 经阴道后穹隆穿刺：这是一种简单可靠的诊断方法，适用于疑有腹腔内出血的患者。腹腔内出血最易积聚于直肠子宫陷凹，即使血量不多，也可经阴道后穹隆穿刺抽出血

液。抽出暗红色不凝血液，说明有腹腔积血。

(4) 既往史：有无孕产史、异位妊娠史、人工流产史、妇科手术史、放置宫内节育器及重大脏器系统疾病史等。

2. 胎儿评估　异位妊娠的胎儿不能存活，孕妇应积极配合治疗，尽快终止妊娠。孕妇采取保守治疗时，如果体内的血hCG值下降、包块变小、疼痛减轻等，这时治疗是有效的。如果腹痛持续存在、无缓解甚至加重，包块增大、血hCG值继续升高，则为保守治疗无效，需要进行手术。

【健康教育】

异位妊娠的治疗包括手术治疗、药物治疗和期待治疗。随着腹腔镜手术技术的发展，腹腔镜手术成为异位妊娠的治疗手段，逐渐代替开腹手术。近年来临床开展对接受腹腔镜治疗的异位妊娠孕妇实施围术期快速康复护理后取得了显著的疗效。对于异位妊娠孕妇，应从各个方面缓解孕妇负面情绪，监测生命体征，做好各种应对措施。

1. 饮食指导　对于接受非手术治疗方案的孕妇，应密切观察孕妇的一般情况、生命体征，并重视其主诉。指导孕妇摄取足够的营养物质，尤其是富含铁蛋白的食物，以促进血红蛋白的增加，增强免疫力。非手术治疗效果不佳或胚胎继续生长者，宜及早手术。对于手术治疗的孕妇，需密切观察孕妇生命体征，同时配合积极纠正孕妇的休克症状，及时进行术前准备，做好术前术后饮食指导。

(1) 术前饮食指导：术前6h禁食固体食物，2h禁食清流质。术前2h可摄入含糖饮料，保证患者体内的糖、蛋白质、脂肪在正常范围内，有助于孕妇更好地去接受手术治疗。

(2) 术后饮食指导：根据每位患者具体情况指导。

① 无饮食禁忌证者，一般术后无不适，4~6h后可以开始喝少量温开水。先从2~3口开始，喝完后观察20min，如无恶心呕吐症状可逐渐增加饮用量，继续观察1h，无恶心呕吐症状可开始进食白萝卜粳米汤、陈皮水、藕粉，以健脾理气（不建议摄入牛奶、豆浆、糖水及果汁等产气食品，以免造成腹胀不适）。

② 待肛门排气后可以进食营养丰富的半流质饮食，如软烂面条汤、淮山肉末粥、小米粥、云吞汤、饺子等。

③ 观察1~2d后如无腹胀，自解大便后即可正常饮食。饮食宜清淡易消化、营养丰富，适量进食营养丰富的鱼、肉、蛋、奶类等优质蛋白，促进伤口愈合。每日适量进食新鲜果蔬以保持大便通畅。也可进食山药鲫鱼汤、参芪乌鸡汤等健脾益气的药膳。忌食辛辣煎炸、肥甘厚味及生冷之品，以免伤脾、生痰或助热。

④ 术后由于身体虚弱，很容易出汗。术后汗液排出增多易丢失水溶性维生素，可适当补充富含B族维生素、维生素C的蔬果，这有助于预防便秘。

2. 保证休息

(1) 术前放松心情，保证充足的睡眠。必要时可睡前口服地西泮，促进睡眠。

(2) 异位妊娠手术后应注意休息，保证每日的睡眠充足，术后1周可以正常活动。腹腔镜微创手术后，孕妇应避免剧烈活动，尽量休息 1 个月。

(3) 非手术治疗孕妇应卧床休息，避免增加腹压的因素（突然改变体位及剧烈运动等），防止破裂风险。

3. 减轻疼痛 对手术治疗的孕妇，可术前讲授疼痛出现的原因、疼痛评估方法及缓解疼痛的必要性。通过放松疗法等缓解孕妇不良情绪，减轻疼痛，及时做好术前准备。手术治疗的孕妇如果疼痛耐受力低，手术创伤容易增强孕妇疼痛感，术后需进行针对性护理干预，有效缓解术后孕妇疼痛问题。

(1) 手术后麻醉作用逐渐消失会感觉疼痛，嘱其不要紧张，术后可采用呼吸训练（吸气和呼气时间比为 1∶2）、听音乐等分散注意力的方法，根据具体情况遵医嘱给予镇痛药，缓解疼痛。

(2) 术后常出现肩部及上腹部不适，与术中出现 CO_2 气腹有关，一般术后几日可减轻或消失。

① 出现轻微肩痛可术后吸氧 6h，进行床上翻身活动，尽早下床活动。

② 有症状但不影响活动的患者，可适当延长吸氧时间，进行颈肩部按摩及四肢活动，或者采取膝胸卧位，进行呼吸运动，减轻疼痛。

③ 肩痛明显影响自主活动或呼吸困难，应及时就医，排除其他疾病，即刻吸氧，缓解呼吸困难症状，取舒适体位，待疼痛及呼吸困难症状缓解后，再进行活动。

(3) 术后疼痛发作，因害怕痛觉而影响术后锻炼，不仅会加剧身体不适，还会引起心理应激反应，对术后恢复、切口愈合尤为不利。中医认为，手术后，孕妇辨证为气虚、寒凝、血瘀之证，热结于腹中，致使腑气不顺，气血不通，不通则痛。可进行耳穴压豆、穴位贴敷来缓解疼痛。

① 耳穴压豆：将王不留行贴至耳部交感、神门、大肠、小肠、肝、胆、胃等穴位，嘱孕妇按压耳穴 5min，平均每个穴位 30s，手法由轻至重，以自感发热、微酸痛为宜，3 次/天。

② 穴位贴敷：取中药延胡索、三棱、莪术各 12g，威灵仙、海风藤各 15g，白芷、没药、姜黄各 10g，冰片 5g，与陈醋、黄酒、鲜姜汁调成糊状，取直径 1.5cm 的药贴，贴敷于足三里穴、气海穴，每次 6~8h，每天 1 次。

4. 心理护理 孕妇对疾病认知的缺乏，会影响其生理及心理健康，需予以有效心理干预。

(1) 术前心理护理：了解孕妇的心理，术前讲解手术的目的及效果、术前准备的意义、介绍手术过程及治疗方案，使孕妇消除恐惧的心理，以良好的心态接受手术治疗。

(2) 术后心理护理：异位妊娠孕妇及其家属对于异位妊娠方面的知识有较大的需求，结合孕妇的病情向患者及其家属讲解手术的情况、临床症状及合理用药等，及时帮助孕妇及其家属答疑解惑，消除疑虑，还能帮助孕妇建立自信，稳定情绪。对孕妇及家属进行术后康复指导，尽量使孕妇高度配合治疗，让孕妇知道自己在术后康复中发挥的重要作用，包括术后早期进食、早期下床活动、如何进行疼痛评估、控制疼痛。对于未婚和有生育要求的孕妇，帮助其正确认识疾病，讲明治疗后一般都有再怀孕的希望，即使不能自然怀孕，也可通过试管婴儿等现代辅助生育技术完成生育，消除其担忧。

5. 药物治疗指导　采用化疗，主要适用于病情稳定的异位妊娠者及保守性手术后发生持续性异位妊娠者。化疗必须用于确诊异位妊娠和排除子宫内妊娠的孕妇。异位妊娠未发生破裂，血 hCG＜2000U/L，孕囊直径不超过 4cm，无明显内出血。肾功能和血、尿常规检查正常，患者对药物治疗表示同意。甲氨蝶呤是治疗异位妊娠的首选药物，主要分为局部用药和全身用药，治疗原理主要为破坏绒毛，抑制细胞生长，让胚胎组织脱落、坏死、吸收等。

(1) 对不同孕妇的心理加强了解，把治疗的重要性、疾病发生的原因、治疗方法及成功治愈的案例向其详细讲解，对孕妇心理状态产生积极影响，保证孕妇治疗的心理达到最佳，促使疾病治疗效果得到有效提升。

(2) 在药物治疗过程时需对患者的不良反应密切观察，使用甲氨蝶呤会产生恶心呕吐、口腔溃疡等和早孕反应相似的不良反应。呕吐严重者，可以遵医嘱服用镇静镇吐的药物。在酸性环境中，甲氨蝶呤容易结晶沉淀，较难从肾脏排出，指导患者适当增加饮水量，控制 24h 的尿量不少于 2500ml，以降低肾脏的损害。

(3) 指导孕妇多吃富含维生素和蛋白质、无刺激性、质软温凉的食物，并且严格控制食物的用量。孕妇应保持大便通畅，嘱孕妇切勿用力排便，以免诱发大出血。大便秘结者可服蜂蜜，以润肠通便。

(4) 注意观察患者生命体征变化、腹痛、阴道出血等情况。积极做好术前准备。

6. 运动指导

(1) 术后活动。

① 孕妇麻醉完全清醒后，给予头部垫枕，告知其可在床上行自由体位，并加以鼓励，进行踝泵运动，每小时进行 1 次翻身活动，预防术后血栓的发生。

② 术后 6h 后，孕妇生命体征平稳，疼痛评分＜4 分，先摇高床头至 45°，半卧位适应 5～10min，再缓慢移至床边坐 5min，无头晕、心悸、气短等，即可站立 1～3min，再协助下地行走。术后尽早下床活动可促进术后胃肠功能恢复，预防盆腔粘连。

③ 术后第 1 天，下床活动 4～6 次，每次活动 15～30min，活动时间 2～3h。

④ 术后第 2 天及以后，协助孕妇沿着病房走廊行走 2～3 次（160～240m），出院时每天下床活动 4～6h。

(2) 出院后运动。

① 术后 1 个月内适当散步，增加胃肠道蠕动，预防便秘，防止术后肠道粘连。开始做运动时，锻炼强度不宜过大，时间不宜过长，以舒适为主。

② 术后 1 个月后可以做一些有氧运动，锻炼心肺功能、减脂、增强耐力等，常见的有氧运动有步行、慢跑、爬山、游泳、骑自行车、健身操。

7. 出院及预防指导

(1) 注意外阴清洁，勤换内衣裤，注意个人卫生及经期卫生；术后禁止性生活 1 个月，经期禁性生活，以免引起盆腔炎；月经干净后方可做妇科检查；性伴侣稳定；了解异位妊娠的发生及附件炎发生的相关知识；若发现盆腔炎，应积极彻底治疗。

(2) 加强营养，尤其富含铁蛋白的食物，如动物肝脏、豆类、绿色蔬菜、木耳等，避免辛辣、生冷饮食。积极纠正贫血，提高机体免疫力。注意休养，可从事日常活动，注意劳逸结合，适当锻炼。

(3) 指导生育过的女性做好避孕措施，因为输卵管妊娠有10%的复发率；指导女性掌握早期的典型症状，如停经一段时间出现阴道出血、腹痛、肛门坠胀感，要引起高度重视，及时就医；未生育的女性应避孕6个月，同时保持乐观情绪，建立信心，有利于再次妊娠。

(4) 再次妊娠，孕早期及时就诊，判断妊娠正常与否。不要轻易终止妊娠，再次妊娠最好在术后半年到1年。

(5) 非手术治疗的女性，每周查血hCG，直到血hCG<5U/L。血hCG转为阴性以前禁止喝酒，禁止服用含有叶酸的多种维生素。出现阴道出血时间长或量增多，以及疼痛时间长或加重应及时就医。

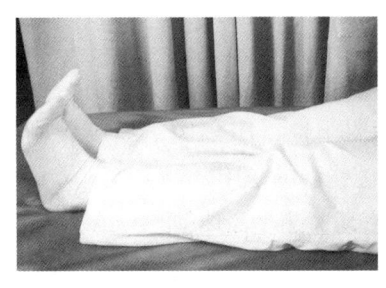

> **知识拓展**
>
> ### 踝泵运动
>
> 体位选择：对于术后或长期卧床者，采取舒适安全的平卧或半卧位即可；久坐的上班族或长途旅行者，坐位也可进行（图1-2）。 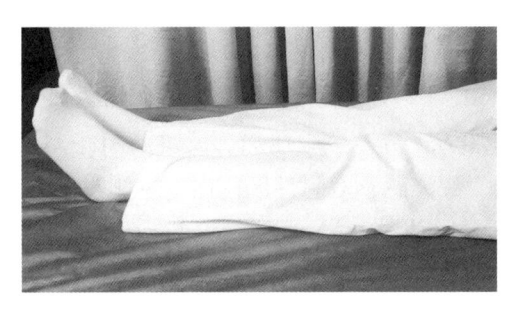
>
> **图1-2 踝泵运动的体位**
>
> 屈伸运动步骤：下肢伸展，然后最大限度地先向上勾起脚尖，让脚尖朝向头部保持5s左右；脚尖向下再做背伸运动保持5s左右；稍微放松后可再次进行（图1-3）。 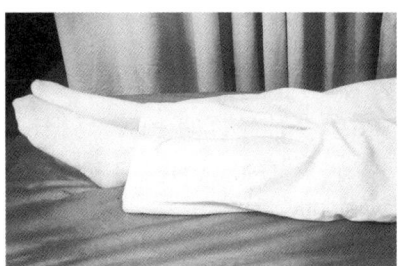
>
> **图1-3 屈伸运动**

> 绕环运动步骤：下肢伸展，以踝关节为中心，60°绕环，分逆时针和顺时针两个方向交替进行。
>
> 运动量及时长推荐：建议每次屈和伸的时长各为5s，交替进行5～10min，然后以每分钟30次的速度分顺、逆时针方向交替进行绕环运动，持续至少5～10min。上述步骤每天至少做3次。
>
> 引自路孝美，王吉昌，孙静岚，等.踝泵运动预防深静脉血栓的研究进展[J].中华现代护理杂志，2021，27（4）：447-450.

（曹永春　陈小荷）

【自测题】

单项选择题

1. 输卵管妊娠最常见的原因是（　　）
   A. 输卵管发育异常　　　　　　B. 子宫内膜异位症
   C. 慢性输卵管炎　　　　　　　D. 输卵管结扎手术后
   E. 宫内节育器放置后

2. 输卵管妊娠时判断胚胎死亡的可靠依据是（　　）
   A. 早孕反应减轻　　　　　　　B. 阴道少量流血
   C. 下腹部疼痛减轻　　　　　　D. 阴道排出蜕膜管型
   E. 尿妊娠试验阴性

3. 女，33岁，停经35d，以突发左下腹撕裂样痛1h就诊，现腹痛渐加重，发冷，查血压80/40mmHg，脉搏120次/分，全腹压痛、反跳痛阳性，移动浊音阳性。妇科检查：宫颈举痛，子宫稍大、软、漂浮感，双附件区压痛，左侧明显，未触及包块。最简便又最能迅速确立诊断的方法是（　　）
   A. 超声检查　　　　　　　　　B. 妊娠试验
   C. 腹腔镜检查　　　　　　　　D. 诊断性刮宫
   E. 后穹隆穿刺

4. 输卵管妊娠非手术治疗患者的护理措施，正确的是（　　）
   A. 禁食　　　　　　　　　　　B. 可随意活动
   C. 定期腹部检查　　　　　　　D. 无出血危险，不必严密观察
   E. 避免用力排便等增加腹压的动作

5. 某女，26岁，月经过期10d，妊娠试验弱阳性，1h前突然右下腹剧烈撕裂样痛，后波及全腹。查血压75/50mmHg。下列护理措施错误的是（　　）
   A. 保暖，氧气吸入　　　　　　B. 密切监测生命体征
   C. 取半卧位　　　　　　　　　D. 迅速静脉输液，备血
   E. 做好腹部手术常规准备

三、早产

学习目标

1. 掌握早产的健康教育内容。
2. 熟悉早产的健康评估。
3. 了解早产的临床表现及高危因素。
4. 能够对早产产妇及家属进行健康教育。
5. 具有严谨的工作作风、良好的心理素质和职业道德。

情景案例导入

李女士，28岁，孕34周，持续性腹痛和不规则宫缩6h入院。

病史：人工流产3次，去年宫腔镜检查提示宫腔粘连，行宫腔粘连分离术，具体手术方式不详。

查体：体温36.7℃，脉率78次/分，呼吸20次/分，血压114/78mmHg。贫血貌，心肺听诊无异。宫缩每10分钟发生1次，持续时间为30~40s，经阴道检查，宫颈扩张已达4cm，胎心120~160次/分，呈规律性节律，无胎心异常波动。

请思考以下问题：
1. 李女士出现了什么问题？
2. 如何对李女士进行健康教育？

早产是指妊娠满28周但不足37周分娩。此时娩出的新生儿称早产儿，体重1000~2499g。该症状被认为是一种复杂的综合征，其病因尚未被完全阐明，妊娠并发症、感染与炎症等因素均可能导致早产发生。早产存在多种流行病学因素和临床危险因素，其主要诱因是孕产期出现的感染和炎症。当孕妇发生急性绒毛膜羊膜炎时，炎症相关蛋白水解酶增加，细胞因子被激活，胎膜的抗拉强度和弹性显著降低，导致胎膜破裂，从而诱发早产。孕产妇所患多种疾病，如甲状腺疾病、哮喘、妊娠期糖尿病、妊娠高血压、先兆子痫等，均与早产风险增加有关，其中多种疾病为孕期并发症。世界卫生组织（World Health Organization, WHO）发布的报告显示，全球每年约有1500万新生儿为早产儿，中国是早产儿数量最多的国家之一，每年有200万左右的早产儿出生。在中国，早产导致的并发症是5岁以下儿童的首要死因，也是儿童死亡的第二大原因。随之而来会产生长期且高昂的医疗卫生成本，同时给早产儿的家庭造成巨大的心理负担和经济压力。

【病因】

导致早产的原因有很多，从孕产妇角度来讲，可分为三个方面。

1. 孕期营养不良 如果孕妇经济条件较差，或者孕妇有挑食、偏食习惯，在妊娠期内营养补充不足，使得孕妇出现营养不良或其他的并发症，可导致胎儿营养不良，发育迟缓，从而发生早产。

2. 不健康的生活方式　部分孕妇有熬夜、吸烟、不健康饮食等不良生活习惯，不良生活习惯对胎儿发育有一定的影响。同时，这些不良生活行为会引起孕妇内分泌失调，容易诱发早产。

3. 身体因素

(1) 孕产史：孕妇既往有早产史，再次妊娠时早产发生的风险较普通孕妇高。存在自然流产或多次人工流产史的孕妇，子宫损伤严重、子宫颈出现缺陷，从而引发早产。此外，多次妊娠孕妇，再妊娠时也容易出现早产、流产等问题。

(2) 人工受孕：非自然受孕的孕妇可能因操作、药物等影响，较正常孕妇更容易发生早产。

(3) 妊娠期并发症：高龄产妇或妊娠合并有基础疾病的孕妇，在妊娠期间容易发生妊娠高血压、妊娠期糖尿病等，会显著增加早产发生的风险。

(4) 情绪不稳定：孕妇怀孕后体内激素水平发生变化，容易情绪不稳定，导致胎儿不能稳定成长，容易诱发早产。

(5) 剧烈运动：部分孕妇在妊娠期间仍然进行剧烈运动，也可导致早产。

【对母儿的影响】

1. 对母体的影响

(1) 生殖系统的影响：早产常常与子宫收缩不规律或早产性宫缩有关。在某些情况下，如子宫颈无力，可能需要未来妊娠中进行子宫颈环扎手术。

(2) 内分泌系统变化：早产可引起急剧的激素水平变化，特别是催产素和孕激素，这可能影响产后恢复和情绪稳定。

(3) 心理健康风险：母亲可能经历产后抑郁或焦虑障碍，尤其是在新生儿需要长期住院或有严重健康问题时。

(4) 物理恢复的差异：如果早产涉及紧急剖宫产手术，可能导致产后恢复时间延长，增加感染风险和手术并发症。

(5) 心血管风险：有研究表明，早产母亲在未来可能面临更高的心血管疾病风险，尤其是那些因妊娠高血压综合征或先兆子痫导致早产的母亲。

(6) 社会和职业影响：由于早产儿需要特殊护理，母亲可能需要调整工作安排，这可能对其职业生涯和家庭经济状况产生影响。

这些影响因母体差异而异，且很多因素（如母亲的整体健康状况、早产的原因和孕期管理）都会对最终结果产生影响。因此，对于经历早产的母亲来说，综合的医疗关怀和心理支持至关重要。

2. 对胎儿的影响　早产将导致围产儿发病率和死亡率增加。虽然早产儿的存活率随着医疗技术的改善而不断提升，但存活的早产儿也面临着近期和远期的疾病风险。近期并发症，如新生儿黄疸、感染、新生儿呼吸窘迫综合征、缺氧缺血性脑病、坏死性小肠结肠炎等；远期并发症，如脑瘫、视网膜病变等，甚至可能导致死亡。同时，早产儿在成长发育方面也可能存在一些问题，如运动功能障碍、认知障碍等，增加呼吸系统疾病、神经系统疾病、进食困难等的发病风险。在儿童时期，由于早产儿的神经发育情况较差，相比足月新生儿，更容易产生情感、行为障碍和学习困难，也面临着多种慢性非传染性疾病的患病风险。

【临床表现及分类】

早产的主要临床表现是子宫收缩，最初为不规则宫缩，以后可发展为规则宫缩。妊娠满 28 周至 37 周出现较规则宫缩，间隔时间 5~6min，持续时间达 30s 以上，阴道检查发现宫颈管消失、宫口扩张。常伴有少量阴道出血或血性分泌物，其过程与足月临产类似，胎膜早破较足月临产也相对较多。在临床上，早产可分为先兆早产和早产临产两个阶段。

1. 先兆早产 先兆早产指妊娠满 28 周且不足 37 周，有规则或不规则宫缩，伴有宫颈管的进行性缩短（经阴道超声测量宫颈长度不足 20mm），但宫颈口尚未扩张。

2. 早产临产 早产临产指妊娠满 28 周且不足 37 周，有规律性子宫收缩（指每 20 分钟≥4 次或每 60 分钟≥8 次），伴有宫颈的进行性改变，宫颈口扩张 1cm 以上，宫颈缩短 80% 以上，过程与足月妊娠临产相似。

诊断早产一般并不困难，但应与孕晚期出现的生理性子宫收缩相区别。生理性子宫收缩一般间隔时间不长，不规则，无痛感，宫缩强度弱而且不会随时间逐渐增加，不伴有宫颈管缩短和宫口扩张等改变。

【健康评估】

对于早产的孕妇，医护人员需要对母体和胎儿进行全面的健康评估，并重点关注容易导致早产的高危因素。

1. 母体评估

(1) 健康史：详细询问孕前、孕期和家族病史，包括妊娠期间的药物、吸烟、饮酒、营养状况等。

(2) 身心状况：助产士或护士在评估患者身体状况时，根据病变程度评估不同类型患者的临床表现；详细评估孕妇的孕周、宫缩、胎膜早破、胎儿及孕妇的生命体征等。

除了身体状况的评估，孕妇的心理健康评估同样重要。孕妇在孕期和产后可能会面临各种心理压力和挑战。需要对孕妇的心理健康进行评估，以确保她的心理健康得到充分关注和治疗。在评估孕妇的心理健康时，应询问以下问题：①是否出现情绪变化，例如焦虑、抑郁和情绪低落等；②是否出现睡眠问题，如失眠和睡眠不足等；③是否出现思维问题，如注意力不集中和记忆力下降等。

(3) 辅助检查：体格检查包括血压、心率、体温、下肢水肿、宫底高度、先露位置、胎动等指标；妇科检查包括阴道分泌物、宫颈长度、宫颈口开张度等指标；实验室检查包括血常规、尿常规、肝功能、肾功能、糖化血红蛋白等；超声检查；羊水穿刺等。

(4) 既往史：着重调查既往是否有甲状腺疾病、哮喘、妊娠期糖尿病、妊娠高血压、先兆子痫等；是否有慢性疾病，例如高血压、糖尿病、哮喘、心脏病或肾病等；是否有过手术，特别是与生殖系统有关的手术，如剖宫产、子宫肌瘤切除术等；是否有过早产或其他妊娠并发症的经历，如先兆子痫、胎盘早剥等；是否服用过药物或其他治疗，如抗生素、抗抑郁药、避孕药等；是否有过流产或其他不良孕产史的经历。

(5) 高危因素：早产的高危因素分为母体因素和医源性因素两类。①母体因素：年龄（<17岁或>35岁），吸烟，承受巨大的心理压力，未定期产检或未产检，社会经济地位低下，消瘦（BMI<18.5kg/m²）或肥胖（BMI>28kg/m²）；②医源性因素：子宫颈长度缩短（<25mm），既往早产史（既往发生早产的孕周和既往发生早产的次数），生殖道感染、泌尿道感染、阴道出血、辅助生殖技术助孕者，未足月胎膜早破，子宫颈手术史（子宫颈功能不全），子宫发育异常，羊水过多或羊水过少，多胎妊娠；妊娠并发症或合并症（先兆子痫、妊娠期糖尿病、产前出血等），妊娠间隔过短（<6个月）。

早产是一种严重的妊娠并发症，有些高危因素可能是不可避免的，但一些危险因素可以通过改变生活方式、及时治疗、定期产前检查等方式来减少风险。如果孕妇有以上高危因素，需要及时就医，接受医生的监测和治疗，以确保孕妇和胎儿的健康。

知识拓展

Creasy 早产评分系统

最早在1980年，Creasy等设计了一个早产的高危评分系统，把评分≥10分的孕妇定为早产发生的高危人群，需严密观察，必要时给予相应的处理。后来，Covington等又对这一高危评分系统进行了适当改进，并且取得了较好的成效。冯思萍等研究表明，改良Creasy高危评分表（表1-4）对早产有更好的预测价值。根据高危评分系统详细询问病史，将总评分≥12分者划分为早产高危组，预测的准确率最高。该方法简便易行，无痛苦，且不增加患者经济负担，容易被广大孕妇接受。

表1-4 Creasy 早产危险因素评分表

得分	社会经济因素	既往史	生活习惯	近期妊娠状况
1	家有2个孩子，社会经济状况低（收入<5000元/年）	流产1次，末次流产<1年	棋牌（偶尔）	偶有疲倦
2	孕妇年龄<20岁或>20岁单亲家庭	流产2次	吸烟>10支/天，棋牌（经常）	孕32周时体重增加>2kg/2周，孕>32周时胎儿为臀位
3	社会经济地位极低，身高<150cm，体重<40kg	流产3次	工作紧张，繁重	体重减少>2kg/2周，孕32周头已入盆，持续3天以上的发热性疾病，孕12周以后阴道出血

（续表）

得分	社会经济因素	既往史	生活习惯	近期妊娠状况
4	孕妇年龄<18岁	肾盂肾炎，流产4次		阴道超声宫颈长度<39mm，经产妇宫口扩张≥2cm，初产妇宫口扩张或子宫敏感
5		流产≥5次，子宫畸形，孕中期终止妊娠史，宫颈锥切史		前置胎盘，羊水过少（AFD<3cm），羊水过多（AFD>7cm）
10		早产史，反复孕中期流产史		双胎，腹部外科手术史

AFD. 羊水池最大深度

2. 胎儿评估

(1) 胎动监测：评估胎儿每日的胎动情况，包括频率、强度等。

(2) 产前筛查：通过超声检查和实验室检查，评估胎儿的发育状况，如头围、腹围、股骨长等指标。

(3) 羊水检查：通过羊水穿刺等方式，检测羊水中的胎儿红细胞、胆红素、尿素等指标，评估胎儿是否出现溶血、黄疸等情况。

(4) 胎儿心电图监测：通过胎儿心电图检查，评估胎儿心脏功能。

【健康教育】

1. 饮食指导（表1-5）

(1) 膳食模式：高蛋白食物、水果和全谷类的膳食模式可以降低早产的危险性，而高糖、高脂的膳食模式则增加早产的危险性。

(2) 微量元素：在降低早产风险方面，仅补充一种或数种维生素(维生素C、维生素E、叶酸)效果不明显，而孕期全面补充复合维生素制剂（复合维生素是各种维生素按照一定剂量比例合成的复合剂型）对于预防发生在34周前的早产是有效的。

(3) 膳食纤维：葱蒜类（富含抗菌物质蒜素和膳食纤维）和水果等食物（富含膳食纤维）可以降低早产风险。

(4) 要少吃的食物：某些食物由于含有某些特殊物质，会对子宫或胃肠道产生影响，从而引起早产，应注意勿进食过量。如茴香、花椒、胡椒、桂皮、辣椒、大蒜等辛热调味料可能会造成便秘，进而造成排便时子宫压力增加。黑木耳、杏肉及杏仁、薏苡仁、马齿苋也可能引起早产，与其易诱发子宫平滑肌收缩有关。

2. 睡眠休息指导 孕妇需保证良好的睡眠和休息。首先，睡觉前不要饮用含糖或含咖啡因的饮料，尽量避免熬夜或熬夜过度。其次，保持安静和舒适的环境，如关闭电视和电脑。如果孕妇感到焦虑或担心，可以尝试进行深呼吸或冥想来帮助放松和缓解压力。

表 1-5 饮食推荐表

食物类别	食物名称	蛋白质含量	适宜食用量（每天）
高蛋白食物	鸡蛋	每个 6.3g	1~2 个
	瘦肉	20g/100g	50~100g
	奶类	3.5g/100ml	300~500ml
	鱼类	15~20g/100g	100~200g
水果	猕猴桃	0.8g/100g	1~2 个
	草莓	0.8g/100g	1~2 个
	橙子	0.9g/100g	1~2 个
	香蕉	1.1g/100g	1~2 根
谷物	糙米	2.6g/100g	50~100g
	燕麦	2.3g/100g	50~100g
	小麦面包	9.2g/100g	1~2 片
	玉米	3.1g/100g	50~100g

3. 运动指导 孕期适当运动不仅能帮助孕妇防止因体重增加过快导致的并发症，还可防止胎儿过大导致的远期并发症。同时孕期适度的运动可增加腹肌、腰背肌和盆底肌的张力与弹性，使关节、韧带松弛柔软，有利于分娩时胎儿通过产道。要注意的是，孕晚期不建议做高强度的运动，可适当在家中走动或做轻柔的拉伸运动。

(1) 运动类型：孕期球操可以增加孕妇体力，促进体内肾上腺素的分泌，帮助孕妇放松心情，通过产前的放松运动、呼吸技巧的使用，能够减轻分娩的痛楚，提高分娩质量，降低孕妇产后出血、新生儿窒息、会阴侧切的发生率。孕期球操建议 24 周开始，为分娩中使用分娩球做好准备，每周练习 3~5 次，每次 20~30min。生育舞蹈是一种新颖、方法简单、易于被孕产妇接受的孕产期保健方法，根据孕产妇特殊的生理状况及分娩机制编排，可锻炼孕产妇的腹肌、腰背肌和盆底肌等肌肉的张力与弹性。

(2) 不适宜运动的情况：贫血或经常感到虚弱和疲倦，孕期剧吐，电解质紊乱，有慢性支气管炎或哮喘等问题，孕早期先兆流产或出血症状，既往有早产史，26 周后胎盘仍处于前置状态，合并先兆子痫或妊娠高血压，胎儿生长受限，患有心脏病、糖尿病、癫痫或甲状腺疾病等。

4. 产前检查指导

(1) 超声检查：孕中期行超声检测宫颈长度是目前临床预测早产的最主要方法。阴道超声优于经腹超声评估宫颈管长度。美国妇产科医师学会（American College of Obstetbricians and Gynecologists, ACOG）指南推荐，对于有自发性早产史的高危孕妇行连续阴道超声监测宫颈管长度（16～24^{+6}周进行，每1～4周重复1次）。如果超声检查提示宫颈管长度≤25mm，可采取包括宫颈环扎术或阴道用黄体酮等干预措施。对于既往没有自发性早产史的孕妇，推荐18～22^{+6}周进行经腹或经阴道超声评估宫颈管长度，无须进行连续阴道超声监测。若是仅仅超声提示宫颈管短，但是无临床症状，推荐阴道用黄体酮。但是宫颈短不代表一定会发生早产，还要结合有无宫缩、阴道出血等，综合评估。

(2) 泌尿系统感染检查：妊娠后阴道分泌物增多，孕妇免疫力下降，容易出现阴道炎症，若上行感染绒毛膜羊膜，则会增加胎膜早破的风险。生活中，妊娠期应勤换洗内裤，保持外阴清洁，积极治疗阴道炎。研究发现，尿路感染也可增加早产的风险，孕妇要多饮水，预防尿路感染。

5. 用药指导

(1) 对无早产史、孕24周前阴道超声显示宫颈缩短（宫颈长度<20mm）者：推荐阴道用黄体酮：①微粒化黄体酮胶囊每日600mg，分3次阴道给药，单次剂量不得超过200mg；②黄体酮缓释凝胶90mg/d，至妊娠34～36周。

(2) 对有自发早产史者，此次孕24周前宫颈缩短（宫颈长度<25mm）者，不论是否实施宫颈环扎手术，均可辅助使用黄体酮，阴道给药：①微粒化黄体酮胶囊每日600mg，分3次阴道给药，单次剂量不得超过200mg；②黄体酮缓释凝胶90mg/d，至妊娠34周。

6. 预防

(1) 早产的一级预防：识别具有早产风险的女性。

① 前次妊娠有晚期流产和（或）早产病史者。

② 孕中期阴道超声检查发现宫颈长度<25mm。

③ 有子宫颈手术史者：如宫颈锥切术等。

④ 孕妇年龄≤17岁或>35岁。

⑤ 过度消瘦（BMI<18.5kg/m^2）。

⑥ 妊娠间隔过短的孕妇：两次妊娠间隔时间如果控制在18～23个月，早产风险相对较低。

⑦ 多胎妊娠：双胎的早产率近50%。

⑧ 辅助生殖技术助孕者。

⑨ 胎儿及羊水量异常者。

⑩ 有妊娠并发症或合并症者：如患妊娠高血压、妊娠期糖尿病、甲状腺疾病等。

⑪ 有不良嗜好者：如有烟酒嗜好或吸毒等。

(2) 早产的二级预防：消除或降低早产风险。

① 定期产检：可及时发现妊娠合并症及并发症。

② 宫颈管长度监测：若宫颈长度<25mm时，提示早产风险非常高。

③ 积极治疗妊娠并发症及合并症。

④ 孕酮制剂：如微粒化黄体酮胶囊、黄体酮缓释凝胶等。

⑤ 宫颈环扎术：如经阴道完成的McDonalds术、Shirodkar术，以及经腹完成的宫颈

环扎术。

(3) 早产的三级预防：预防早产并发症。

① 促胎肺成熟治疗：主要的药物有地塞米松和倍他米松。

② 抑制宫缩治疗：常用的有硝苯地平、利托君、阿托西班等。

③ 硫酸镁：作为胎儿中枢神经系统保护剂。

④ 转运问题：有条件时可提前转运（宫内转运），尤其是<32周的早产。

⑤ 产时处理：加强监护、延迟断脐等。

（黄　婷　田晓迎）

【自测题】

单项选择题

1. 早产的定义是指（　　）

A. 胎龄小于36周　　　　　　B. 胎龄小于37周

C. 胎龄小于38周　　　　　　D. 胎龄小于39周

2. 以下哪个不是导致早产的高危因素（　　）

A. 高龄产妇　　　　　　　　B. 早期宫颈短缩

C. 妊娠期糖尿病　　　　　　D. 正常体重孕妇

3. 早产的临床表现包括以下哪些（　　）

A. 阵发性腹痛　　　　　　　B. 阴道出血

C. 羊水破裂　　　　　　　　D. 以上都是

4. 早产的治疗方法包括以下哪些（　　）

A. 宫颈埋箍术　　　　　　　B. 孕妇休息卧床

C. 给予妊娠维持治疗　　　　D. 以上都是

5. 对于早产产妇及新生儿，以下哪项不是健康教育的内容（　　）

A. 提供营养支持　　　　　　B. 给予家庭心理疏导

C. 加强锻炼，促进康复　　　D. 注重个人卫生，预防感染

四、妊娠高血压

学习目标

1. 掌握妊娠高血压的健康教育内容。

2. 熟悉妊娠高血压的临床表现及高危因素。

3. 了解妊娠高血压的健康评估内容。

4. 能够识别先兆子痫的风险因素，做好妊娠高血压的预防。

第1章 妊娠期并发症的健康教育

> **情景案例导入**
>
> 杨女士,35岁,初产妇,孕32周,近1周来双下肢水肿加重,头晕、眼花3d。
>
> 病史:平时月经正常,停经40多天出现恶心呕吐及尿hCG(+),停经4个多月出现胎动。既往无高血压及肾病史。
>
> 查体:160/100mmHg,下肢水肿(++),心肺正常,先露未入盘,尿蛋白(++)。
>
> 请思考以下问题:
>
> 1. 杨女士出现了什么问题?
> 2. 如何对杨女士进行健康教育?

妊娠高血压是妊娠期特有的疾病,包括妊娠高血压、先兆子痫、子痫、慢性高血压、慢性高血压并发先兆子痫五类。其中妊娠高血压、先兆子痫和子痫以往统称为妊娠高血压综合征。我国发病率为9.4%~10.4%,国外报道7%~12%。妊娠高血压随着孕周的增加,发病率相应增加。该病严重影响母婴健康,可伴有脑、心、肝、肾等多脏器功能损害,是孕产妇及新生儿患病及死亡的主要原因之一。

【病因】

妊娠高血压的病因至今尚未阐明,但经流行病学调研发现,以下因素与妊娠高血压的发病密切相关。

(1) 初产妇。

(2) 年轻孕产妇(≤18岁)或高龄孕产妇(≥35岁)。

(3) 精神过度紧张或受刺激致使中枢神经系统功能紊乱。

(4) 寒冷季节或气温变化过大,尤其是气温升高。

(5) 营养不良,如贫血、低蛋白血症。

(6) 有内科疾病(慢性高血压、糖尿病、慢性肾炎)或自身免疫性疾病(抗磷脂综合征、系统性红斑狼疮等)病史。

(7) 体型矮胖,即孕前BMI>24kg/m^2。

(8) 子宫张力过高(如羊水过多、双胎妊娠、糖尿病巨大儿等)。

(9) 有先兆子痫家族史或既往先兆子痫病史。

(10) 妊娠间隔时间≥10年。

(11) 此次孕早期或首次产前检查时收缩压≥130mmHg或舒张压≥80mmHg。

(12) 孕早期24h尿蛋白定量≥0.3g或尿蛋白持续存在(随机蛋白尿定性≥++,1次或以上)。

(13) 多胎妊娠。

【对母儿的影响】

1. 对母体的影响 妊娠高血压的基本病理生理变化是全身小血管痉挛,内皮损伤及局部缺血,因此,常导致孕产妇全身各系统脏器灌流减少,对母儿造成危害,甚至直接威胁母儿生命安全。

(1) 脑：脑血管痉挛，通透性增加，如脑水肿、充血、局部缺血、血栓形成及出血等。CT检查脑皮质呈现低密度区，并有相应的局部缺血和点状出血，提示脑梗死，并与昏迷及视力下降、失明相关。大范围脑水肿所致中枢神经系统症状主要表现为感觉迟钝、思维混乱。个别患者可出现昏迷，甚至发生脑疝。先兆子痫脑血管阻力和脑灌注压均增加。高灌注压可致明显头痛。研究认为，子痫与脑血管自身调节功能丧失相关。

(2) 肾脏：肾小球扩张，内皮细胞肿胀，纤维素沉积于内皮细胞。血浆蛋白自肾小球漏出形成蛋白尿，尿蛋白的多少与妊娠高血压的严重程度相关。肾血流量及肾小球滤过量下降，导致血浆尿酸浓度升高，血浆肌酐上升约为正常妊娠的2倍。肾脏功能严重损害可致少尿及肾衰竭，病情严重时，肾实质损害，血浆肌酐可达到正常妊娠的数倍，甚至超过177～265μmol/L，若伴肾皮质坏死，肾功能损伤将无法逆转。

(3) 肝脏：先兆子痫可出现肝功能异常，如各种转氨酶水平升高，血浆碱性磷酸酶升高。肝脏的特征性损伤是门静脉周围出血，严重时门静脉周围坏死。肝包膜下血肿形成，甚至发生肝破裂危及母儿生命安全。

(4) 心血管：血管痉挛，血压升高，外周阻力增加，心肌收缩力和射血阻力（即心脏后负荷）增加，心输出量明显减少，心血管系统处于低排高阻状态，心室功能处于高动力状态，加之内皮细胞活化使血管通透性增加，血管内液进入细胞间质，导致心肌缺血、间质水肿、心肌点状出血或坏死、肺水肿，严重时导致心力衰竭。

(5) 血液。

① 容量：由于全身小动脉痉挛，血管壁渗透性增加，血液浓缩，大部分患者血容量在孕晚期不能像正常孕妇增加1500ml。达到5000ml，血细胞比容上升。当血细胞比容下降时，多合并贫血或红细胞受损或溶血。

② 凝血：妊娠高血压患者伴有一定量的凝血因子缺乏或变异所致的高凝血状态，特别是重症患者可发生微血管病性溶血，主要表现为血小板减少、肝酶升高、溶血，其特征为红细胞碎片、血红蛋白尿及血红蛋白分子结构异常。

(6) 子宫胎盘血流灌注：子宫螺旋小动脉重铸不足导致胎盘灌流下降，螺旋动脉平均直径仅为正常孕妇螺旋动脉直径的1/2，加之伴有内皮损害及胎盘血管急性动脉粥样硬化，使胎盘功能下降，胎儿生长发育受限，胎儿窘迫。若胎盘床血管破裂可致胎盘早剥，严重时母儿死亡。

2. 对胎儿的影响　妊娠高血压可能会引起胎儿生长缓慢，甚至使胎儿在母亲子宫内缺氧，出现呼吸窘迫，造成胎儿死亡。孕妇在孕28周之前出现妊娠高血压，会导致孕妇全身小血管发生痉挛，容易造成胎儿生长受限。严重妊娠高血压会导致胎儿宫内死亡或死胎、死产。

【临床表现及分类】

1. 妊娠高血压　妊娠期首次出现血压≥140/90mmHg，并于产后12周内恢复正常；尿蛋白（−）；患者可伴有上腹部不适或血小板减少。产后方可确诊。

2. 先兆子痫

(1) 轻度：孕20周后出现收缩压≥140mmHg和（或）舒张压≥90mmHg，且伴有下列任一项，即尿蛋白≥0.3g/24h，随机尿蛋白（＋）或尿蛋白/肌酐值≥0.3；可伴有上腹部不适、头痛、视物模糊等症状。

(2) 重度：先兆子痫患者出现下列任一表现可诊断为重度先兆子痫。①收缩压≥160mmHg和（或）舒张压≥110mmHg；②持续性头痛、视觉障碍或其他中枢神经系统异常表现；③持续性上腹部疼痛及肝包膜下血肿或肝破裂表现；④肝酶异常：血丙氨酸转氨酶（alanine transaminase, ALT）或天冬氨酸转氨酶（aspartate transaminase, AST）水平升高；⑤肾功能受损：尿蛋白≥2.0g/24h或随机蛋白尿≥（＋＋＋），少尿（24h尿量＜400ml或每小时尿量＜17ml）或血肌酐＞106μmol/L；⑥低蛋白血症伴腹水、胸腔积液或心包积液；⑦血液系统异常：血小板计数呈持续性下降并低于$100×10^9$/L；微血管内溶血，表现为贫血、黄疸或血乳酸脱氢酶（lactate dehydrogenase, LDH）水平升高；⑧心力衰竭；⑨肺水肿；⑩胎儿生长受限或羊水过少、胎死宫内、胎盘早剥等。

3. 子痫 在先兆子痫的基础上出现抽搐发作或伴昏迷，称为子痫。子痫多发生于孕晚期或临产前，称产前子痫；少数发生于分娩过程中，称产时子痫；个别发生在产后24h内，称产后子痫。

子痫典型发作过程：先表现为眼球固定，瞳孔散大，头扭向一侧，牙关紧闭，继而口角及面部肌肉颤动，数秒后全身及四肢肌肉强直（背侧强于腹侧），双手紧握，双臂伸直，发生强烈的抽动。抽搐时呼吸暂停，面色青紫。持续1min左右，抽搐强度减弱，全身肌肉松弛，随即深长吸气而恢复呼吸。抽搐期间患者神志丧失。病情转轻时，抽搐次数减少，抽搐后很快苏醒，但有时抽搐频繁且持续时间较长，患者可陷入深昏迷状态。抽搐过程中易发生唇舌咬伤、摔伤，甚至骨折等多种创伤，昏迷时呕吐可造成窒息或吸入性肺炎。

4. 慢性高血压并发先兆子痫 高血压孕妇于妊娠20周以前无蛋白尿，妊娠20周后出现尿蛋白≥0.3g/24h或随机尿蛋白≥（＋），或者妊娠20周后突然出现尿蛋白增加、血压进一步升高，或者血小板减少（＜$100×10^9$/L）等达到上述重度先兆子痫的任何一项表现。

5. 妊娠合并慢性高血压 妊娠前或妊娠20周前血压≥140/90mmHg，但妊娠期无明显加重，或者妊娠20周后首次诊断高血压并持续到产后12周以后。

知识拓展

HELLP综合征

HELLP综合征以溶血、转氨酶水平升高及低血小板计数为特点，是妊娠高血压的严重并发症，可以发生在无血压升高或血压升高不明显或没有蛋白尿的情况下，也可以发生在先兆子痫临床症状出现之前，或者有抗磷脂综合征。

多数发生在产前也可以发生在产后。典型症状为全身不适、右上腹疼痛、体重骤增、脉压增大。少数孕妇可有恶心、呕吐等消化系统表现，高血压、蛋白尿的表现可不典型。确诊主要依靠实验室检查。

【健康评估】

1. 母体评估

(1) 健康史：详细询问患者于孕前及妊娠 20 周前有无高血压、蛋白尿和（或）水肿及抽搐等；既往史中有无原发性高血压、糖尿病及慢性肾炎等；有无家族史。此次妊娠经过，出现异常现象的时间及治疗经过。特别应注意有无头痛、视力改变、上腹不适等症状。

(2) 身心状况：典型的患者表现为妊娠 20 周后出现高血压、水肿、蛋白尿。根据病变程度不同，不同临床类型的患者有相应的临床表现。助产士或护士除评估患者一般健康状况外，需重点评估血压、尿蛋白、水肿、自觉症状，以及抽搐、昏迷等情况。在评估过程中应注意以下情况。

① 初测血压有升高者，需休息 1h 后再测，方能正确反映血压情况。同时不要忽略测得血压与其基础血压的比较。而且也可经过翻身试验（rollover test, ROT）进行判断，即在孕妇左侧卧位时测血压直至血压稳定后，嘱其翻身仰卧位 5min 再测血压，若仰卧位舒张压较左侧卧位≥20mmHg，提示有发生先兆子痫的倾向，其阳性预测值为 33%。

② 留取 24h 尿进行尿蛋白检查。凡 24h 尿蛋白定量≥0.3g 者为异常。由于蛋白尿的出现及量的多少反映了肾小管痉挛的程度、肾小管细胞缺氧及其功能受损的程度，护士应高度重视。

③ 妊娠后期水肿发生的原因除妊娠高血压外，还可由于下腔静脉受增大子宫压迫使血液回流受阻、营养不良性低蛋白血症及贫血等引起，因此水肿的轻重并不一定反映病情的严重程度。但是水肿不明显者，也有可能迅速发展为子痫，应引起重视。此外，还应注意水肿不明显，但体重于 1 周内增加超过 0.5kg 的隐性水肿。

④ 孕妇出现头痛、眼花、胸闷、恶心、呕吐等自觉症状时提示病情的进一步发展，即进入先兆子痫阶段，助产士或护士应高度重视。

⑤ 抽搐与昏迷是最严重的表现，应特别注意发作状态、频率、持续时间、间隔时间、神志情况、有无唇舌咬伤、摔伤，甚至骨折、窒息或吸入性肺炎等。

孕妇的心理状态与病情的轻重、病程的长短、孕妇对疾病的认识、自身的性格特点及社会支持系统的情况有关。孕妇及其家属误认为是高血压或肾病而没有对妊娠高血压给予足够的重视；有些孕妇由于对自身及胎儿预后过分担忧和恐惧，终日心神不宁；也有些孕妇则产生否认、愤怒、自责、悲观、失望等情绪。孕妇及家属均需要不同程度的心理疏导。

(3) 辅助检查：评估眼底检查、尿常规检查、凝血指标、血脂和电解质、心脏功能、肝功能、肾功能，以及自身免疫性疾病相关指标等检查结果，判断孕妇病情变化。

(4) 既往史：既往是否有高血压、糖尿病、慢性肾炎、自身免疫使用24h膳食回顾调查表和丹麦体力活动量表评估；性疾病或高凝等血液系统疾病病史；胎死宫内史、早发或重度先兆子痫史、不明原因羊水过少史和早产史等不良孕产史。

2. 胎儿评估 妊娠高血压的基本病理改变是全身小动脉痉挛（图1-4），由于肾血管痉挛与子宫血管痉挛同时发生，致使由肾血管痉挛引发的胎盘供血不足、胎盘功能减退并行出现，威胁胎儿的安全。在评估胎儿的健康状况时应包含以下几个方面。

(1) 生长发育情况：定期监测胎心、胎动，观察胎儿生长发育情况，以无应激试验（non-stress test，NST）观察胎动时胎心的变化，来评估胎儿宫内储备功能。

(2) 胎儿成熟度检查：治疗妊娠高血压的原则之一是适时终止妊娠，因此应定期监测胎儿成熟度。可通过以下几种方法进行监测。①测定胎肺成熟度：孕35～37周测量羊水卵磷脂与鞘磷脂比值（L/S）。L/S≥2.0提示胎肺成熟；L/S≤1.5提示胎肺不成熟；比值1.6～1.9为可疑值，可用地塞米松促胎肺成熟。②羊水磷脂酰甘油（phosphatidylglycerol，PG）值检测：孕35周以后PG检测能较准确、可靠地提示胎肺成熟度。羊水中查出PG，即表示胎盘成熟。

【健康教育】

1. 营养摄入 妊娠高血压患者饮食应围绕减少热量、脂肪的摄入，增加蛋白质摄入，适当控制盐的摄入，补钙，补充维生素等方面进行（表1-6）控制体重，消肿。

(1) 早期预防：助产士或护士应指导孕妇合理饮食，减少过量脂肪和盐的摄入，增加蛋白质、维生素，以及富含铁、钙、锌的食物，对预防妊娠高血压有一定的作用。可从妊娠20周开始，每天补充钙剂1～2g，可降低妊娠高血压的发生。

(2) 调整饮食：轻度妊娠高血压孕妇需摄入足够的蛋白质（100g/d以上）、维生素、铁和钙剂，维生素C和维生素E能够抑制血中脂质过氧化作用，降低妊娠高血压的反应。食盐不必严格限制，因为长期低盐饮食可引起低钠血症，易发生产后血液循环衰竭，而且低盐饮食也会影响食欲，减少蛋白质的摄入，对母儿均不利。但全身水肿的孕妇应限制食

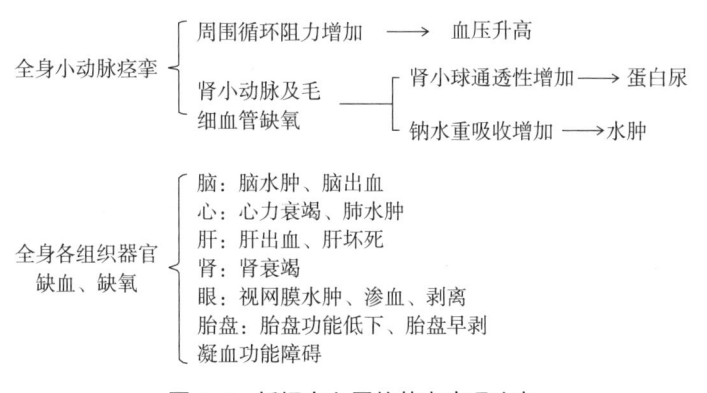

图1-4 妊娠高血压的基本病理改变

表 1-6 富含铁、锌、钙的食物

元素		食物
铁	粮食作物	精白米、小麦、黄豆粉
	蔬果类	黑木耳、菠菜、豌豆、发菜、花生
	肉蛋奶类	牛肉、鸡肉、干酪、酸奶、猪肝、猪血
	水产类	蚌肉、蛤肉、鲍鱼
锌	粮食作物	薏米、小麦、荞麦
	蔬果类	蕨菜、香菇、佛手柑、黑木耳、山核桃、口蘑、松子、红枣
	肉蛋奶类	猪肝、牛肝、兔肉、牛肉、绵羊肉、鸭肝、火鸡腿
	水产类	牡蛎、扇贝、海蛎肉、蟹、鱿鱼
钙	粮食作物	燕麦
	蔬果类	苋菜、小油菜、榛仁、豆制品
	肉蛋奶类	奶制品
	水产类	虾皮、泥鳅

盐摄入量。

2. 监测出入量 出入量是指患者在24h内摄入（饮食和输液）和排出的（尿、便和呕吐物等）液体总量。妊娠高血压易影响肾功能，导致肾小球滤过率下降，钠重吸收增多产生水肿，所以应定期监测体重，记录24h出入量及尿蛋白含量。常见食物含水量见表1-7，各种水果的含水量见表1-8。

3. 运动指导

(1) 运动类型：妊娠高血压患者多以有氧运动为主，如健步走、瑜伽、孕妇体操等。健步走可以增强线粒体氧化呼吸链内复合酶的活性，从而调节线粒体功能，并引起毛细血管反射性收缩，强化血管收缩功能，调节血管顺应性，促进机体血气顺畅，从而控制孕妇血压水平。瑜伽训练则可以舒缓孕妇全身的紧张肌肉和调节血管紧张度，平稳血压和降低心脏负担。长期坚持有氧运动可以调节孕妇心肺功能，避免心肌缺氧，轻微刺激雌激素分泌腺体，减轻心脏氧耗，使孕妇保持愉悦的心情，这对于减少妊娠高血压并发症是有益的。

(2) 运动状态：对患者身体状况进行评估，测出安静心率，根据心率储备法计算出患者运动心率控制范围，以运动时呼吸舒畅、无心悸、无气促等症状出现，且保持心率在100～120次/分，最大心率≤（170－年龄）次/分；保证患者每日1～2次，每次持续30min的有氧运动，运动前进行5min关节活动，运动后进行5～10min的放松运动。其中健步走要保持挺胸抬头、放松肩臂、自然摆臂等正确姿势。

表 1-7 常见食物含水量

食 物	剂 量	重 量（g）	含水量（ml）
米饭	1 中碗	100	240
大米粥	1 大碗	50	400
面条	1 大碗	100	250
馒头	1 个	50	25
牛肉	—	100	69
猪肉	—	100	29
青菜	—	100	92
大白菜	—	100	96
豆腐	—	100	90

表 1-8 各种水果的含水量

水 果	重 量（g）	含水量（ml）
西瓜	100	79
苹果	100	68
梨子	100	71
柚子	100	85
橘子	100	54
香蕉	100	60
葡萄	100	65
桃子	100	82
菠萝	100	86

(3) 运动频率：每周保持 5d 以上有氧运动。

4. 保证休息 助产士或护士应指导孕妇保证充足的睡眠，每日休息时间不少于 10h。在休息和睡眠时，以左侧卧位为宜，左侧卧位可减轻子宫对腹主动脉、下腔静脉的压迫，使回心血量增加，改善子宫胎盘的血供。左侧卧位 24h 可使舒张压降低 10mmHg。对于发生子痫的孕产妇，还需注意减少声光刺激，一切治疗活动和护理操作应尽量轻柔且集中，避免干扰患者。可采取以下方法促进孕妇睡眠。

(1) 睡眠监测：监测患者睡眠模式及睡眠时间的长短，配合患者的睡眠周期，制订规律的护理计划。

(2) 调整环境：调整环境刺激以促进睡眠，创造整洁、安静、舒适、安全的睡眠环境，调整室内温度为18~22℃，湿度为55%~65%，光线暗淡（挂遮光窗帘）保持安静，避免声光刺激，通风良好。

(3) 饮食助眠：监测患者睡前勿食用干扰睡眠的食物及饮料，如茶水、咖啡、巧克力、辣椒、洋葱、大蒜等刺激性食物和产气食物，如豆类、红薯、玉米等。宜多吃碳水化合物及富含B族维生素的食物，如动物肝脏、牛奶、蛋类等，可维持神经功能的稳定，有助于消除焦虑，安眠。小麦、白菜等富含维生素B_6的食物，能在脑中帮助血清素的合成，有助于睡眠。

(4) 非药物助眠：教会患者采取肌肉放松及其他非药物引导睡眠方法，如听轻音乐等。采取按摩、调整体位、有效抚摸等方法使患者舒适，如按摩百会穴、太阳穴，按摩时间不宜超过10min，力度以酸胀感为宜。

5. 用药指导

(1) 药品介绍：先兆子痫患者应住院治疗，治疗期间应向患者讲解药物的名称、目的、作用、给药方法、副作用及对胎儿的影响，以取得患者及家属的配合。指导患者用药期间不能随意调节用药速度，用药过程中如出现不适及时告知医护人员。

(2) 用药监测：硫酸镁为目前治疗先兆子痫和子痫的首选解痉药物，助产士或护士应明确硫酸镁的用药方法、毒性反应和注意事项。通常主张硫酸镁滴速以1g/h为宜，不超过2g/h。用药时应满足以下指标：①膝腱反应必须存在；②呼吸不少于16次/分；③尿量每24小时不少于600ml或每小时不少于25ml。用药期间应备好10%的葡萄糖酸钙注射液。

6. 产前检查指导

(1) 胎心监护：加强母儿监测措施，增加胎心监护的次数。

(2) 自数胎动：教会孕妇自测胎动的方法，监测胎儿宫内情况，一般孕16~20周可觉察到胎动，最初胎动每小时3~5次，随着妊娠进展，胎动次数逐渐增加，在孕28~32周时达到高峰。至孕38周后又逐渐减少。胎动也有昼夜变化规律，通常8:00—12:00胎动均匀，以后逐渐减少。14:00—15:00时，胎动最少。20:00—23:00胎动频繁。每位孕妇根据自己的观察，自然而然会摸出一个常数，以此为标准来自行监测胎儿在宫内的安危。具体方法：每天早、中、晚固定一个最方便的时间，数3次胎动，每次1h，将3次胎动数相加，乘以4即得12h的胎动数，一般每12小时胎动＞30次。一旦发现胎动减少，应立即就诊，防止发生胎死宫内的情况。

(3) 先兆子痫的风险因素（表1-9）：应告知高危人群妊娠前检查和产前检查的重要性。

(4) 症状识别：助产士或护士应教会孕妇识别持续性头痛、上腹疼痛、眼花、恶心、呕吐或面部及手臂浮肿等症状，指导孕妇每周测量体重1次，体重增长确保不超过0.5kg，一旦发现异常立即就诊。

7. 预防 对于有妊娠高血压高危因素的孕妇，应监测血压变化情况及蛋白变化情况。饮食营养是贯穿妊娠期的重要发病影响因素，应保证蛋白质摄入。对于低钙摄入人群

表 1-9 孕妇发生先兆子痫的风险因素

类 别	风险因素
病史及家族遗传史	既往先兆子痫史，先兆子痫家族史（母亲或姐妹），高血压遗传因素等
一般情况	年龄≥35 岁，妊娠期 BMI≥28kg/m²
有内科疾病史或隐匿存在（潜在）的基础病理因素或疾病	高血压病、糖尿病、肾脏疾病或自身免疫性疾病，如抗磷脂综合征、系统性红斑狼疮等；存在高血压高危因素，如阻塞性睡眠呼吸暂停
本次妊娠情况	初次妊娠、多胎妊娠、妊娠间隔时间≥10 年；首次产前检查时、孕早期或妊娠任何时期检查时收缩压≥130mmHg 或舒张压≥80mmHg、孕早期尿蛋白定量 0.3g/24h 或持续存在随机蛋白尿≥（+）
本次妊娠的产前检查情况	不规律的产前检查或产前检查不恰当（包括产前检查质量的问题）、饮食、环境等因素

（＜600mg/d），推荐口服钙补充量至少为 1g/d 以预防先兆子痫。

对存在先兆子痫复发风险（如存在先兆子痫史，尤其是较早发生的先兆子痫史或重度先兆子痫史的患者）、胎盘疾病史（如胎儿生长受限、胎盘早剥病史）、肾脏疾病及高凝状况等的先兆子痫高危者，可以在孕 12～16 周开始每天服用小剂量阿司匹林（50～150mg），依据个体因素决定用药时间，预防性应用可维持到孕 26～28 周。有发病风险的人群应该在妊娠前由产科医生做好专科评估，评估妊娠风险，共同制订保健计划。

（翟巾帼　徐洪斌）

【自测题】

单项选择题

1. 下列关于妊娠高血压孕妇的饮食要求，错误的是（　　）

A. 保证足够的蛋白质　　　　　B. 减少过量脂肪摄入

C. 摄入足够的蔬菜　　　　　　D. 补充维生素、铁和钙剂

E. 水肿者低盐饮食

2.《妊娠高血压疾病诊治指南（2020）》推荐，对存在先兆子痫复发风险的孕妇。可以在孕早期、孕中期开始服用小剂量的（　　）

A. 硫酸镁　　　　　　B. 阿司匹林　　　　　　C. 肼屈嗪

D. 冬眠合剂　　　　　E. 卡托普利

3. 孕妇，39 岁，孕 3 产 2，双胎妊娠，孕前 BMI 29kg/m²，怀孕后一直精神非常紧张，担心胎儿的健康，于孕 24 周诊断为妊娠高血压，患妊娠高血压的易发因素不包括（　　）

A. 高龄　　　　　　　B. BMI 过大　　　　　　C. 经产妇

D. 双胎妊娠　　　　　E. 精神紧张

4. 孕妇，33岁，于孕24周确诊为妊娠高血压，现孕32周，为反映疾病严重程度，产检时的重点是（　　）

A. 宫底高度　　　　　　　　B. 胎方位　　　　　　　　C. 骨盆大小

D. 血压　　　　　　　　　　E. 水肿程度

5. 初孕妇，28岁，其母曾患妊娠高血压。妊娠后十分担心患上该病，护士对其做的预防指导不包括（　　）

A. 定期产前检查　　　　　　B. 休息时多采取仰卧位

C. 保持心情愉快　　　　　　D. 减少过量脂肪的摄入

E. 可从孕20周开始，每天补充钙剂1~2g

五、妊娠肝内胆汁淤积症

学习目标

1. 掌握妊娠肝内胆汁淤积症的健康教育内容。
2. 熟悉妊娠肝内胆汁淤积症的健康评估。
3. 了解妊娠肝内胆汁淤积症的临床表现、分度及高危因素。
4. 帮助妊娠肝内胆汁淤积症患者及家属掌握健康教育知识。

情景案例导入

黄女士，30岁，初产妇，孕18周，近1周来自觉皮肤瘙痒，瘙痒部位为手掌、脚掌和肚脐周围，夜间瘙痒加重，皮肤表面可见抓痕。

病史：平时月经正常，停经40d出现恶心呕吐及尿妊娠试验（+），停经4个多月出现胎动。既往无特殊病史。

查体：皮肤黏膜未见黄染。心肺正常。

辅助检查：胆汁酸20.1μmol/L，丙氨酸转氨酶84U/L，天冬氨酸转氨酶96.1U/L，尿白细胞（+++）。胆囊、胆管、胰腺、脾脏超声检查未见异常。胎儿超声检查暂未见明显异常声像。

请思考以下问题：

1. 黄女士出现了什么问题？
2. 如何对黄女士进行健康教育？

妊娠肝内胆汁淤积症（intrahepatic cholestasis of pregnancy, ICP）是孕中期、孕晚期特有的并发症，临床表现主要为皮肤瘙痒，生化检测血清总胆汁酸（total bile acid, TBA）升高。ICP按严重程度可分为轻度、中度、重度。全球范围内，ICP的发病率为0.5%~2.0%，

该病有明显的地域和种族差异，智利、瑞典及我国长江流域等国家和地区发病率较高。相对于西方国家，中国及亚洲其他国家地区患病率似乎更高，据报道，在中国北方地区的发病率可以高达5%~15%。

【病因】

ICP的病因至今尚未阐明，研究发现该疾病可能受遗传和环境的共同影响。流行病学研究调查显示，孕期合并以下因素可能会使ICP发病风险增加。

(1) 高雌激素水平，既往口服避孕药、卵巢过度刺激病史、多胎妊娠者ICP风险明显增高。

(2) 有慢性肝胆基础疾病，如丙型肝炎、非酒精性肝硬化和非酒精性胰腺炎、胆结石或胆囊炎等。

(3) 有ICP家族史者，在母亲或姐妹中有ICP病史的女性发病率增高。

(4) 前次妊娠有ICP病史，再次妊娠其ICP复发率在40%~70%。

(5) 人工授精的孕妇，ICP发病概率相对增加。

(6) 遗传环境影响。流行病学研究发现，ICP发病率有显著的地域性、家族聚集性和复发性，一项针对ICP全基因组的Meta分析发现，在ICP相关风险位点（*SERPINA1*、*GCKR*和*HNF4A*）中鉴定出编码变异，而在与脂质和胆汁酸稳态相关的基因位点中鉴定出非编码变异（如*ABCG5/8*、*ABCB1/4*、*ABCB11*、*CYP7A1*和*SULT2A1*）。此外，调查发现ICP发病率在冬季高于夏季。

【对母儿的影响】

1. 对母体的影响　胆汁淤积可能会诱发孕妇特发性脂肪泻，会导致机体对维生素K的吸收减少，使产后大出血的概率增加。另外还可引起皮肤瘙痒、失眠等症状，部分孕妇还可能会伴有黄疸、皮肤抓痕、上腹部不适，以及恶心、呕吐等症状。

2. 对胎儿的影响

(1) 胎儿窘迫：胆汁淤积会影响孕妇的肝胆功能，使得机体无法高效率地吸收食物中的营养成分，故可影响胎儿的营养供应，引起胎儿窘迫。

(2) 胎儿死亡：孕妇患有胆汁淤积症时，体内胆汁酸淤积量较多，而胆汁酸具有一定的毒性作用，可能导致胎儿死亡。

(3) 早产：胆汁淤积症可导致胎盘的绒毛间隙变短，影响母体与胎儿之间的氧气供应，从而引起宫内缺氧，此时子宫敏感性增加，可能会出现宫缩，引起早产。

此外，胆汁淤积症还可对胎儿的中枢神经系统造成一定影响，出生后还可能出现发育不良、智力下降、昏迷等表现。

【临床表现及分类】

1. 临床表现

(1) 瘙痒：无皮肤损伤的瘙痒是ICP的首发症状，70%以上的患者在孕晚期出现，少数在孕中期出现。瘙痒程度不一，常呈持续性，白昼轻，夜间加剧，但通常与血清 TBA 水平高低无关。瘙痒一般始于手掌和脚掌，后渐向肢体近端延伸，甚至可发展到面部，瘙痒症状常出现在实验室检查异常结果之前，多于分娩后 24~48h 缓解。

(2) 黄疸：10%~15% 患者出现轻度黄疸，多在瘙痒 2~4 周后出现，一般不随孕周的增加而加重，多数表现为轻度黄疸，于分娩后 1~2 周消退。

(3) 皮肤抓痕：ICP 不存在原发皮损，瘙痒皮肤出现条状抓痕，皮肤组织活检无异常发现。

(4) 其他：少数孕妇出现上腹不适，恶心、呕吐、食欲缺乏、腹痛及轻度特发性脂肪泻，但症状一般不明显或较轻，精神状况良好。

应注意肝功能异常、血清 TBA 升高和皮肤瘙痒都是非特异性的临床表现，均可由多种原因引起，因此，实际临床工作过程中应当进行严格的病史询问和体格检查，并注意鉴别诊断，如慢性病毒性肝炎、急性脂肪肝等其他肝脏疾病，由药物反应、病毒感染引起的肝脏功能异常，由药物反应、过敏反应、荨麻疹等引起的皮肤瘙痒。

> **知识拓展**
>
> ### ICP 的鉴别诊断
>
> - **病毒性肝炎**：由肝炎病毒引起，以损害肝脏为主要表现的一组传染病。临床上以食欲减退、恶心、上腹部不适、肝区痛、乏力为主要表现。部分患者可有黄疸、发热和肝功能损害，转氨酶水平轻、中度升高。与 ICP 不同的是，病毒性肝炎患者肝炎系列抗原呈阳性。
>
> - **急性脂肪肝**：妊娠期急性脂肪肝（acute fatty liver of pregnancy, AFLP）是妊娠末期发生的以肝细胞脂肪浸润、肝功能衰竭和肝性脑病为特征的疾病。AFLP 起病急骤，主要临床表现为乏力、厌食、恶心、呕吐、腹痛，有出血倾向，大部分患者会出现持续性恶心和呕吐，腹痛以右上腹或剑突下明显。此外，AFLP 患者还可伴有不同程度的妊娠水肿、蛋白尿和高血压，白细胞计数增加，门冬氨酸氨基转移酶、丙氨酸转氨酶升高明显。AFLP 主要依靠病史、症状、体征、实验室检查和肝活组织切片做出诊断。

2. 妊娠肝内胆汁淤积症分度 对 ICP 的严重程度进行分度有助于临床管理，常用的指标包括血清 TBA、肝酶水平、瘙痒程度，以及是否合并其他异常。当血清 TBA ≥ 100μmol/L 时，死胎风险会相应增加。ICP 的分度有助于临床监护和管理，常用的指标包括瘙痒程度和起病时间、血清 TBA、肝酶、胆红素水平，比较一致的观点认为，TBA 水平与围产结局密切相关。2015 年中国指南将空腹血清 TBA ≥ 10μmol/L 作为诊断 ICP 的标准，TBA ≥ 40μmol/L 诊断为重度；英国皇家妇产科医师学会（Royal College of Obstetricians and Gynaecologists, RCOG）认为，非空腹情况下更易检出血清 TBA 的最高水平，从而能更好地预防不良妊娠结局的发生，2024 年中华医学会妇产科学分会基于国内外指南发布了《妊娠期肝内胆汁淤积症临床诊治和管理指南（2024版）》，将妊娠期肝内胆汁淤积症分为以下三类。

(1) 轻度ICP：①孕妇空腹血清TBA水平10～39μmol/L或餐后血清TBA水平19～39μmol/L；②临床症状以皮肤瘙痒为主，无明显其他症状。

(2) 重度ICP：①孕妇血清TBA水平40～99μmol/L；②血清胆红素水平高于正常值；③伴有其他情况，如多胎妊娠、先兆子痫、复发性ICP、曾因ICP致围产儿死亡者等情况之一者；④早发型ICP。

(3) 极重度ICP：孕妇血清TBA水平≥100μmol/L。

TBA水平影响着终止妊娠的时机。实际临床工作中，应根据患者的TBA水平和其他危险因素来评估死胎风险，从而进一步选择合适的终止妊娠时机。中国指南推荐ICP孕妇的终止妊娠时机应综合考虑孕妇TBA水平、孕周、生育史、既往ICP病史和死胎史、产前检查结果、发病孕周等因素。轻度ICP孕妇于妊娠38～40周告知孕妇继续妊娠或终止妊娠的风险，孕妇权衡利弊后尽可能于妊娠39周后终止妊娠。建议重度ICP孕妇于妊娠36～38周终止妊娠。建议极重度ICP孕妇于妊娠36周终止妊娠。当存在以下情况时，可考虑妊娠35～36周终止妊娠：①剧烈瘙痒且药物治疗无效；②肝功能持续恶化；③既往有ICP导致妊娠36周前死胎史。

【健康评估】

1. 母体评估

(1) 健康史：详细询问和评估患者此次妊娠期间有无皮肤瘙痒、皮肤上是否有明显抓痕、是否有皮肤巩膜黄染等症状，是否合并慢性肝胆基础疾病、多胎妊娠、妊娠期糖尿病、先兆子痫、血脂紊乱，既往妊娠有无ICP病史、有无ICP家族史，以及此次妊娠经过，出现异常现象的时间及治疗经过。还应注意有无恶心、呕吐、食欲缺乏、腹痛、腹泻、轻微特发性脂肪泻、BMI下降等非特异性症状。

(2) 身心状况：典型的患者表现为孕中晚期出现血清TBA水平升高（>19μmol/L）、皮肤瘙痒、黄疸等。根据病情严重程度的不同，不同程度的患者实施不同的管理措施。除评估患者一般健康状况外，需重点评估患者的血清TBA水平、自觉瘙痒症状、黄疸等情况。在评估过程中应注意与其他肝胆疾病相鉴别。

孕妇本人夜间皮肤瘙痒症状、患者及家属对疾病及对胎儿预后影响的认识不足或过分担忧和恐惧均会影响孕妇的心理状态，个别可能会出现极端的情绪反应，因此，医护人员应当对需要帮助的孕妇及家属提供不同程度的心理疏导。

(3) 辅助检查：包括血清TBA水平、丙氨酸转氨酶、天冬氨酸转氨酶、胆红素、尿常规检查、腹部（肝、胆、胰、脾）彩色多普勒超声（简称彩超）、肝炎系列检查等。

① 血清胆汁酸水平：目前将TBA水平作为ICP诊断、疾病严重程度判别，以及病情发展监测的最主要实验室检测数据。TBA水平≥19μmol/L可诊断为ICP。此外，对ICP进行分度有助于临床管理。建议对所有出现瘙痒和首次发现TBA升高的孕妇，医务人员

应当告知1周后复查TBA，从而进一步明确诊断和进行相应的处理。根据ICP的转归，如果TBA≥100μmol/L，则应重新诊断为重度ICP；如果TBA下降，复查的间隔时间可视情况缩短，监测和随访的频率可相应降低；如果瘙痒症状自行消失，生化指标也恢复正常，需要重新考虑是否为其他疾病而非ICP。轻度ICP每1～2周复查1次孕妇血清TBA水平直至分娩；重度和极重度ICP推荐每周复查1次TBA水平直至分娩。

② 肝功能检测：大多数ICP患者的丙氨酸转氨酶、天冬氨酸氨基转移酶中度升高，为正常水平的2～10倍，一般不超过1000U/L，丙氨酸转氨酶较天冬氨酸氨基转移酶更敏感；部分患者γ谷氨酰转移酶升高和胆红素水平升高，血清胆红素水平正常或轻度升高，以直接胆红素水平升高为主。分娩后肝功能多在4～6周恢复正常。

③ 病毒学检查：诊断单纯性ICP应排除病毒感染，应检查肝炎病毒、EB病毒、巨细胞病毒等。

④ 肝胆超声检查：虽然ICP患者肝脏无特征性改变，但建议对一些症状不典型、早发的重度ICP、有其他伴随症状或合并症的孕妇进行额外的检查，如查肝胆超声以排除孕妇有无肝胆系统基础疾病。

⑤ 其他：检测肝炎系列抗原判断是否合并其他肝病，同时注意血压、血糖、血脂变化等，以早发现早诊断其他妊娠合并症（研究发现，ICP孕妇先兆子痫和妊娠期糖尿病的发病率更高，因此，医疗保健专业人员应确保患有ICP的孕妇接受持续的血压和尿液分析筛查，以预防先兆子痫，妊娠期糖尿病的风险评估，检测应遵循国家指南）；注意维生素K相关凝血因子等检查结果，判断孕妇病情变化。

(4) 既往史：既往是否有慢性肝炎、肝胆疾病，以及是否有ICP史、胎死宫内史、早发或重度先兆子痫史和早产史等不良孕产史等。

2. 胎儿评估 ICP对孕妇是一种良性疾病，但对围产儿可能造成严重的不良影响，可引起胎膜早破，胎儿宫内窘迫、自发性早产或孕期羊水胎粪污染，早产、死胎及新生儿窒息风险，严重者可导致胎儿生长受限、胎死宫内、新生儿颅内出血、新生儿神经系统后遗症等。由于胆汁酸毒性作用，围产儿发病率和死亡率明显升高，ICP孕妇可能随时突然发生难以预测的胎死宫内，因此对胎儿的评估和密切监测是非常重要的。目前对ICP孕妇的胎儿尚没有特异性的监测指标，但仍建议通过胎动、电子胎心监护及超声密切监测胎儿宫内情况。

(1) 胎动：胎动是评估胎儿宫内状态比较简便的方法。胎动减少、消失或胎动频繁、无间歇的躁动是胎儿宫内缺氧的危险信号，医务人员可指导ICP孕妇正确自数胎动的方法，如遇到上述情况应立即去医院就诊。

(2) 电子胎心监护：尽管胎心监护不能预测ICP孕妇胎死宫内，有一定局限性，但仍是密切监测胎儿情况的重要手段，可以观察胎动时胎心的变化。推荐ICP孕妇从孕32周起进行电子胎心监护，每周1次，重度者每周2次直至分娩，也可考虑远程胎心监护。此外，产程初期缩宫素激惹试验（oxytocin challenge test，OCT）对围产儿预后不良的发生有良好的预测价值，因此，对ICP孕妇行阴道分娩时，建议在产程初期常规行宫缩负荷试验。

(3) 脐动脉血流分析：胎儿脐动脉血流收缩期与舒张末期最大速度比值（S/D 值）对预测围产儿预后可能有一定意义，检测频率同无刺激性胎心监护。

(4) 产科超声：用于监测胎儿生长情况。当胎心监护出现不可靠的图形、临床又难于做出确切判断时，用改良的生物物理评分了解胎儿状况。但其对 ICP 胎儿宫内安危评判的灵敏度、特异度有限。

(5) 胎儿成熟度检查：治疗 ICP 的原则之一是适时终止妊娠，因此应定期监测胎儿成熟度，可通过测定胎肺成熟度和羊水磷脂酰甘油值进行监测。

ICP 的发病机制尚未完全明确，有学者认为高雌激素可使钠钾泵（Na^+-K^+-ATP）活性下降，导致胆汁酸代谢障碍，或使肝细胞膜中胆固醇与磷脂比例上升，胆汁流出受阻或作用于肝细胞表面的雌激素受体，改变肝细胞蛋白质合成，导致胆汁回流增加。高胆汁酸毒性对胎儿造成不良影响。

【健康教育】

1. 营养摄入 医护应指导具有 ICP 高危因素者及 ICP 孕妇合理饮食，原则是低脂、高热量、高蛋白、足量碳水化合物、补充维生素等。

(1) 低脂：脂肪供给量应以本人能够耐受又不影响其消化功能为度，脂肪供给量一般占总能量的 20%～25% 为宜，烹调油建议选用植物油。部分患者发生脂肪泻时，减少脂肪摄取可以改善症状，严重时可采用中链甘油三酯作为烹调油，以增加能量摄入。烹调油用量适量减少，烹饪方式宜选用蒸、煮、炖、煲等方法，尽量减少油炸、油煎或爆炒的食物输入。减少摄入脂肪含量高的食物，如肥肉、花生、松子、油酥点心等。常见食物的脂肪含量见表 1-10。

(2) 高热量：ICP 患者应保持能量平衡，避免能量过高增加肝脏负担，加重代谢障碍，影响肝功能恢复、延长病程，能量摄入不足又会加重身体组织蛋白的消耗，不利于肝细胞的修复和再生，因此，ICP 患者应尽可能保持热能的收支平衡，热量供给与体重、病情及活动相适应，卧床患者按 20～25kcal/(kg·d) 供给，从事轻体力劳动和正常活动者按 30～35kcal/(kg·d) 供给。因此，ICP 孕妇应在专业医护人员指导下学习如何维持适宜体重增长，计算理想体重和每日能量推荐摄入量。

(3) 高蛋白：供给足量优质蛋白质可以维持氮平衡，提高肝中各种酶的活性，改善肝脏功能，有利于肝细胞损伤的修复和再生。推荐供给 1.2～1.5g/(kg·d) 蛋白。而 ICP 孕妇肝脏解毒能力降低，过多的蛋白质会加重肝细胞负担，出现血氨升高，因此，宜选用优质蛋白质，优质蛋白应占总蛋白的 50% 以上，选用奶制品、鱼、瘦肉、鸡蛋、豆类等。

(4) 足量碳水化合物：以占总能量的 55%～65% 为宜，建议选用米面等细粮，不宜选用玉米、高粱等粗粮。

(5) 补充维生素和矿物质：多摄入新鲜蔬菜和水果，保证足量的维生素、矿物质，特别是维生素 E、B 族维生素和镁等，可以保护肝脏，缓解胆道炎症、黄疸等症状。伴发明

表 1-10 常见食物的脂肪含量

食物名称	脂肪含量（g/100g）	食物名称	脂肪含量（g/100g）
猪油（炼）	99.6	鸡	9.4
牛油（板油）	92.0	鸡爪	16.4
猪肉（后臀尖）	30.8	鸡腿	7.2
猪肉（肋条肉）	59.0	鸡翅	11.5
猪肉（五花肉，土猪）	61.1	鸡蛋	8.6
猪肉（小里脊，土猪）	7.5	鸭	19.7
猪蹄	18.8	北京烤鸭	38.4
猪脑	9.8	纯牛奶（全脂）	3.6
猪血	0.3	纯牛奶（低脂）	1.5
猪肝	4.7	纯牛奶（脱脂）	0.3
餐肉（北京）	15.9	奶酪［干酪］	23.5
福建式肉松	26.0	奶油	97.0
腊肠	48.3	草鱼	5.2
金华火腿	28.0	鲤鱼	4.1
牛肉	8.7	鲫鱼	2.7
牛肉（后腿）	1.0	鱿鱼（水浸）	0.8
牛肉（里脊肉）［牛柳］	0.9	基围虾	1.4
牛肉（肥牛片）	29.8	扇贝（鲜）	0.3
羊肉	6.5	蛏子	0.3
羊肉串（烤）	10.3	蛤蜊	1.1

引自杨月欣．中国食物成分表（第二册）：标准版[M]．北京：北京大学医学出版社，2019．

显的特发性脂肪泻和（或）凝血酶原时间延长的 ICP 患者还应考虑补充维生素 K（规定为水溶性制剂），每日 5～10mg，口服或肌内注射。富含维生素 K 的食物，如豆类、绿色蔬菜、动物肝脏、鱼类。

(6) 多喝水：适量多喝水有助于促进身体代谢及排出多余废物。尽量避免饮用酒精和咖啡因类饮料。

2. 运动指导 与普通孕妇一样，若没有运动禁忌证，推荐 ICP 孕妇每天至少 6000 步或每周 5d 的 30min 以上中等强度的运动。一些适宜的运动有助于缓解症状，提高身体免疫力和心肺功能，如散步、慢步跳舞、步行上班、孕妇体操、瑜伽等，以维持适宜的体重增长。同时，需要注意运动的强度和频率，避免过度劳累影响孕妇和胎儿的健康。以下是运动指导。

(1) 适量有氧运动：如散步、游泳、瑜伽等轻度运动，每周 3～4 次，每次 30～45min，可增加运动强度和时间，但需要依据孕妇患病情况和医生建议而定。

(2) 避免高强度运动：避免剧烈运动和激烈运动，如跑步、重量训练、高飞跃等，以免过度劳累导致妊娠并发症。

(3) 避免长时间站立或坐着：长时间站立或坐着容易造成血液循环不畅，影响胎儿血液供应，建议进行简单的伸展运动，例如起身、走动、做踢腿和拉伸等。

适量的运动可以改善孕妇的身体状况，减轻 ICP 的症状，但需要遵循医生的建议和孕妇自身的条件来选择运动类型、时间和强度。

3. 皮肤护理指导 为减少因瘙痒而抓挠导致的皮肤损伤，医护人员应指导孕妇正确进行皮肤护理，指导患者在日常生活中采取预防性的皮肤保护措施，选择宽松、干净、棉质的贴身床单、衣物、手套等，勿用碱性肥皂或过热的水擦洗瘙痒部位，勤剪指甲，保持手部清洁，减少搔抓。瘙痒严重患者可用炉甘石洗剂涂抹患处，或者用薄荷类、抗组胺药物缓解瘙痒症状。

4. 休息与睡眠 ICP 孕妇需注意休息和睡眠，帮助身体补充能量，有助于缓解症状，促进孕妇胎儿的健康。以下是休息和睡眠方面的指导。

(1) 保持规律的睡眠时间：医务人员可指导 ICP 孕妇保证充足的睡眠，尽量早睡，不要熬夜。保证每天规律的睡眠时间，提前关掉电子设备，制造安静、温馨的睡眠氛围。建议保证 8h 的睡眠时间，在 23:00 前睡觉为宜。控制日间睡眠时间，白天的小睡应保持在 30min 以内，以避免对晚上睡眠时间的影响。

(2) 睡前活动：为促进睡眠，睡前可做一些舒展肢体、按摩和深呼吸等活动。睡前还可以洗温水澡、泡脚或听轻音乐或舒缓的胎教音乐入睡。

(3) 避免午夜进食：过多的进食和饮水会刺激肝脏分泌胆汁，导致症状加重，孕妇可以选择提前就餐或吃些清淡的食物，避免夜间进食。孕期晚餐应少量清淡，睡前避免饮用浓茶和咖啡类饮料。

(4) 注意身体姿势：侧卧及使用垫枕等辅助工具改善睡眠姿势，保证孕妇的舒适度和良好的血液循环。

(5) 做适宜的伸展运动：睡前进行适量的伸展运动，可以缓解身体疲劳，促进血液循环，并有助于提高睡眠质量。

需要特别注意的是，孕妇在休息和睡眠过程中要避免过度劳累、过度压迫肝脏、过度活动等，以免加重病情。遵守医生的指导，根据孕妇自身状况和需求，采取适当的休息和睡眠策略，定期就医进行诊断和治疗，对孕妇和胎儿的健康至关重要。

5. 心理指导 ICP 孕妇常出现皮肤瘙痒症状，如夜间瘙痒症状加重，会影响孕妇的睡眠质量，少部分孕妇还会出现一些不典型的临床症状，如恶心、呕吐、食欲缺乏等。TBA 水平居高不下，以及家属对 ICP 的恐惧和对孕妇及胎儿预后的担忧等，都可能会给 ICP 孕妇造成心理上的不良影响。作为专业的医疗保健人员，有必要对这些情况提供针对性的心理指导和建议，以缓解孕产妇及家属的心理压力。

(1) 提供专业知识和信息：让孕妇及家属知晓 ICP 的病因、症状、治疗方法、预后等相关疾病知识，让其更好地了解和掌握疾病的情况，减轻由于缺乏了解而导致的恐惧和焦虑。对于孕妇及家属关注的问题，如 ICP 对母儿的影响、终止妊娠的方式等提供专业解答。

(2) 提供专业服务：给出专业的医疗方案，指导孕妇正确使用药物，以减轻瘙痒症状、改善肝功能，对母儿进行动态持续的监测和根据病情给出及时的处理对策，与孕妇建立起良好的信任关系。

(3) 提供支持性环境：医护人员可以通过鼓励、支持和倾听等方式，帮助孕妇缓解焦虑和情绪波动，让她们感到更加安心和舒适。进行全方位、个性化的心理健康教育与辅导，鼓励孕妇采取积极的应对方式，例如，进行深呼吸、听放松音乐、做瑜伽等，使孕妇能够保持乐观和积极的态度面对疾病。同时，建议孕妇按照医生的建议进行治疗，并且坚持健康的饮食和生活习惯，以促进恢复。

6. 用药指导 ICP 患者可在临床医生的指导下用药，主要目的为缓解瘙痒症状、改善肝功能、降低血清 TBA 水平、延长孕周进而改善妊娠结局。医务人员应告知患者不同药物的名称、功效、给药途径、副作用及对胎儿的影响，让患者及家属熟知正确的用药方法，告知患者用药期间定期去医院检测治疗效果，关注皮肤瘙痒、黄疸等临床症状，用药过程中如有不适应及时就医，根据疗效由医生调整用药方案，患者不得自行改变用药方案。目前，没有证据表明常规药物治疗可以改善母亲胆汁酸浓度升高或围产期结局，故应告知孕妇治疗益处有限。

(1) 降胆汁酸治疗：熊去氧胆酸为 ICP 治疗的一线用药，但不常规将熊去氧胆酸作为降低 ICP 孕妇不良围产期结局的药物，常用剂量为 1g/d 或 15mg/(kg·d)，分 3～4 次口服。S-腺蛋氨酸为临床二线用药或联合治疗药物，可口服或静脉用药，用量为 1g/d。治疗期间根据病情每 1～2 周检查 1 次肝功能，监测生化指标的改变。

(2) 改善皮肤瘙痒：指导孕妇使用外用润肤剂，如水性乳膏（添加或不添加薄荷醇）进行皮肤护理，指导皮肤瘙痒严重者正确使用炉甘石洗剂、薄荷类、抗组胺药物，以改善皮肤瘙痒症状。

(3) 抗组胺药：常用的药物有氯苯那敏，可用于止痒，该药物止痒效果可能来自镇静作用，目前研究未发现不良反应的报道。其他抗组胺药物还有氯雷他定、西替利嗪等也可用于孕妇，但没有镇静作用。

(4) 其他辅助治疗：指导孕妇关注发病期间是否伴有其他不典型临床症状，如腹泻、恶心、呕吐、食欲缺乏等，有症状者及时告知医护人员，临床医生视病情对患者进行预防性用药或对症治疗。如 ICP 孕妇出现脂肪泻等症状，应进行凝血评估，并考虑使用维生素 K 治疗（使用水溶性维生素 K，10mg/d）。对于 TBA 峰值较高（≥40μmol/L）和（或）其他危险因素需要提前终止妊娠的孕妇，考虑使用地塞米松促胎肺成熟。

7. 产前检查指导 ICP 是一种需要严密监测的孕期疾病，通过定期血清检查、胎儿监护等手段，可及早发现并减少相关并发症风险，保障母婴健康。告知孕妇 ICP 对胎儿的潜在风险，如果孕妇出现瘙痒、黄疸或其他异常症状，请尽快到医院就诊并进行进一步检查。医务人员应叮嘱孕妇按时产检；指导正确监测胎动方法，增加胎心监护次数；关注产科超声检查结果以密切监测胎儿情况；告知孕妇，如有胎动异常应立即到医院就诊，病情严重者应遵医嘱住院治疗。

此外，研究发现 ICP 孕妇罹患先兆子痫和妊娠期糖尿病的风险更高，因此，医务人员应指导 ICP 孕妇按时产检，定期监测血压和尿常规，做好糖尿病筛查。

8. 分娩及产后护理

(1) 分娩期护理：告知 ICP 孕妇胎儿可能会发生不可预测的胎死宫内，因此会根据病情严重程度选择合适的终止妊娠的时机和分娩方式。推荐轻度 ICP 孕妇（TBA 10～39μmol/L）在孕 38～40 周终止妊娠或继续密切随访；重度 ICP 孕妇（TBA 40～99μmol/L）在孕 36～38 周终止妊娠；极重度 ICP 孕妇（TBA≥100μmol/L）在孕 36 周终止妊娠。如有其他危险因素，应综合考虑。对于极重度 ICP 孕妇，告知其发生自发性和医源性早产的概率较高，在分娩期间发生羊水粪染的可能性会增加，其新生儿更可能需要接受新生儿救治。医护人员在分娩或术前应当做好新生儿抢救和产后出血急救准备，加强动态持续的母儿监测，观察产程进展及羊水颜色变化，同时注意加强胎心监测，发现有胎儿窘迫等异常情况及时处理，严密观察产后出血情况。

(2) 产后健康教育：医护人员在产前和产后早期就对孕妇做好关于避孕的健康教育，告知孕产妇 ICP 本身不会影响她们选择避孕或激素替代疗法，而对于患有 ICP 的女性和既往使用联合激素（含雌激素）避孕继发的胆汁淤积，建议使用纯孕激素或非激素方法。此外，ICP 孕妇应知晓再次妊娠时复发 ICP 的风险会增加，建议再次妊娠时进行肝功能检测和胆汁酸浓度的基线测量。

(3) 产后随访：在患有 ICP 的女性中，瘙痒通常在分娩后停止，通常肝功能和胆汁酸浓度在分娩后几周内恢复正常。对于无并发症的 ICP 女性，建议在分娩后 4 周内进行产后随访，医疗保健专业人员应确保瘙痒已消退，并应确认母体胆汁酸浓度和肝功能检查已恢复正常。如果瘙痒或生化异常持续超过产后 6 周，可根据病史和检查结果考虑其他诊断，可能需要转诊至肝病专科医生。

9. 预防 尽管发生 ICP 的原因并不完全清楚，但一些健康的生活习惯和减少不利因素可能有助于预防它的发生。

(1) 合理饮食：孕妇需要遵循均衡的饮食原则，适量摄取蛋白质、糖类和脂肪等营养素，避免过多摄入油脂和高热量的食物。此外，建议减少摄入胆固醇和饱和脂肪酸。

(2) 保持适量的体重增长：孕妇需要增加适当的体重，但不要过度增加体重，建议遵循医师的建议进行体重管理。

(3) 合理运动：适当的锻炼可以改善身体的代谢系统和心肺功能，有助于预防不良的代谢病变，但需要避免过度劳累和剧烈运动。

(4) 定时就医：孕妇应该定期进行孕期产前检查，尤其是对于有 ICP 高危因素的孕妇，应当定期产检和生化检查，这可以帮助医生及时发现并控制 ICP 的症状。如出现身体不适，应尽快就医。

(5) 减少药品使用：尽可能避免使用药物，以减少肝脏负担。如果孕妇需要用药，必须在医生的指导下进行使用。

总之，适当的饮食、运动、定时就医和避免药品滥用，对于预防 ICP 具有重要作用，有助于维持孕期健康。

（李　田　李林江）

【自测题】

单项选择题

1. 关于 ICP 下列叙述不恰当的是（　　）

A. 临床上以皮肤瘙痒和黄疸为特征

B. 是孕中期和孕晚期特有的并发症

C. 此病对孕妇的危害大于对胎儿的危害

D. 病因目前尚不清楚

E. 发病率与季节有关，冬季高于夏季

2. ICP 对母儿的影响不包括（　　）

A. 致使凝血功能障碍，产后出血

B. 发生胎儿窘迫、自发性早产或羊水粪染

C. 孕妇发生糖代谢、脂代谢紊乱

D. 胎儿发生不可预测的突然死亡

E. 产后胆汁酸水平居高不下

3. 目前研究发现，ICP 的高危因素不包括（　　）

A. 有慢性肝胆基础疾病　　　　　B. 有 ICP 病史或家族史

C. 羊水过多　　　　　　　　　　D. 多胎妊娠

E. 高雌激素水平

4.《妊娠期肝内胆汁淤积症临床诊治和管理指南（2024）》推荐，极重度 ICP 孕妇（TBA≥100μmol/L）在（　　）终止妊娠，如有其他危险因素，应综合考虑。

A. 孕 34~35 周　　　　　　　　B. 孕 35~36 周

C. 孕 36~38 周　　　　　　　　D. 孕 38~40 周

E. 孕 40 周

5. 初孕妇，32 岁，孕 30 周自觉皮肤瘙痒后就医确诊 ICP，医护对其做的健康教育不包括（　　）

A. 减少油腻、刺激食物的摄入

B. 穿宽松、舒适、棉质的衣物

C. 勤剪指甲，减少抓挠皮肤

D. 自数胎动，发现异常及时就医

E. 多吃糙米、玉米、高粱等粗粮

六、过期妊娠

学习目标

1. 掌握过期妊娠相关知识。
2. 熟悉过期妊娠的健康评估。
3. 能通过核算孕周识别过期妊娠。
4. 描述过期妊娠疾病对母儿的影响。
5. 能够对各种类型过期妊娠者及家属进行健康教育。

情景案例导入

黄女士，25岁，孕1产0，孕42周，住院终止妊娠。

病史：平时月经正常，停经40多天出现恶心呕吐及尿妊娠试验阳性，停经4个多月出现胎动。既往无高血压及肾病史。

查体：体温36.5℃、脉搏80次/分、呼吸20次/分、血压128/70mmHg，胎心音140次/分、无宫缩，宫高33cm，腹围100cm，左枕前位（LOA），头先露，已衔接；阴查：外阴发育正常，阴道畅，宫口未开，宫颈管未消，宫颈管质软，宫口居后，Bishop评分2分，先露S-3，胎膜存。骨盆外测量值均在正常范围。

辅助检查：超声检查提示胎头双顶径96mm、头围34mm、腹围33mm，羊水指数约110mm，头位，胎盘位于后壁，厚度约36mm，呈Ⅱ～Ⅲ级，胎儿脐血流参数未见明显异常。

请思考以下问题：

1. 黄女士目前出现了什么问题？
2. 如何对黄女士进行健康教育？

月经周期规则的女性，妊娠达到或超过42周（≥294d）尚未分娩者，称为过期妊娠，其发生率占妊娠总数的3%～15%。过期妊娠的胎儿围产期风险增加，发生胎儿窘迫、胎粪吸入综合征、胎儿过熟综合征、新生儿窒息、围产儿死亡、巨大儿、产伤，以及产妇难产、剖宫产、产后出血等不良结局增高，并随妊娠期延长而增加。

【病因】

过期妊娠的病因及发病机制还不清晰，以下因素可能与过期妊娠的发生相关。

1. 雌、孕激素比例失调 正常妊娠足月分娩时，雌激素增高，孕激素降低。内源性前列腺素和雌二醇分泌不足而孕酮水平增高，会导致孕激素优势，抑制前列腺素和缩宫素作用，延迟分娩发动，导致过期妊娠。一般认为，胎盘分泌的激素失调，是造成过期妊娠的重要原因。高龄初产妇易出现过期妊娠，可能与孕晚期体内孕激素下降缓慢有关。

2. 头盆不称 部分过期妊娠胎儿较大，可导致头盆不称或胎位异常，胎儿先露部不能与子宫下段及宫颈密切接触，导致子宫下段形成不良，子宫颈承受的压力减弱，反射性子宫收缩减少，导致过期妊娠。复合先露时胎先露入盆困难，与头盆不称影响相同。

3. 胎儿畸形（无脑儿） 垂体前叶促肾上腺皮质激素产生不足，胎儿肾上腺皮质萎缩，从而雌激素前身物质16α-羟基硫酸脱氢表雄酮分泌不足，使胎盘合成的雌激素减少，子宫对催产素的敏感性也随之下降，导致过期妊娠。

4. 遗传因素 某家族、某个体常反复发生过期妊娠，提示过期妊娠可能与遗传因素有关。有研究表明，如果第一胎为过期妊娠，那么第二胎过期妊娠的发生率从10%上升到27%；如果前面连续两次过期妊娠，则过期妊娠发生率将上升至39%；母亲出生时为过期妊娠，则其女儿发生过期妊娠的危险性增加2～3倍。胎盘硫酸酯酶缺乏症是一种罕见的伴性隐性遗传，亦可导致过期妊娠。

5. 其他危险因素 肥胖、高龄初产妇、过期妊娠孕产史、社会心理因素等。

【对母儿的影响】

1. 对母体的影响 过期妊娠常因子宫过度胀大，发生宫缩乏力，产程延长和难产率增高，使剖宫产率、母体产伤、产后出血明显增加。

2. 对胎儿的影响 过期妊娠可导致胎儿过熟综合征，颅骨坚硬、囟门变小、骨缝狭窄，由于变形困难，分娩时可能造成难产，引起新生儿颅内损伤、锁骨骨折的概率大为增加，胎儿窘迫、胎粪吸入综合征、新生儿窒息及巨大儿等围产儿发病率及死亡率均明显增高。过期胎儿的围产期风险增加主要因为脐带压迫与羊水过少，初期表现为胎心增快或变异减速，最终可引起分娩期胎儿窘迫。

【临床表现及分类】

1. 过期妊娠分类 过期妊娠胎儿生长模式与胎盘功能有关，可分以下3种。

(1) 正常生长及巨大胎儿：胎盘功能正常者，能维持胎儿继续生长，约25%成为巨大胎儿，其中5.4%胎儿出生体重>4500g。

(2) 胎儿过熟综合征：过熟儿表现出过熟综合征的特征性外貌，与胎盘功能减退、胎盘血流灌注不足、胎儿缺氧及营养缺乏等有关。典型表现为皮肤干燥、松弛、起皱、脱皮，尤其以手心和脚心明显；身体瘦长、胎脂消失、皮下脂肪减少，表现为消耗状；头发浓密，指（趾）甲长；新生儿睁眼、异常警觉和焦虑，容貌似"小老人"。因为胎儿严重缺氧时引起迷走神经兴奋，使肠蠕动增加，肛门括约肌松弛至胎粪排于羊水中，胎儿皮肤、脐带、胎膜被黄绿色黏稠的羊水染成黄色或黄绿色，新生儿可出现吸入性肺炎，围生儿病死率增高。

(3) 胎儿生长受限：小样儿可与过期妊娠共存，后者进一步增加胎儿的危险性，约1/3过期妊娠死产儿为生长受限小样儿。

2. 过期妊娠的胎盘病理类型

(1) 胎盘功能正常：除重量略有增加外，胎盘外观和镜检均与足月妊娠胎盘相似，在分娩时，胎盘检查可见体积大于普通正常产妇，胎儿体重正常或巨大儿。

(2) 胎盘功能减退：胎盘老化，表面出现梗死及钙化灶，镜检见胎盘绒毛退行性变，绒毛内血管床减少、间质纤维化、胎盘小叶萎缩钙化，呈大量白色梗死区，母儿之间气体与营养物质交换能力下降，在分娩时胎盘检查可见胎盘厚度变薄、变轻，表面有硬、白色钙化点或片状钙化，胎儿呈过熟儿或小样儿。

3. 羊水 正常妊娠 38 周后，羊水量随妊娠推延逐渐减少。妊娠 42 周后，由于胎膜变性，分泌功能减低，羊水迅速减少，扩张子宫颈及清洁阴道的作用均降低，对分娩极为不利。约 30% 的孕妇羊水甚至减少至 300ml 以下。过期妊娠羊水粪染率明显增高，是足月妊娠的 2~3 倍，若同时伴有羊水过少，过期妊娠的羊水粪染率可达 71%，严重者可见羊水少且粪染黏稠。

【健康评估】

1. 母体评估

(1) 健康史：准确核实孕周，确定胎盘功能是否正常是关键。详细了解孕妇末次月经时间、准确推算预产期；询问月经史，注意有无月经周期过长、受孕时间推后而致孕期尚未真正过期；询问早孕反应出现时间及胎动出现时间，有助于进一步明确预产期是否准确。以下是核实孕周的六种方法。

① 以末次月经第 1 日计算。平时月经规则、周期为 28~30d 的孕妇停经 ≥42 周尚未分娩，可诊断为过期妊娠。若月经周期超过 30d，应酌情顺延预产期。

② 根据排卵日推算。月经不规则、哺乳期受孕或末次月经记不清楚的孕妇，可根据基础体温提示的排卵期推算预产期，若排卵后 ≥280d 仍未分娩者可诊断为过期妊娠。

③ 根据性生活日期推算预产期。

④ 根据辅助生殖技术（如人工授精、体外受精 – 胚胎移植术）的日期推算预产期。

⑤ 根据临床表现推算。早孕反应开始出现的时间、胎动开始出现的时间，以及孕早期妇科检查发现的子宫大小，均有助于推算孕周。

⑥ 根据超声检查确定孕周。妊娠 20 周内，超声检查对确定孕周有重要意义。妊娠 5~12 周以胎儿顶臀径推算孕周较准确，妊娠 12~20 周以胎儿双顶径、股骨长度、小脑横径推测孕周较好。另外还可以根据妊娠初期血、尿 hCG 检测阳性的时间推算孕周。

(2) 身心状况。

① 测量孕妇体重、宫高、腹围，评估子宫大小与孕周是否相符，胎儿宫内发育情况；进行全面的产科评估，包括骨盆各平面径线及软产道情况、胎儿大小，注意有无胎位异常、头盆不称，胎先露高低及下降情况，是否入盆等；评估胎动是否正常，孕妇有无合并症或并发症等。如妊娠确定已超过预产期 2 周，孕妇体重不再增加，反而减轻，检查发现胎头已经入盆，子宫颈已成熟，羊水量较少，子宫符合足月妊娠大小等，可考虑过期妊娠。

② 胎儿体重的计算：根据孕妇子宫底高度及腹围数值可简单估算胎儿大小，但差异性大，现在临床上大多采用胎儿体重超声预测方法，使用运算软件输入超声胎儿双顶径、

头围、腹围等数值计算。

③ 宫颈成熟度的评价：结合胎儿大小、宫内安危等，选择合适的分娩方式。临床对宫颈成熟度评价的主要方法是 Bishop 评分，通过行阴道检查，了解宫颈口的扩张情况、长度、软硬程度、位置及先露部的位置等指标，判断引产和加强宫缩的成功率。Bishop 评分满分为 13 分，≥10 分均能成功，7～9 分的成功率为 80%，4～6 分成功率为 50%，≤3 分多为失败。

④ 妊娠过期的孕妇多表现出焦急、恐慌、无助感，担心母儿安危，希望能尽快终止妊娠；也可见部分孕妇及家属不重视，未认识到过期妊娠对母儿的危害性。要认真评估孕妇的应对机制、心理承受能力和社会支持系统，针对孕妇及家属不同情况进行心理疏导和疾病宣教。

(3) 辅助检查

① 阴道细胞学检查：胎盘功能不良，阴道细胞呈现以表皮细胞为主，有大量中层细胞及舟状细胞完全消失的过期型。当出现内、外底层细胞时，更可提示严重胎盘功能不全。

② 实验室检查：血、尿常规检查，肝肾功能测定，血糖，出凝血时间，血小板计数等。

③ 孕妇尿雌三醇检查及雌激素/肌酐（E/C）值检查、血清游离雌三醇检查，有助于评判胎盘功能；E/C 值＞15 为正常值，E/C 值＜10 表明胎盘功能减退。

(4) 既往孕产史：询问既往孕产史、分娩史，有无过期妊娠的家族史。

2. 胎儿评估 过期妊娠的基本病理改变是胎盘功能减退，威胁胎儿的安全。由于胎盘功能减退，胎儿赖以生存的氧气和营养供应不足。一方面，胎儿的气体交换及生长发育发生障碍；另一方面，由于胎儿过熟，缺氧敏感度升高，因而容易发生胎儿窘迫。临产后，子宫收缩过强，进一步影响胎盘循环，使胎儿缺氧更严重。建议从以下几个方面评估胎儿的安危状况。

(1) 胎动情况：通过胎动自我监测，如胎动明显减少提示胎儿宫内缺氧。

(2) 听胎心：正常胎心为 120～160 次/分。当胎心＜120 次/分或＞160 次/分时，应持续监测胎心变化。当胎盘功能不良或子宫胎盘血流有障碍或胎儿脐带循环受阻时，可导致胎儿缺氧，出现胎心异常。

(3) 电子胎心监护：监护仪不仅可以连续记录胎心变化，还可以同时观察胎动、宫缩对胎心的影响。胎心电子监护可以监测胎心基线变化和周期性变化，并可通过无应激试验（NST）和催产素激惹试验（oxytocin challenge test, OCT）预测胎儿宫内储备能力。NST 是在无宫缩、无外界负荷刺激下，观察胎心基线的变异及胎动后胎心的情况。如 NST 为无反应型，需进一步做 OCT。若 OCT 阳性，提示胎盘功能减退；多次反复出现胎心减速，提示胎盘功能减退，胎儿宫内明显缺氧。

(4) 超声检查：通过超声测量胎儿双顶径、股骨长等可估计胎儿大小、头盆是否相称；探测胎头的位置、大小及形态，做出胎位和胎儿发育的诊断。观察胎动、胎儿肌张力、胎儿呼吸运动、羊水量、脐动脉血流S/D值,有助于判断胎儿安危状况。当S/D值持续低下,表明胎儿可能处于宫内缺氧状态。另外,超声还可了解胎盘功能分级等。

(5) 羊膜镜检查:观察羊水颜色,如羊水呈黄绿色、绿色提示胎儿宫内窘迫。若已破膜,可直接观察流出的羊水有无粪染。

【健康教育】

1. 一般护理 指导孕妇加强休息,取左侧卧位。过期妊娠未临产孕妇应适当增加活动,如散步、孕妇保健操等。根据宫内胎儿情况遵医嘱定时吸氧,以改善胎儿缺氧状态。

2. 饮食护理 饮食宜给予高热量、高蛋白质的饮食,多食新鲜蔬菜、水果。

3. 加强胎儿监护 孕晚期教会孕妇每日坚持固定时间数胎动,每次1h,每日3次。必要时每日进行胎儿电子监护,注意胎心及节律,发现异常应及时报告医生,并配合治疗。临产后连续监测胎心、胎动和宫缩,注意观察羊水性状,及早发现胎儿窘迫。

知识拓展

胎动计数方法

妊娠32周后每天计数胎动。计数胎动时,孕妇情绪平稳,环境安静。数胎动的时间相对固定。

孕妇在正餐后采取卧位或坐位计胎动次数。每日早、中、晚共3次,每次1h。将3次的胎动次数相加再乘以4,得出12h胎动计数。如果12h胎动次数>30次,说明胎儿状况良好;如为20~30次,注意第二天计胎动次数;如小于20次,应及时去医院就诊,进一步做胎心监护,观察胎儿是否有异常情况,在排除药物影响后,要考虑胎儿宫内缺氧。

---

4. 心理支持 向孕妇及家属讲解过期妊娠相关知识,引导孕妇及家属讲出其担忧的问题及心理感受,鼓励孕妇诉说自己的不适;了解其心理状态,解释终止妊娠的必要性、分娩方式、分娩过程及所采取的治疗处理方案,争取医患双方理解和相互支持配合;用语言或非语言的行为做好心理护理,减轻孕妇和家属的不安情绪。

5. 治疗原则 一旦确定过期妊娠,应尽快终止妊娠,降低围生儿死亡率。应根据胎盘功能、羊水情况、胎儿安危状况、胎儿大小、宫颈成熟度综合分析,选择适当的分娩方式,做好沟通并告知。

(1) 引产:对确诊过期妊娠而无胎儿窘迫、明显头盆不称等,可考虑引产。在宫颈不成熟情况下直接引产,阴道分娩失败率较高反而增加剖宫产率。可通过Bishop评分来评价宫颈成熟度。

① Bishop评分<7分者,引产前应促宫颈成熟。常用的方法有缩宫素、前列腺素阴道制剂、宫颈扩张球囊等。

② Bishop评分≥7分者,应予以引产。常用静脉滴注缩宫素,诱发宫缩直至临产。胎

头已衔接者，通常先人工破膜，1~2h后可静脉滴注缩宫素引产。人工破膜既可诱发内源性前列腺素的释放，增加引产效果，又可观察羊水性状，排除胎儿窘迫。引产过程中应严密监护胎心、宫缩及产程进展。

(2) 产程处理：医护人员应加强终止妊娠过程中的监护，确保母儿平安度过分娩期。进入产程后，鼓励产妇左侧卧位、给予吸氧。产程中给予连续胎心监测，严密观察胎心变化，注意羊水性状。必要时在产程中宫颈扩张1.5cm以上时，取胎儿头皮血测pH，及早发现胎儿窘迫。头皮血测pH常与胎儿监护仪联合使用，头皮血pH正常在7.25~7.35。如在7.20~7.24，提示胎儿可能轻度酸中毒；<7.20则胎儿可能发生严重酸中毒。过期妊娠时，常伴有胎儿窘迫、羊水粪染，分娩时提前做好新生儿复苏相应准备，新生儿科医生监产。第二产程中，如发现羊水量少而且混有胎粪，甚至呈糊状，应立即用胎头吸引术或产钳术结束分娩，以缩短第二产程。胎儿娩出后立即在直接喉镜指引下行气管插管吸出气管内容物，以减少胎粪吸入综合征的发生。

(3) 阴道分娩：全面检查产妇软产道有无裂伤血肿，必要时进行缝合止血。巨大儿娩出后可引发宫缩乏力、产后出血，医护人员应及时进行子宫按摩、使用缩宫素，加强子宫收缩，预防产后出血的发生。过熟儿颅骨不易变形，易致产妇难产、产道损伤、宫缩乏力、产后出血等，因此要及时对新生儿进行全面体查。若处理不当，可引起新生儿颅内出血、锁骨骨折等。

(4) 剖宫产：具有下列情况之一者，应考虑剖宫产终止妊娠：①出现胎盘功能不全或胎儿窘迫；胎儿储备力差，12h内胎动计数<10次或NST为无反应型；CST阳性或可疑阳性；持续低E/C值；羊水过少（羊水暗区<3cm）和（或）羊水粪染；无论宫颈条件成熟与否，均应尽快结束妊娠。②胎儿体重≥4000g或胎儿生长受限。③合并胎位异常。④有其他妊娠合并症及并发症。⑤产时胎儿窘迫，短时内不能经阴道结束分娩者。⑥引产失败者。

(5) 新生儿按高危儿处理：过期妊娠新生儿应转新生儿科进一步观察，预防和干预新生儿吸入性肺炎、新生儿缺血缺氧性脑病的发生。

(6) 产后胎儿附属物检查：胎儿娩出后，注意检查胎儿附属物情况，如胎盘钙化面积、胎膜脐带黄染情况。过期妊娠的胎盘多表现为梗死或钙化，羊膜肥厚且多与绒毛膜分离等。

6. 用药护理

(1) 缩宫素静脉滴注引产。

① 在应用子宫收缩药催产时，要认真观察宫缩，避免子宫强直性收缩或子宫破裂引起胎儿窘迫。要严格掌握缩宫素的剂量，根据产妇宫缩和胎心等胎儿宫内情况调整输液滴速。

② 滴注前行胎心监护20~30min，评估有无子宫收缩、胎心、孕妇生命体征，并记录。

③ 建立静脉通道，输注生理盐水注射液/乳酸钠林格注射液500ml设置起始滴速，一

般为 8 滴 / 分，对于宫缩不规律或经产妇进行催引产起始滴速可调整为 4 滴 / 分开始。然后在生理盐水注射液 / 乳酸钠林格注射液 500ml 中加入缩宫素 2.5U，将药液摇匀，再次确认滴速无误后，在输液袋上贴醒目标记贴纸。根据条件也可使用精密输液器或输液泵精确调控滴速。

④ 调节滴速。缩宫素个体敏感性差异极大，应从小剂量开始循序增量。根据宫缩、胎心情况，应用等差法，如宫缩不强，可逐渐加快滴速，从 8 滴 / 分调整至 16 滴 / 分，再增至 24 滴 / 分。每 15~30 分钟调整一次滴速，直至诱发有效宫缩，即 3 次 /10 分，每次宫缩持续 30~60s，伴有宫颈的缩短和宫口扩张。安全起见，也可从 8 滴 / 分开始，每次增加 4 滴，直至出现有效宫缩。最大滴速不得超 40 滴 / 分，即 13.2mU 次 / 分。如仍无宫缩，可根据医嘱适当增加浓度，酌情加缩宫素至 5U/500ml，滴速减半后再循序增加，直至宫缩发动，且持续有效。

⑤ 做好缩宫素静脉滴注的健康宣教，如注意勿随意调节滴速，如有便意感、强烈腹痛、呼吸困难等不适须及时告知医护人员等。

⑥ 在缩宫素静脉滴注观察记录单上记录日期、时间，注明静脉滴注缩宫素的剂量、滴速、目的（引产或加速产程），以及后继调整滴速和产妇胎儿监护情况。

⑦ 注意事项。医护人员专人监护，观察宫缩强度、频率、持续时间及胎心的变化，随时调节剂量、浓度、滴速，客观真实记录，调好规律宫缩后行胎心监护。警惕过敏反应。禁止肌内注射、皮下注射、穴位注射及鼻黏膜用药。避免宫缩过强、过密（持续超过 1min，间歇少于 2min）而发生子宫破裂或胎儿窘迫等严重并发症。如出现上述情况，要及时停用缩宫素或使用宫缩抑制剂，必要时立即做好剖宫产术前准备。缩宫素引产成功率与宫颈成熟度、孕周、胎先露高低有关。如连续使用 2d，仍无明显进展，应改用其他方法引产。

(2) 应用抗生素。如有羊水污染、胎膜早破者，应用抗生素，如青霉素、氨苄西林、头孢类等防治感染。使用时须详细了解过敏史，按医嘱做过敏试验，如过敏试验阴性者在用药过程中亦应注意观察，避免迟发性过敏反应。

7. 预防

(1) 定期产前检查。尤其在 36 周以后至少每周做一次产前检查。如果预产期超过 1 周仍无分娩征兆，应主动去医院检查，由医生根据胎儿大小、羊水多少、胎盘功能、胎儿成熟度，结合超声等再次核实孕周。孕妇在妊娠 41 周左右，医院一般会及时予以过期妊娠的预防和干预。目前，真正发生过期妊娠的产妇已经越来越少。

(2) 通过孕妇学校等多种形式宣传过期妊娠的相关知识和对母儿的影响。过期妊娠孕妇因胎儿窘迫、头盆不称、产程延长使剖宫产率增高；产后出血可导致产妇休克、感染等；胎盘的病理改变，易发生胎儿窘迫或胎儿巨大，造成难产；围产儿的病死率及新生儿窒息发生率明显增高。随着社会发展及妇幼安康工程的深入推进，定期产前检查得到普及，群众对于过期妊娠危害的认识更广泛。

(3) 妊娠 40 周以后胎盘功能逐渐下降，42 周以后明显下降，孕 43 周时围生儿死亡率是妊娠足月分娩者的3倍。因此，在核实孕周为妊娠41周以后，即应考虑终止妊娠。特别是初产妇，需尽量避免过期妊娠。

(4) 妊娠41周，如胎动明显减少，有阴道出血或阴道流液，出现头痛等不适症状，应及时就医。有胎盘功能减退、胎儿储备能力下降表现，应适当放宽剖宫产指征，避免发生足月胎死宫内的悲剧。

(5) 加强产前门诊管理，向超过预产期的孕妇进行相关知识的宣传指导，加强孕妇自我监测，随时做好住院治疗的准备。

8. 产后指导

(1) 注意卧床休息，保持室内环境空气清新，定时通风，避免直接对流风，温度适宜，帮助产妇迅速从分娩不适和疲劳中恢复。

(2) 加强产后营养，以高蛋白、高维生素均衡饮食为宜。适当增加鸡肉、猪肉、鱼肉、蛋及新鲜蔬菜、水果等摄入。

(3) 观察产后出血量及恶露情况。产后出血80%发生在产后2h内，过期妊娠常因巨大儿、产程延长等因素发生产后出血。产后要密切观察产妇的宫缩、阴道出血量、伤口及膀胱充盈等，定时测量产妇的血压、脉搏、体温、呼吸，通过使用子宫收缩剂、及时缝合软产道裂伤等，防范产后出血的发生。产褥期注意个人卫生，勤换内衣裤、卫生垫，注意观察恶露量、色、气味及产妇生命体征等，及时发现感染征象。

(4) 加强新生儿护理，指导母乳喂养。对于新生儿转入新生儿科母婴分离的产妇，指导进行乳房护理，教会挤奶手法等，随时向产妇及家属解答问题，告知新生儿健康情况，鼓励家属为产妇提供持续性心理支持。

(5) 教会患者与婴儿同步休息，保证足够的睡眠，适当活动，可循序渐进地进行产后体操锻炼。

(6) 对失去胎儿的产妇，做好人文关怀，心理安慰后再进行再孕指导宣教，避免再次发生过期妊娠。

（游红霞）

【自测题】

多项选择题

1. 下列可以核实孕周的方法是（　　）

A. 根据末次月经推算　　　　　　B. 根据排卵日推算

C. 根据性交日期推算　　　　　　D. 根据人工授精的日期推算

E. 根据早孕反应开始出现时间推算

2. 出现以下哪些情况，无论宫颈条件成熟与否，均应尽快结束妊娠（　　）

A. 12h内胎动计数<10次　　　　B. NST为无反应型

C. CST阳性或可疑阳性　　　　　D. 持续低E/C值

E. 羊水过少（羊水暗区<3cm）和（或）羊水粪染

3. 孕妇，38岁，孕3产2，孕40周，可通过以下哪些方面评估胎儿安危状况（ ）

A. 胎动情况　　　　　　　　　B. 胎心监护
C. 超声检查和监测　　　　　　D. 脐血流仪检查
E. 羊膜镜检查

4. 过期妊娠对母儿的影响包括（ ）

A. 宫缩乏力　　　　　　　　　B. 产后出血
C. 羊水过多　　　　　　　　　D. 胎儿窘迫
E. 锁骨骨折

5. 初孕，28岁，其第一胎曾过期妊娠。现孕41周，护士对其做的预防指导包括（ ）

A. 定期产前检查　　　　　　　B. 休息时多采取仰卧位
C. 保持心情愉快　　　　　　　D. 住院待产，终止妊娠
E. 评估胎儿宫内情况、宫颈成熟度、胎儿大小等，选择恰当的分娩方式

七、妊娠剧吐

学习目标

1. 掌握妊娠剧吐的健康教育内容。
2. 熟悉妊娠剧吐的健康评估。
3. 了解妊娠剧吐的高危因素及临床表现。
4. 能够对妊娠剧吐孕妇及家属进行健康教育。
5. 具有良好的同理心和沟通技巧。

情景案例导入

李女士，22岁，孕1产0，孕8周，频繁恶心呕吐2周，进食即吐。呕吐胃内容物偶有咖啡色，小便次数少，尿量明显减少，尿色偏深。

病史：平素月经规律，停经40多天出现恶心呕吐及尿hCG（+）。既往无胃炎、胃溃疡等病史。母亲和姐姐均有妊娠剧吐史。

查体：体温37.1℃，血压92/56mmHg，脉搏102次/分。身高160cm，体重42kg，较孕前减少3kg，口唇较为干裂。

请思考以下问题：

1. 通过病史的采集，李女士存在哪些异常表现？
2. 李女士需要哪些健康教育指导？

妊娠剧吐是妊娠期恶心呕吐的最严重阶段，表现为严重、持续的恶心、呕吐，并引起营养缺乏、脱水、电解质平衡失调，甚至酮症酸中毒，往往需要住院治疗，是孕期仅次于早产位居第二的住院原因。妊娠期恶心呕吐是孕早期的常见症状，单纯表现为恶心的发病率为50%~80%，恶心和呕吐同时出现的发病率为50%，仅25%无症状；这些症状多始于孕4周，孕9周时最为严重；60%的孕妇孕12周后症状自行缓解，91%的孕妇孕20周后缓解，仅约10%的孕妇在整个妊娠期持续恶心呕吐。有恶心呕吐的孕妇再次妊娠时恶心呕吐复发率为15.2%~81.0%，但通常只有0.3%~3.0%发展为妊娠剧吐。目前妊娠期恶心呕吐及妊娠剧吐尚无一个公认的定义，其诊断是基于典型临床表现却无法由其他疾病解释的排除性临床诊断。最常应用的妊娠剧吐诊断标准为孕期排除其他原因的持续性呕吐，通常把大量尿酮作为衡量机体能量缺乏的急性指标，其他指标包括体重减轻（减重数超过孕前体重5%以上）、电解质紊乱、甲状腺功能和肝功能异常等。2016年，英国皇家妇产科医师学院指南将仅在妊娠前3个月内出现、排除其他原因引起的恶心和呕吐诊断为妊娠期恶心呕吐，而妊娠剧吐为妊娠期恶心呕吐延长且伴有"三联征"：体质量减轻、脱水、电解质失衡。诊断时需特别注意孕妇恶心呕吐出现的时间及变化规律，几乎所有受影响孕妇均于妊娠9周前出现恶心、呕吐症状，对于孕9周后才首次出现症状者鉴别诊断更为重要。

【病因】

目前关于妊娠剧吐病因的基础理论繁多，包括激素刺激理论、进化适应理论和心理素质理论等，但具体发病原因尚未明确。可能相关的激素主要包括hCG和雌激素。研究表明，以下高危因素与妊娠剧吐密切相关。

(1) 胎盘质量增大，如葡萄胎或多胎妊娠。

(2) 内科疾病，如甲状腺功能亢进、哮喘、孕前糖尿病、幽门螺杆菌感染、胃肠道疾病，既往有妊娠剧吐史、晕动症或偏头痛史等。

(3) 家族史（遗传学），具有家族群聚性，妊娠剧吐者的女性后代和姐妹患妊娠剧吐的概率更大，而且胎儿性别为女孩的孕妇患妊娠剧吐的可能性更大。

(4) 精神过度紧张、焦虑、忧虑，常因噪音而睡眠不佳。

(5) 年轻初次怀孕，生活环境或经济状况较差。

【对母儿的影响】

1. 对母体的影响

(1) 妊娠剧吐导致孕妇死亡的概率很低，但显著增加Wernicke脑病、脾破裂、食管破裂、气胸及急性肾小管坏死等严重并发症的发病率。

(2) 除增加孕妇住院率、影响孕妇生活质量、增加医疗花费外，还会导致孕妇产生严重心理疾病，如抑郁、焦虑，最终决定终止妊娠。

(3) 可导致孕妇维生素K缺乏、血浆蛋白及纤维蛋白原减少，使出血倾向增加，易并发鼻出血、骨膜下出血，甚至视网膜出血等。

(4) 孕早期妊娠剧吐者发生先兆子痫的风险轻微升高,孕中期(12～21周)发生妊娠剧吐者的风险是孕37周前发生先兆子痫的2倍。

(5) 超过70%妊娠剧吐者出现高甲状腺素血症或妊娠期一过性甲状腺毒症,可能在妊娠20周内自愈。

(6) 经治疗后,绝大部分孕妇病情好转可继续妊娠,但若危及孕妇生命时需考虑终止妊娠,如体温持续高于38℃,卧床休息时心率>120次/分,持续性黄疸或蛋白尿,出现多发性神经炎及神经性体征,有颅内或眼底出血经治疗不好转,出现Wernicke脑病等。在考虑终止妊娠之前,应进行全面管理,细致评估孕妇是否已得到充分治疗,包括镇吐、糖皮质激素治疗、营养支持,以及多学科环境下的精神和心理支持等,多学科会诊共同制订治疗方案。

2. 对胎儿的影响 妊娠剧吐对胎儿长期预后影响的数据有限,有待进一步研究。一般认为,对胚胎和胎儿的影响取决于恶心呕吐的严重程度。轻度或中度妊娠期恶心呕吐对妊娠结局几乎没有影响,重度时可能对胎儿产生影响,增加小胎龄儿、低出生体重儿及早产儿的发病率,但并不增加胎儿和新生儿的病死率。尽管妊娠剧吐对产妇及其子代的长期影响尚不清楚,但有必要向孕妇及家属说明,妊娠期恶心呕吐,甚至妊娠剧吐孕妇的妊娠结局通常较好。

【临床表现及分类】

1. 临床表现 大多数妊娠剧吐发生于孕9周之前,典型表现为停经6周左右出现恶心、流涎和呕吐,初以晨间为重,随妊娠进展逐渐加重,至妊娠8周左右发展为频繁呕吐且不局限于晨间。由于不能进食导致孕妇脱水、电解质紊乱及体重下降,体重下降幅度甚至超过发病前的5%;营养摄入不足可致负氮平衡,使血浆尿素氮及尿素增高;饥饿情况下,机体动用脂肪供能,使脂肪代谢中间产物酮体增多而出现代谢性酸中毒。孕妇明显消瘦,极度疲乏,口唇干裂,皮肤干燥,眼球凹陷,尿量减少;体温轻度升高,脉搏增快,血压下降,尿比重增加,尿酮体阳性。肝、肾功能受损时可出现黄疸,血胆红素、转氨酶、肌酐和尿素氮升高,尿中出现蛋白和管型。严重者可因维生素B_1缺乏引发Wernicke脑病,因维生素K缺乏导致视网膜出血。极为严重者出现嗜睡、意识模糊、谵妄,甚至昏迷、死亡。

知识拓展

Wernicke脑病

约10%的妊娠剧吐孕妇并发Wernicke脑病,一般在妊娠剧吐持续3周后发病,为严重呕吐引起维生素B_1严重缺乏所致,主要特征为眼肌麻痹、躯干共济失调和遗忘性精神症状。临床表现为眼球震颤、视力障碍、步态和站立姿势受影响,个别可发生木僵或昏迷,严重时可导致母体死亡或永久性神经功能障碍。孕妇经治疗后病死率高达10%～20%,未治疗者的死亡率高达50%。

维生素 B_1 主要来源于摄入的碳水化合物，健康成年人每日消耗 30～50mg。当营养不良状况持续超过 3～4 周时便可耗尽体内储存的维生素 B_1。维生素 B_1 缺乏会影响三羧酸循环和磷酸戊糖途径的效率，引起脑组织酸中毒和细胞毒性水肿，诱导血-脑屏障功能异常，导致血管源性水肿。

2. 分类 妊娠期恶心呕吐（nausea and vomiting of pregnancy, NVP）的严重程度可用相关评分量表进行评分及分度。Attard 等通过评估每天恶心呕吐的持续时间（轻度孕妇不超过 1h，重度孕妇多于 6h）和发生次数（轻、中度孕妇最多 2 次，严重病例大于 5 次），将妊娠期恶心呕吐分为不同严重等级，但没有将上述指标与生活质量指标进行比较。目前，改良版妊娠期恶心呕吐专用量化表（pregnancy unique quantification of emesis, PUQE）（表1-11）评分法是较广泛使用的评价妊娠期恶心呕吐严重性分类的一个客观有效指标，对孕早期恶心呕吐的严重程度进行独特的风险量化评估。该评估系统是对孕妇 24h 内的恶心呕吐情况进行评估，加拿大及英国指南均强调可应用 PUQE 评分法将妊娠期恶心呕吐分为轻、中、重度，并用于疾病的监测及治疗。但美国指南认为此类评分分类系统意义有限，与评分分级相比，孕妇本人对恶心呕吐严重性的自我评估、对治疗的要求，以及药物对胎儿的潜在影响等均更可能制约临床治疗。中国指南中未提及相关的评分及分级标准。

【健康评估】

1. 母体评估

(1) 健康史：详细询问孕妇有无不洁食物接触史，特别询问是否伴有上腹部疼痛及呕血。排除可能导致恶心呕吐的其他疾病，如胃肠道疾病（胃肠炎、消化性溃疡、肠梗阻、胰腺炎、肝炎、胆囊炎、胆道蛔虫、阑尾炎）、泌尿生殖系统疾病（肾盂肾炎、尿毒症、肾结石、卵巢蒂扭转、子宫肌瘤变性）、代谢性疾病（糖尿病酮症酸中毒、甲状腺功能亢进、甲状旁腺功能亢进）、神经系统疾病（假性脑瘤、前庭病变）、妊娠相关疾病（孕期急

表1-11 改良版妊娠期恶心呕吐（NVP）专用量化表

从孕早期开始圈出以下最符合你情况的答案				
1. 平均每天有多长时间感到恶心呕吐？（　　分）				
从不（1）	≤1h（2）	2～3h（3）	4～6h（4）	>6h（5）
2. 一般而言，每天会呕吐几次？（　　分）				
从不呕吐（1）	1～2次（2）	3～4次（3）	5～6次（4）	≥7次（5）
3. 一般而言，每天会干呕几次？（　　分）				
从不（1）	1～2次（2）	3～4次（3）	5～6次（4）	≥7次（5）
总分（将各项分数相加）：轻度，NVP≤6分；中度，NVP 7～12分；重度，NVP≥13分				

性脂肪肝、先兆子痫）、其他（药物中毒、过敏反应、精神因素）或孕前疾病（糖尿病酮症、Addison 病）。极少数的妊娠剧吐可能与激素受体作用紊乱导致的孟德尔疾病和线粒体疾病等有关。还应仔细了解孕妇此次妊娠经过、出现恶心呕吐的时间及程度。恶心呕吐起始时间对于鉴别诊断具有重要的参考价值，如初次恶心呕吐发生于孕 9 周后，鉴别诊断时要谨慎考虑其他的情况。

(2) 身心状况：孕妇体重明显下降，下降幅度甚至超过发病前体重的 5%，出现明显消瘦、极度疲乏、口唇干裂、皮肤干燥、眼球凹陷及尿量减少等症状。要注意监测孕妇体温、脉搏、血压、尿色、尿量、呕吐物的量、呕吐次数，记录 24h 出入水量。观察呕吐物中有无胆汁和咖啡色物，巩膜是否黄染，皮肤是否发黄、粗糙、瘙痒，观察皮肤黏膜是否有出血点、淤血、瘀斑及发绀，皮肤破损及鼻出血凝血时间是否延长。

孕妇恶心呕吐的轻重和病程的长短与孕妇自身的性格特点、心理状态、对疾病的认识及社会支持系统有关。有些孕妇及其家属误认为妊娠剧吐是正常的生理性早孕反应而没有给予足够的重视，延误了治疗；有些孕妇因为严重恶心呕吐不适、病情反复而产生焦虑、抑郁等负性情绪，甚至因严重心理疾病最终选择终止妊娠；有些孕妇因为缺乏生育与妊娠过程的认知及应对妊娠剧吐的措施，易产生害怕、担忧、恐惧等心理而终日心神不宁；抑郁、躯体症状和疑病症等亚病病状态还可引起孕妇可逆性的妊娠期恶心呕吐。建议患有妊娠剧吐的女性应在第 1 次症状出现时进行心理健康筛查，并应按提示重复检查，特别是在症状严重和持续时间长的情况下。

(3) 辅助检查：妊娠剧吐孕妇必须进行超声检查，大多数妊娠期恶心呕吐孕妇不需要实验室指标来评价，病情严重或持续较长时间者，实验室检查可用以鉴别诊断，评估其严重程度。常见的检验异常包括肝转氨酶升高（通常低于 300U/L）、血清胆红素上升（不超过 4mg/dl），血清淀粉酶或脂肪酶浓度上升（是正常值的 5 倍）。①尿液检查：饥饿状态下机体动员脂肪组织供给能量，使脂肪代谢的中间产物酮体聚积，尿酮体检测阳性，尿比重升高，还需注意有无蛋白尿及管型尿，行中段尿细菌培养以排除泌尿系统感染。分析发现，酮尿与妊娠剧吐的发生、严重程度并无相关性。②血常规：恶心呕吐导致机体脱水，严重时出现血液浓缩，致血红蛋白水平升高，可达 150g/L 以上，红细胞比容达 45% 以上。③生化指标：血清钾、钠、氯水平降低，呈代谢性低氯性碱中毒，67% 的妊娠剧吐孕妇肝酶水平升高，但通常不超过正常上限值的 4 倍或 300U/L；血清胆红素水平升高，但不超过 4mg/dl；血浆淀粉酶和脂肪酶水平升高可达正常值的 5 倍；若肾功能不全则出现尿素氮、肌酐水平升高。④动脉血气分析：二氧化碳结合力下降至＜22mmol/L。⑤眼底检查：呕吐严重者可出现视神经炎及视网膜出血。

2. 胎儿评估 妊娠期轻度或中度呕吐对妊娠结局几乎没有影响，重度呕吐孕妇对胎儿最常见的影响是低出生体重儿，因此，孕期应重点评估胎儿的生长发育情况。死产或新生儿死亡，先天异常和低出生体重是决定终止妊娠的原因或不良妊娠结果。建议对症状持续到妊娠中晚期的妊娠剧吐孕妇，及时评估胎儿生长发育状况，并建议对尝试所有治疗措施后仍具有妊娠高风险因素的孕妇终止妊娠。妊娠剧吐还可能与后代出现自闭症、抑郁焦虑、双相情感障碍有关，但用于治疗的药物不会增加此类风险。目前关于妊娠剧吐对胎儿长期预后影响的数据有限，有待大量研究明确。

【健康教育】

1. 营养摄入

(1) 总体原则：孕早期胎儿生长相对缓慢，对能量和各种营养素的需要量无明显增加，维持孕前平衡膳食即可满足胎儿生长发育要求。孕吐较明显或食欲不佳者不必过分强调平衡膳食，不要强迫进食，鼓励少量多餐，避免饱腹感和过长时间空腹。

(2) 饮食要求：重症孕妇一般禁食2~3d，能进食后尽量根据个人的饮食嗜好和口味选择食物，先从少量、稀软、单一的食物开始，如粥类、面条等，循序渐进，随着病情改善，逐渐过渡到正常饮食。若呕吐，可稍停片刻再进食。食品选择无绝对限制，只要对妊娠是安全无影响的，可以"想吃啥吃啥"。进餐时间和地点可灵活安排。每次进餐后，可维持坐位，不要立即躺卧。进食前后和呕吐后要及时漱口，注意口腔卫生，增强食欲。恶心呕吐时嘱孕妇深呼吸、做吞咽动作。呕吐结束半小时可饮少量温水，再喝几口粥或食用苏打饼干等碱性食品。

(3) 饮食选择：①饮食以清淡可口、营养丰富、易消化为主，进食高蛋白食物与进食糖类或脂肪类食物相比，更有助于减轻孕早期的恶心呕吐症状。生姜有镇吐作用，温中和胃，无任何毒副作用，是治疗妊娠期恶心呕吐的有效非药物治疗方法，推荐剂量为每天4次，每次250mg，餐前服用生姜汁能减轻孕妇服药的心理负担，易被接受。②避免辛辣、油炸、甜腻的食物，避免接触容易诱发呕吐的气味、食品或添加剂，避免早晨空腹，晨起时可食用少量清淡、干燥的高蛋白食物等。③为保证胎儿脑组织对葡萄糖的需要，预防酮症酸中毒对胎儿神经系统的损害，孕妇每天应当摄取至少130g碳水化合物。首选富含碳水化合物、易消化的谷类食物，如米、面、烤面包、烤馒头片、饼干等；各种糕点、薯类、根茎类蔬菜，一些水果中也含有较多碳水化合物，可根据孕妇口味选用；食用糖、蜂蜜的主要成分为简单碳水化合物，易于吸收，进食少或孕吐严重时食用，可迅速补充身体需要的碳水化合物。可提供130g碳水化合物的食物包括约200g全麦粉、170~180g精制小麦粉或大米，大米50g、小麦精粉50g、鲜玉米100g、薯类150g的食物组合。④适当增加富含维生素B_1、维生素B_6的食物：蔬菜（芹菜叶、菠菜、西红柿）、肉类（动物的肝脏、鱼肉）、主食（全麦面粉、燕麦、大麦、小米等）、豆类（红小豆、芸豆、绿豆等）、水果（橘子、香蕉、猕猴桃等）。⑤孕妇易出现低钾血症致胃肠蠕动减弱，引发便秘，增加膳食纤维和水是妊娠期便秘的首选治疗，还可补充一些富含钾及有润肠功能的食物，如香蕉、蜂蜜等。对于难治性病例，偶尔使用镁盐或乳果糖被认为是适宜的。

(4) 预防高钾血症：由于呕吐加剧，长期摄入不足，严重时肾功能受损，可导致代谢性酸中毒，细胞内钾离子大量向细胞外转移，出现高钾血症。应从以下几方面做好预防：①减少摄取高钾的食物，包括生菜、水果、肉汤、菜汤、火锅汤、中草药汤、饮料、半熟的食物、鸡精等。②避免热量不足或长久饥饿。③纠正代谢性酸血症。④避免服用会增高血钾的降血压药物。⑤选择低钾水果，如西瓜、凤梨、山竹、水蜜桃、芒果等，不建议吃杨桃。⑥做好病情观察，如出现虚弱、乏力、肢体湿冷、感情淡漠、心慌及心悸等症状，及时查血钾及心电图，如有异常积极诊治。

2. 病情观察 应注意观察孕妇呕吐频率、呕吐量、呕吐物性状、进食情况、尿量，以及精神状况、意识状态等，每日尿量至少应达到1000ml。一般经上述治疗2~3日后，孕妇的病情多迅速好转。呕吐停止后，可以鼓励孕妇进食，若进食量不足还应适当补液。若孕妇的病情经上述治疗后仍不见好转，体温升高达38℃以上，心率每分钟超过120次，出现持续黄疸或持续蛋白尿时，应及时报告医生，考虑终止妊娠。

3. 运动指导 孕妇无须整日卧床休息，应根据孕妇的生命体征、自我感觉和个体差异进行指导，制订每天适量的活动计划，如散步、瑜伽、孕妇操等，以伸展肢体、舒缓情绪、增进食欲。长时间静脉补液孕妇，提供可移动输液架方便活动。活动前后及时评估孕妇有无头晕、心慌等不适，活动后如有头晕，应立即蹲下或坐下，以防摔伤。教会孕妇自测脉搏，如活动后脉搏>100次/分，应停止活动，立即休息。鼓励孕妇进行适宜的生活方式改变，包括改变工作模式、锻炼方式等，以减轻恶心呕吐带来的疲乏。

4. 环境与支持

(1) 调节环境：维持环境清洁、整齐、安静、舒适，有充足的自然光照，调整病室的温度为18~22℃，湿度为55%~65%，墙壁颜色柔和，可张贴可爱的幼儿画像，改善孕妇的心情。呕吐后及时清理呕吐物，及被呕吐物污染的衣服和床单，通风换气消除异味。避免可能引发症状的感官刺激，如气味、高温、潮湿、噪音、闪光灯等。对于夜晚睡眠差者，睡前可关闭门窗减少噪音干扰，并尽量减少白天睡眠的次数与时间。

(2) 音乐舒缓：根据孕妇对音乐的不同喜好，播放古典或柔和轻松的音乐，促进生理活动的协调，使交感神经系统活动减少、副交感神经活动增多，从而改善其焦虑、抑郁的心理，分散其注意力，忘却早孕反应带来的不适。

(3) 促进睡眠：良好的睡眠有利于减轻恶心呕吐，促进疾病康复。可在睡前半小时喝牛奶、热水泡脚，限制夜间饮水量，避免睡前饮用茶、咖啡等可致神经兴奋的饮品等。

(4) 非药物疗法：①刺激孕妇嗅觉可调节呕吐情况，选择柚子皮、柠檬皮、橘子皮、橙子皮放在鼻部，以水果皮的清香来消除食物的异味，增进孕妇食欲。②催眠术、正念冥想认知疗法对于消除恶心呕吐症状有一定效果，可能与其诱导深度放松、进而降低交感神经系统兴奋性，以及对"症状消除"的催眠暗示产生反应有关。指导孕妇先收缩肌肉，再依次放松全身各肌肉，如手指、手掌、前臂、肩部等，调整呼吸以增强肌肉松弛效果，改善不良心境，减轻紧张和焦虑，促进休息和睡眠。

(5) 怀孕日记：指导孕妇每日写下"怀孕日记"，列出怀孕日记格式和需记录的内容，包括孕妇的一般生理状况、饮食情况、检查结果、呕吐情况和日常活动。医护人员记录孕妇一般生理状况和检查结果，一般状况包括血压、体温、体重、脉搏、24h总尿量和每周体重（孕妇晨起便后测量），检查结果包括孕妇每次检查项目、检查时间，以及相对应的检查结果。孕妇及家属记录孕妇饮食、活动及呕吐情况，饮食包括三餐食物总量、种类，以及每日饮水量,日常活动包括孕妇每日活动时间、活动内容和活动量,呕吐情况包括孕妇每日呕吐物性状和呕吐次数。强调坚持填写的好处,指导孕妇重点记录每日活动及感受,包括所闻所见所想;建议孕妇以新生儿母亲的口吻记录妊娠期间发生的愉快事情,对生活中欣赏、感恩、开心、自信等主题事件进行记录。待孕妇妊娠剧吐症状逐渐改善后,可在其日记本上贴上小红花鼓励孕妇继续保持;若孕妇症状没有改善,在其日记本上贴上加油等图片鼓励孕妇,并及时进行相应护理。通过记"怀孕日记",促使孕妇优先关注、体验各种正性刺激,并感受到医护人员对她的支持与关心,能有效缓解负面情绪,促进心理健康;每日适当运动能提高孕妇生活质量,以积极态度配合护理;记录过程中将每日收获到的有用信息进行理解、消化,帮助孕妇重新树立信心,增进其自我管理能力,提高保健意识,从而改善临床症状,减少妊娠剧吐次数,保障母婴平安,提高社会支持水平。

(6) 社会支持:家属要亲切、热情面对孕妇,对其不适表示理解和同情,可以通过聊天等方式转移注意力,耐心倾听孕妇的倾诉,交谈中语气要轻柔,让她有被关心和尊重感。丈夫要主动关心和陪伴孕妇,以"爸爸"的身份与胎儿说话,以激发孕妇母爱,更快适应母亲角色。可让有妊娠经验的家属、朋友一同交流怀孕心得,给予孕妇鼓励,鼓励孕妇参与孕期保健课程,了解胎儿发育历程,观看胎儿不同发展阶段的图片或视频资料,激发母爱天性,增强信心,既可以减轻不适感,还有助于克服各种困难,从而建立良好的社会支持系统。

5. 用药指导 药物治疗妊娠期恶心呕吐的有效性较为明确。鉴于药物对母胎的潜在风险,使用前应仔细评估药物的潜在风险和益处。建议孕妇在怀孕期间停止服用铁剂或含铁维生素,换以叶酸或含铁量低的儿童或成人维生素。如果在身体状况及营养状况良好的情况下,多种维生素导致了恶心呕吐,则暂停服用,但应保证2种重要的微量元素碘(150μg/d)和叶酸(400μg/d)的摄入。

(1) 镇吐治疗:由于妊娠剧吐发生于孕早期,正值胎儿最易致畸的敏感时期,因而镇吐药物的安全性备受关注。

① 单用维生素B_6或维生素B_6联合多西拉敏治疗:一线药物治疗,安全有效。维生素B_6对于轻度和重度恶心呕吐均有改善作用;多西拉敏和维生素B_6联合用药,可有效减少恶心呕吐的频次及因妊娠剧吐而住院的次数,比单用维生素B_6更有效,且不增加母体不良反应。尽管大量流行病学研究表明,上述联合用药方案具有胎儿安全性,并无明确的致畸性,但考虑到其可能与出生缺陷相关,目前多个国家未批准多西拉敏的孕期应用,仅美国食品药品管理局批准临床应用。

② 多巴胺拮抗药(甲氧氯普胺和吩噻嗪类药物):甲氧氯普胺和各种吩噻嗪类药物(如异丙嗪、丙氯拉嗪和氯丙嗪)等通过口服、直肠、肌内注射或静脉滴注等途径给药,可有效缓解恶心呕吐症状,两者24h内改善效果相似,但甲氧氯普胺出现嗜睡、头晕和肌张力障碍等不良反应的概率更小,且并不增加出生缺陷(包括神经管畸形、大血管转位、室间隔缺损、房间隔缺损、法洛四联症、主动脉缩窄、唇裂、腭裂、肛门闭锁或狭窄、肢体短小),以及早产、死产等风险。吩噻嗪类药物安全有效,孕早期应用异丙嗪不会增加出生

缺陷的发生率，但孕晚期持续使用可能会导致新生儿戒断效应和锥体外系反应。

③ 抗组胺类（苯海拉明）：临床多用于治疗妊娠期恶心呕吐，安全有效，常见不良反应包括镇静、嗜睡、口干、头晕、便秘等，与胎儿结构异常没有明显关系。

④ 5-羟色胺3型受体拮抗药（5-HT3拮抗药，如昂丹司琼）：该类药物的安全性或有效性的证据是有限的，需谨慎评估其母体并发症和胎儿的致畸性。昂丹司琼与甲氧氯普胺在减轻恶心和呕吐方面效果相似，但使用昂丹司琼时嗜睡、口干和24h持续性酮尿的发生率较低，常见不良反应包括头痛、疲劳和便秘等。该类药物不增加自然流产、胎死宫内、新生儿出生缺陷、早产、新生儿低出生体质量及小于胎龄儿的发生风险，权衡利弊后可使用。昂丹司琼有增加孕妇心脏Q-T间期延长、引发尖端扭转型室性心动过速的潜在风险，单次使用剂量不应超过16mg，最好在其他镇吐药物治疗失败后作为二线治疗药物，且推荐妊娠3个月后再使用；在孕10周前使用应个体化权衡利弊，并向孕妇解释相关潜在风险。有Q-T间期延长的家族史或个人病史、心力衰竭、低钾血症、低镁血症或同时使用导致Q-T间期延长的药物时，使用该类药物应监测电解质及心电图。与昂丹司琼有配伍禁忌的药物主要包括抗组胺药、镇痛药和镇静药、利尿药、抗胆碱能类药、抗心律失常药、抗精神病药物、三环和四环抗抑郁药、大环内酯类抗生素、曲唑酮、氟西汀、抗疟药、甲硝唑、人类免疫缺陷病毒（human immunodeficiency virus, HIV）蛋白酶抑制剂等。

⑤ 糖皮质激素：甲泼尼龙治疗重度妊娠期恶心呕吐或妊娠剧吐可能有效，能降低再住院率，但不缩短住院时间。孕早期应用甲泼尼龙和胎儿唇腭裂有相关性，尽管它的致畸性很弱，对暴露的孕妇胎儿的致畸率可能不超过1‰～2‰。然而，考虑到可能的潜在风险，应避免在孕3个月前作为一线用药，限制应用于难治性病例，建议作为标准治疗失败的顽固性恶心呕吐治疗的最后方案。若治疗3天内孕妇无好转，则停止治疗；若症状好转，则在2周内逐渐减至最小剂量；对于反复呕吐孕妇，把最小剂量改为有效剂量继续治疗6周。为了避免严重的母体不良反应，除此次疗程外，不应继续应用糖皮质激素治疗妊娠剧吐。

⑥ 经过标准的治疗仍存在持久妊娠剧吐的孕妇，应该考虑胃溃疡的发生，可考虑检测有无幽门螺杆菌感染，诊断为胃-食管反流性疾病、食管炎及胃炎的孕妇，妊娠期使用组胺H_2受体拮抗药或PPI抑制药是安全有效的。

(2) 肠内或肠外营养：①不能耐受长时间口服补液或出现临床脱水体征的孕妇应予以静脉补液，纠正脱水及电解质紊乱，尤其注意纠正酮症和维生素缺乏。长期呕吐的孕妇，每天静脉滴注葡萄糖液、葡萄糖盐水、生理盐水及平衡液共3000ml左右，加入维生素B_6 100mg、维生素B_1 100mg、维生素C 2～3g，补钾3～4g/d，严重低钾血症时可6～8g/d，连续输液至少3d（视呕吐缓解程度和进食情况而定），监测24h出入量，维持尿量≥1000ml/d。为了预防Wernicke脑病，应当在补充葡萄糖前先补充维生素B_1，还可以按照葡萄糖4～5g+胰岛素1U + 10% KCl 1.0～1.5g配成极化液补充能量。补钾需特别注意观察尿量，原则上每500ml尿量补钾1g较为安全，同时监测血清钾水平和心电图，酌情调整剂量。还应根据血二氧化碳水平适当补充碳酸氢钠或乳酸钠溶液以纠正代谢性酸中毒，常用量为每次125～250ml。②对药物治疗不敏感且不能维持自身体重的重度恶心呕吐孕妇，肠内营养（鼻胃或鼻十二指肠）应作为一线治疗来提供营养支持。③完全肠外营养具有危及生命的潜在风险，其并发症发生率为50%～66.4%，轻者可能出现疼痛和浅表血栓性静脉炎，严重者可并发脓毒血症和血栓栓塞性疾病，因此，外周置入中心静脉导管不推荐妊娠剧吐孕妇常规使用，仅在肠内营养不能进行时才作为最后考虑方案。

(3) 中医疗法：①中药内治。中医药学把个体化治疗作为最优方案，兼顾孕妇特殊生理状态与病情辨证施治，主要分为胃虚、肝热、痰滞、气阴两虚证型，治疗原则为理气和胃，降逆止呕。②中医外治。通过针刺、按压等方式刺激穴位，调节人体的气血功能。中脘属胃之募穴，针刺该穴具有健脾和胃，促进胃肠蠕动、排空之效；内关合于胃、心、胸，可平降上逆之气，是止呕要穴；针刺足三里可健脾、理气，故在治疗中主穴多选用中脘、内关、足三里等。穴位按压或贴敷，耳穴贴压，维生素B_6或维生素B_1穴位封闭注射，温和灸内关和足三里，中脘拔火罐，梅花针叩刺等，均可有效减轻孕妇的恶心呕吐、改善干呕的严重程度，且安全性高，能有效缓解孕妇焦虑、压力状态。

6. 孕妇系统管理 重视孕前指导，做到"预防为主，防治结合"，提高对孕期保健的重视程度，规范孕期指导。①孕期应尽早建立孕期围产保健卡，实行保健保障制度，使早孕检查率及疾病早诊早治率提高，妊娠剧吐孕妇应获取多学科专业人员的支持，有效防止早期孕妇死亡。②应将门诊作为第一道防线，但需根据孕妇病情严重程度、资源可用性及偏好选择门诊治疗或住院治疗。PUQE-24评分<13分的孕妇可进行门诊管理，在门诊管理期间需定期检查，至少每周或每2周1次。提供门诊服务而不强制要求所有妊娠剧吐孕妇入院，有助于减少对孕妇及其家庭的干扰。③建议妊娠剧吐及PUQE-24评分≥13分的孕妇，若存在严重电解质紊乱、1型糖尿病、其他高危疾病、需要持续口服药物治疗（如严重癫痫、移植受者）、门诊治疗无效的情况，应进行住院管理。不仅要保证胎儿发育必需的营养，避免孕妇产生不必要的代谢负担，还要特别关注孕妇某些心理健康问题，促进生活质量的提升。④能够耐受适当的经口进食（或直肠药物治疗可用时）且并发症管理良好的情况下，孕妇可以出院。应指导孕妇在出院后实施个人管理计划，并告知既往妊娠剧吐孕妇在未来妊娠时有妊娠剧吐重现的风险，以利于下次妊娠及早做好预防管理。

7. 预防 妊娠期恶心呕吐治疗始于预防。目前妊娠期恶心呕吐及妊娠剧吐的病因尚不明确，难以做到一级预防。尽早诊断，尽早治疗，可防止妊娠期恶心呕吐进展为妊娠剧吐，预防更严重并发症的发生，并减少住院率。怀孕前1~3个月服用维生素、微量元素及叶酸，能降低妊娠期恶心呕吐的发生率及严重程度，可能与孕妇营养状况普遍优化或维生素B_6水平的升高会减少孕妇恶心呕吐有关。存在妊娠期恶心呕吐高风险或妊娠剧吐的女性再次妊娠时，在恶心呕吐症状出现前即开始进行维生素B_6联合多西拉敏治疗，与在症状出现后才开始治疗相比，妊娠期恶心呕吐的严重程度有所减轻。

（王慧媛　翟巾帼）

【自测题】

单项选择题

1. 下列哪项不是妊娠剧吐的临床表现（　　）

A. 择食、食欲缺乏　　　　　　B. 恶心呕吐频繁

C. 呕吐物中有胆汁或咖啡渣样物　　D. 脉搏增快

E. 体温升高

2. 妊娠剧吐最初禁食至少（　　）

A. 6h　　　　　　　　　　　　B. 48h

C. 12h　　　　　　　　　　　 D. 24h

E. 96h

3. 关于妊娠剧吐，下列哪项描述正确（　　）

A. 临床表现的程度与血 hCG 水平有正相关关系

B. 目前病因尚不明确

C. 精神过度紧张、焦虑的孕妇发病率高

D. 经济状况较差的孕妇发病率相对较高

E. 以上都正确

4. 妊娠剧吐多发生在（　　）

A. 妊娠 6~12 周　　　　　　　B. 妊娠 12~14 周

C. 妊娠 8~10 周　　　　　　　D. 妊娠 14~16 周

E. 妊娠 4 周

5. 妊娠剧吐孕妇每日静脉补液量（　　）

A. 2000ml　　　　　　　　　　B. 2500ml

C. 3000ml　　　　　　　　　　D. 3500ml

E. 1500ml

第 2 章 妊娠期合并症的健康教育

一、妊娠合并心脏病

学习目标

1. 掌握妊娠合并心脏病的健康教育内容。
2. 熟悉妊娠合并心脏病的健康评估。
3. 了解妊娠合并心脏病的临床表现、心功能分级与评估。
4. 能够对妊娠合并心脏病孕妇及家属进行健康教育。

情景案例导入

李女士，29岁，初产妇，孕 34^{+2} 周，2d 前出现胸闷、气促，夜间出现阵发性呼吸困难，不能平卧。

病史：平素月经规律，孕期产检发现轻度二尖瓣狭窄。

查体：心率 122 次/分，呼吸 24 次/分，听诊肺底部有持续性湿啰音。

辅助检查：心脏彩超显示轻度二尖瓣狭窄，心电图显示窦性心动过速。

请思考以下问题：

1. 李女士最有可能发生了什么情况？
2. 为避免发生上述情况，应如何对这类孕妇进行健康教育？

妊娠合并心脏病是指在妊娠前已患或妊娠后发现的心脏病，在我国发病率为 0.5%～3.0%，是导致孕产妇死亡的主要原因之一。孕产妇妊娠、分娩及产褥期间，由于子宫增大，血流动力学发生改变，心脏负担加重，加之贫血、低蛋白血症、感染等不良因素影响，容易诱发心力衰竭、恶性心律失常、肺动脉高压、心源性休克及栓塞等危及母婴生命的严重并发症。由于长期慢性缺氧，胎儿发生流产、早产、死胎、发育迟缓及宫内窘迫的风险增加。妊娠合并心脏疾病常见的类型包括先天性心脏病、风湿性心脏病、妊娠高血压性心脏病、围生期心肌病及非结构异常性的心律失常等。

妊娠合并心脏病孕妇中，先天性心脏病占 35%～50%，位居第一。其余依次为风湿性心脏病、妊娠高血压性心脏病、围生期心肌病、贫血性心脏病及心肌炎等。不同类型的心脏病其发病率因不同国家及地区的经济发展水平而有一定差异。

【病因】

1. 先天性心脏病　孕期感染风疹病毒、柯萨奇病毒或其他病原体时发生胎儿心脏畸形的风险增加。糖尿病未控制、放射线、细胞毒性药物、高龄等均使胎儿发生先天性心脏病的风险增加，遗传因素也是先天性心脏病的原因之一。

2. 瓣膜性心脏病　风湿性心脏病最为常见。儿童期风湿热累及心瓣膜导致瓣膜病变，多表现为心瓣膜中的一个或几个瓣膜狭窄和（或）关闭不全。其机制是乙型链球菌感染后机体产生自身抗体，形成的免疫复合物沉积在心脏、关节等部位，诱发炎症反应和组织破坏，导致心肌炎及心瓣膜炎。

3. 心肌病　心室结构改变或心肌功能异常所致，病因不明。

4. 妊娠期特有的心脏病

(1) 患有妊娠高血压的孕妇因冠状动脉痉挛、心肌缺血、外周动脉阻力增高等导致左心衰竭。

(2) 围产期心肌病的病因不清，研究认为可能与病毒感染、免疫因素、营养不良、遗传等因素有关。

【对母儿的影响】

1. 对母体的影响

(1) 妊娠对心脏病的影响。

① 妊娠期女性循环血容量于妊娠第6周开始逐渐增加，妊娠32～34周达高峰，较妊娠前增加30%～45%。此后维持在较高水平，产后2～6周逐渐恢复正常。总循环血量的增加可引起心排血量增加和心率加快。

② 孕早期主要引起心排血量增加，妊娠4～6个月时增加最多，平均较妊娠前增加30%～50%。孕妇体位对心排血量影响较大，约5%孕妇可因体位改变使心排血量减少而出现不适，如"仰卧位低血压综合征"。

③ 妊娠中晚期孕妇心率增加以适应血容量的增多。妊娠末期，心率每分钟平均增加约10次。随着妊娠进展，子宫逐渐增大、横膈升高，使心脏向上、向左前发生移位，心尖冲动向左移位2.5～3cm，导致心脏大血管轻度扭曲。加上心率增快和心排血量增加，使心脏负荷进一步加重。

④ 对于妊娠合并血流限制性损害的心脏病孕妇，如二尖瓣狭窄及肥厚型心肌病，更易出现明显症状，甚至诱发心力衰竭而危及生命。

(2) 分娩期对心脏病的影响。

① 第一产程：此时是孕妇血流动力学变化最显著的阶段，加之机体能量及氧气的消耗增加，因此是心脏负担最重的时期。每次宫缩时有250～500ml液体被挤入体循环，回心血流量增多使心排血量增加24%，同时伴有血压增高、脉压增大及中心静脉压升高。

② 第二产程：除子宫收缩外，腹肌和骨骼肌的收缩使外周循环阻力增加，且分娩时产妇屏气使肺循环压力增加，腹腔压力增高，内脏血液向心脏回流增加，此时心脏负荷显

著加重。

③ 第三产程：胎儿娩出后，腹腔内压力骤减，大量血液流向内脏，回心血量减少；继之胎盘娩出，胎盘循环停止，使回心血量骤增，造成血流动力学急剧变化，妊娠合并心脏病的孕妇极易诱发心力衰竭和心律失常。

(3) 产褥期对心脏病的影响：产后 3d 内，子宫收缩使大量血液进入体循环，且产妇体内组织间隙内潴留的液体也开始回流至体循环；而妊娠期出现的一系列心血管系统的变化尚不能立即恢复至非孕状态，加之产妇伤口和宫缩疼痛、分娩疲劳、新生儿哺乳等负担，仍需警惕心力衰竭的发生。综上所述，妊娠 32～34 周、分娩期及产褥期 3d 内，是心脏病孕产妇最危险的时期，护理时应严密监护，确保母婴安全。

2. 对胎儿的影响

(1) 心脏病不影响患者受孕。心脏病变较轻、心功能Ⅰ～Ⅱ级、无心力衰竭病史且无其他并发症者，在密切监护下可妊娠，必要时给予治疗。

(2) 有下列情况者一般不宜妊娠：心脏病变较重、心功能Ⅲ～Ⅳ级、既往有心力衰竭病史、肺动脉高压、严重心律失常、右向左分流型先天性心脏病（法洛四联症等）、围生期心肌病遗留有心脏扩大、并发细菌性心内膜炎、风湿热活动期，这些患者在孕期极易诱发心力衰竭，故不宜妊娠。若已妊娠应在早期终止。

(3) 妊娠合并心脏病的孕妇心功能状态良好，母儿相对安全，多以剖宫产终止妊娠。不宜妊娠的心脏病患者一旦受孕或妊娠后心功能状态不良者，流产、早产、死胎、胎儿生长受限、胎儿宫内窘迫及新生儿窒息的发生率明显增加，围生儿死亡率是正常妊娠的 2～3 倍。部分治疗心脏病的药物对胎儿存在潜在毒性反应，如地高辛可通过胎盘屏障到达胎儿体内，对胎儿产生影响。

【临床表现及分类】

轻者可无症状，重者表现为易感疲劳、食欲缺乏、体重不增、活动后乏力、心悸、胸闷、呼吸困难、咳嗽、胸痛、咯血、水肿等。孕妇在心力衰竭早期时常有以下表现：①轻微活动即有心慌、胸闷、气短；②休息时心率 110 次/分以上，呼吸 20 次/分以上；③夜间出现呼吸困难无法平卧；④肺底部出现少量持续性湿啰音等。

妊娠合并心脏病分为结构异常性心脏病和功能异常性心脏病两类，妊娠高血压性心脏病和围产期心肌病属妊娠期特有的心脏病。

1. 结构异常性心脏病 妊娠合并结构异常性心脏病包括先天性心脏病、瓣膜性心脏病、心肌病、心包病和心脏肿瘤等。

(1) 先天性心脏病：包括主动脉狭窄、房间隔缺损、室间隔缺损、法洛四联症等，轻者无任何症状，重者有低氧或心功能下降导致的母儿临床表现。

(2) 瓣膜性心脏病：包括二尖瓣、三尖瓣、主动脉瓣和肺动脉瓣病变，以风湿性心脏病最常见。

(3) 心肌病：依据病变的主要特征分为扩张型心肌病和肥厚型心肌病，以心脏扩大、心肌壁增厚、心功能下降和常伴发心律失常为特点。

2. 功能异常性心脏病 妊娠合并功能异常性心脏病主要为各种无心血管结构异常的心律失常，包括室上性心动过速、室性早搏、房颤、房室传导阻滞等。

3. 妊娠期特有的心脏病 孕前无心脏病病史，在妊娠基础上新发生的心脏病，主要有妊娠高血压性心脏病和围产期心肌病。

(1) 妊娠高血压性心脏病：孕前无心脏病史，在妊娠高血压基础上出现乏力、胸闷、呼吸困难、咳粉红色泡沫痰、双肺大量湿性啰音等心力衰竭表现，是妊娠高血压发展至严重阶段的并发症。

(2) 围产期心肌病：在孕晚期至产后6个月之间首次发生，以心功能下降、心脏扩大为主要特征，常伴有心律失常和附壁血栓形成。

> **知识拓展**
>
> **心脏病女性妊娠风险分级**
>
> 根据妊娠是否会增加孕产妇死亡及母儿并发症等，将妊娠风险分为Ⅰ～Ⅴ级5个等级。
>
> Ⅰ级：孕产妇死亡风险未显著增加，母儿并发症未增加或轻度增加。
>
> Ⅱ级：孕产妇死亡风险轻度增加或母儿并发症中度增加。
>
> Ⅲ级：孕产妇死亡风险中度增加或母儿并发症重度增加。
>
> Ⅳ级：孕产妇死亡风险明显增加或母儿并发症重度增加，不建议继续妊娠。
>
> Ⅴ级：有极高的孕产妇死亡及母儿并发症风险，属妊娠禁忌证，应尽早终止妊娠。

【健康评估】

1. 母体评估

(1) 健康史：孕妇就诊时，护士应详细、全面地询问其产科病史和既往史。包括有无不良孕产史、心脏病治疗史（包括手术时间、手术方式、手术效果等）、与心脏病有关的疾病史、相关检查、心功能状态及诊疗经过，有无心力衰竭病史等。了解孕妇妊娠后的日常健康行为，如日常活动、睡眠与休息、营养与排泄、心理状态、是否遵医嘱用药等，动态观察心功能状态及妊娠经过。

(2) 身心状况。

① 心功能状况评估：美国纽约心脏病协会（New York Heart Association, NYHA）依据孕妇生活能力状况将心脏病孕妇心功能分为4级。

Ⅰ级：一般体力活动不受限制。

Ⅱ级：一般体力活动轻度受限制，活动后心悸，轻度气短，休息时无症状。

Ⅲ级：一般体力活动明显受限制，休息时无不适，轻微日常工作即感不适、心悸、呼吸困难或既往有心力衰竭史者。

Ⅳ级：一般体力活动严重受限制，不能进行任何体力活动，休息时有心悸、呼吸困难等心力衰竭表现。

此法简便易行，但因以主观症状作为依据，可能与客观检查存在一定差异。体力活动的能力受平时训练、体力强弱、感觉敏锐性的影响，个体差异较大。因此，NYHA对心脏病心功能分级进行多次修订，现采用两种分级方案并行，即第一种是上述孕妇主观功能容量（functional capacity），第二种是根据客观检查手段（心电图、负荷试验、X线、超声心动图等）来评估心脏病严重程度，后者将心脏病分为4级。

A级：无心血管病的客观依据。

B级：客观检查表明属于轻度心血管病孕妇。

C级：客观检查表明属于中度心血管病孕妇。

D级：客观检查表明属于重度心血管病孕妇。

其中轻、中、重度没有做出明确规定，由医师根据检查进行判断。将孕妇的两种分级并列，如心功能ⅡC级、ⅠB级等。

② 妊娠、分娩及产褥期综合评估。

孕前：由产科医师和心脏科医师对心脏病患者进行联合咨询和评估是否适宜妊娠，如需手术或用药治疗应在孕前完成，经医生再次评估确认后方可妊娠。对符合条件妊娠者应充分告知妊娠风险及可能发生的并发症，有严重心脏病者应明确告知不宜妊娠。

孕早期：指导孕妇在符合资质的医院规范产检，定期监测心功能。心脏病妊娠风险分级Ⅳ～Ⅴ级者，要求终止妊娠。

孕中、晚期：定期评估胎儿宫内健康状况，如胎心、胎动计数等；评估宫高、腹围、体重增长情况，是否与停经月份相符；评估睡眠、活动、休息、饮食、出入量等情况。

分娩期：评估宫缩及产程进展情况。

产褥期：评估母体恢复及身心适应状况，尤其注意评估与产后出血和产褥感染相关的症状和体征，如生命体征、宫缩、恶露的量、色、性质、疼痛与休息、母乳喂养及出入量等，注意及时识别心力衰竭先兆。

③ 心理-社会状况评估：由于缺乏相关知识，随着妊娠的进展，心脏负担逐渐加重，孕产妇及家属的心理负担较重，甚至产生恐惧心理而不能合作。如产后分娩顺利，母子平安，产妇则逐渐表现出情感性和动作性护理婴儿的技能；如分娩不顺利则心情抑郁，少言寡语。因此，应重点评估孕产妇及家属的相关知识掌握情况、母亲角色的获得及心理状况。

(3) 辅助检查。

① 心电图：帮助诊断心率（律）异常、心肌缺血、心肌梗死及梗死部位等，有助于判断心脏起搏状况、药物或电解质对心脏的影响。

② 24小时动态心电图：协助阵发性或间歇性心律失常和隐匿性心肌缺血的诊断，提供心律失常的持续时间和频次、心律失常与临床症状关系的客观资料等，为临床诊治提供依据。

③超声心动图：可反映心脏和大血管结构的改变程度。

④影像学检查：可根据病情选择心、肺部位的相关检查，包括X线、CT和MRI检查。

⑤胎儿电子监护仪、无应激试验（non-stress test, NST）、胎动评估、预测宫内胎儿储备能力，评估胎儿健康状况。

⑥实验室检查：心肌酶学和肌钙蛋白检测提示有无心肌损伤。脑钠肽的检测可作为有效的心力衰竭筛查和判断预后的指标。血常规、肝功能、肾功能、凝血功能、血气分析等，根据病情酌情选择。

(4) 既往史。

① 孕前已确诊心脏病：妊娠后保持原有的心脏病诊断，应注意补充心功能分级和心脏并发症等次要诊断。部分患者孕前有心脏手术史，要详细询问手术时间、手术方式、手术前后心功能的改变及用药情况。

② 孕前无心脏病病史：多为漏诊的先天性心脏病和各种心律失常及孕期新发生的心脏病。部分孕妇没有症状，经规范的产科检查而诊断；部分孕妇因心悸、气短、劳力性呼吸困难、晕厥、活动受限等症状进一步检查而明确诊断。

③ 家族心脏病病史：注意询问孕妇是否有家族性心脏病病史和猝死史。

2. 胎儿评估　胎儿生长发育及并发症的发生与母体心脏病的种类、缺氧严重程度、心功能状况、妊娠期抗凝治疗、是否出现严重心脏并发症等密切相关。常见的胎儿并发症有流产、早产、胎儿生长受限、低出生体质量、胎儿颅内出血、新生儿窒息和新生儿死亡等。

(1) 生长发育情况：定期通过超声评估宫内胎儿情况，包括胎儿大小、羊水情况、胎儿有无畸形等；定期监测胎心、胎动，测量腹围、宫底高度，评估胎儿生长发育情况，以及时发现胎儿生长受限并积极治疗。如发现胎动明显减少，提示胎儿宫内缺氧可能。

(2) 胎心监护：孕28周后增加胎儿脐血流、羊水量和无应激试验等检查。

(3) 药物影响：妊娠期口服抗凝药的心脏病孕妇其胎儿颅内出血和胎盘早剥的风险增加，应加强超声监测；应用抗心律失常药物者应关注胎儿心率和心律。

(4) 胎儿心脏病的筛查：先天性心脏病孕妇其后代患先天性心脏病的风险为5%～8%，孕20～24周可进行胎儿心脏超声，明确有先天性心脏病者，建议行胎儿染色体检查。若发现严重复杂的心脏畸形应尽早终止妊娠。

【健康教育】

1. 营养摄入

(1) 控制体重：妊娠合并心脏病孕妇应合理控制体重增长。

(2) 保证合理营养摄入：可进食高热量、高蛋白质、高维生素、低脂肪及富含钙、铁、锌等微量元素的食物。

(3) 少量多餐：指导孕妇控制饮食，不宜过饱，以免加重心脏负担。

(4) 预防便秘：多吃新鲜蔬菜、水果等富含维生素、膳食纤维的食物，保持排便通畅，防止便秘。

(5) 限制食盐摄入：每天摄入盐不宜超过 4～5g，尽量避免腌制品、调味食品、罐头等含盐量较高的食物。

(6) 忌烟酒：戒烟、限制饮酒；不宜饮用浓茶、咖啡等饮料。

(7) 预防贫血：孕 20 周后预防性应用铁剂防止贫血，维持血红蛋白在 110g/L 以上。

2. 休息与活动

(1) 保证充分休息：每天至少保证 10h 睡眠时间，休息时适当保持左侧卧位或半卧位，以减轻对心脏的负担。心功能Ⅲ级以上者应以卧床休息为主。休息时环境温度宜保持在 18～22℃，湿度为 55%～65%，保持安静，减少声、光的刺激。

(2) 避免过度劳累：根据心功能状况，指导孕妇减少工作量或停止工作；限制剧烈运动和重体力劳动。

(3) 避免情绪激动：指导孕妇及家属如何避免争吵，保持心态平稳。

(4) 预防上呼吸道感染：保持环境通风，避免到人多、密集的公共场所。一旦出现感冒症状，应立即前往医院治疗。

3. 心理支持 妊娠合并心脏病的孕妇可能会对自身病情发展、妊娠结局及胎儿健康情况过度担忧，进而导致精神压力过大，产生紧张、焦虑或消极情绪，严重时可诱发心力衰竭。医护人员在指导孕妇及家属掌握妊娠合并心脏病日常相关保健知识及治疗配合时，还应耐心听取孕妇想法，对孕妇的疑问给予详细解答；协助孕妇及家属适应妊娠造成的压力，鼓励家属给予孕妇关爱及支持，以减轻孕妇负性情绪，避免因情绪造成不良妊娠结局。

4. 用药指导 药物治疗期间应向孕妇讲解药物的名称、目的、作用、给药方法、副作用及对胎儿的影响，强调用药的重要性，取得孕妇及家属的配合。指导孕妇用药期间不能随意调整剂量、次数，如出现不适需及时告知医护人员。

(1) 降压药物：孕早、孕中期口服降压药物首选硝苯地平（短效或缓释片），其次为拉贝洛尔；高血压危象时推荐静脉泵注拉贝洛尔、硝苯地平。禁用血管紧张素转换酶抑制剂、血管紧张素受体阻滞药和醛固酮拮抗药，此类药品可能导致胎儿肾衰竭、胎儿生长受限、胎儿畸形和死亡。钙通道阻滞药未见明显不良反应，哺乳期可使用。

(2) 抗心律失常药物：抗室性心律失常首选利多卡因，对孕产妇、胎儿及哺乳均无不良影响。苯妥英钠和胺碘酮分别增加新生儿出血性疾病风险和甲状腺疾病风险，应避免使用。

(3) β受体阻滞药：可用于治疗心律失常及心肌病，大多数β受体阻滞药可透过胎盘屏障或通过乳汁分泌，可能会对胎儿、婴儿产生影响，应尽量避免使用。拉贝洛尔无胎儿致畸效应，常作为产科医生的首选。妊娠期使用β受体阻滞剂者可导致新生儿低血糖，应关注新生儿血糖水平。

(4) 抗凝药物：华法林是机械瓣膜置换术后首选的口服抗凝药物，在妊娠期有剂量限制。华法林对胎儿有致畸性，当用药剂量＞5mg/d，可造成胎儿鼻发育不良、骨骺脱离、视神经萎缩、神经发育迟缓等，引发流产、早产、死产等不良后果。对于长期接受抗凝药物治疗的患者，停药可导致血栓栓塞风险增加，充分与孕妇沟通且告知更换抗凝药物可能导致的栓塞风险，谨慎选择低分子肝素等不透过胎盘屏障的抗凝药物替代华法林。

5. 产前检查指导

(1) 产前检查的频率：心脏病妊娠风险分级Ⅰ～Ⅱ级且心功能Ⅰ级的孕妇，产前检查频率同正常妊娠，进行常规产前检查。妊娠风险分级增高者，缩短产前检查的间隔时间，增加产前检查次数。

(2) 产前检查内容。

① 胎心监护：加强母儿监测措施，增加胎心监护的次数。

② 自数胎动：教会孕妇自测胎动的方法以监测胎儿宫内情况。

③ 心功能状态：除常规的产科项目外，还应注重心功能的评估。询问孕妇自觉症状，是否有胸闷、气促、乏力、咳嗽、有无水肿等。加强心率（律）和心肺的听诊。酌情定期复查血红蛋白、心肌酶学、CTn、BNP（或pro-BNP）、心电图（或动态心电图）、心脏超声、血气分析、电解质等，复查频率根据疾病性质而定。

④ 联合管理：产科医师、心脏内科和心脏外科医师、新生儿科医师及产前诊断共同评估孕妇心脏病的严重程度及心功能。疾病严重者要在充分告知母儿风险的前提下严密监测心功能，促胎肺成熟，为可能发生的医源性早产做准备。

(3) 终止妊娠的时机。

① 心脏病妊娠风险分级Ⅰ～Ⅱ级且心功能Ⅰ级者可以妊娠至足月，如果出现严重心脏并发症或心功能下降则提前终止妊娠。

② 心脏病妊娠风险分级Ⅲ级且心功能Ⅰ级者可以妊娠至34～35周终止妊娠，如果有良好的监护条件，可妊娠至37周再终止妊娠。但是如果出现严重心脏并发症或心功能下降则应提前终止妊娠。

③ 心脏病妊娠风险分级Ⅳ级但仍然选择继续妊娠者，即使心功能Ⅰ级，也建议在妊娠32～34周终止妊娠，出现严重心脏并发症或心功能下降则应及时终止妊娠。

④ 心脏病妊娠风险分级Ⅴ级者属妊娠禁忌证，一旦诊断需要尽快终止妊娠。

6. 胎儿监测

(1) 胎儿心脏病的筛查：先天性心脏病孕妇的后代发生先天性心脏病的风险为5%～8%，若发现胎儿严重复杂心脏畸形应尽早终止妊娠。

① 妊娠12～13周超声测量胎儿颈后透明层厚度（nuchal translucency，NT），NT在正常范围的胎儿先天性心脏病的发生率<1‰。

② 先天性心脏病孕妇，孕中期进行胎儿心脏超声检查，妊娠20～24周是胎儿心脏超声的最佳时机。

③ 常规筛查胎儿畸形时可疑胎儿心脏异常者应增加胎儿心脏超声检查。

④ 胎儿明确有先天性心脏病，并且继续妊娠者，建议行胎儿染色体检查。

(2) 胎儿并发症的监测：胎儿生长发育以及并发症的发生与母体心脏病的种类、缺氧严重程度、心功能状况、妊娠期抗凝治疗、是否出现严重心脏并发症等密切相关。常见的胎儿并发症有流产、早产、胎儿生长受限、低出生体质量、胎儿颅内出血、新生儿窒息和新生儿死亡等。

① 胎儿生长发育的监测：鼓励孕妇多休息、合理营养，必要时给予营养治疗和改善微循环的治疗。及时发现胎儿生长受限，并积极治疗。

② 胎心监护：妊娠28周后增加胎儿脐血流、羊水量和无应激试验（NST）等检查。

③ 药物影响：妊娠期口服抗凝药的心脏病孕妇其胎儿颅内出血和胎盘早剥的风险增加，应加强超声监测；应用抗心律失常药物者应关注胎儿心率和心律。

7. 经阴道分娩处理原则 心功能Ⅰ～Ⅱ级者、宫颈条件良好者需在严密监护下阴道试产，避免产程过长；有条件者可以使用分娩镇痛。尽量缩短第二产程，必要时可使用产钳或胎头吸引助娩。

(1) 第一产程。

① 产程中有专人陪产，及时解答孕妇提出的问题。家属陪同待产，为孕妇提供心理支持。指导孕妇应对产程的正确策略，指导产妇正确的呼吸技巧以配合宫缩。

② 严密观察产妇的生命体征变化，一旦发生心力衰竭征象，应取半卧位，面罩高浓度吸氧，并根据医嘱给予强心药物。

③ 监测胎儿宫内情况，每30分钟监测一次胎心音。

④ 尽量侧卧，避免仰卧；在宫缩间歇期鼓励产妇尽量放松休息，适当进食、饮水。

⑤ 宫缩时产妇常有剧烈宫缩痛或腰骶部疼痛，可在腰骶部进行按摩以减轻不适感，必要时遵医嘱适当运用镇静药（如地西泮）或镇痛药（如哌替啶）。

⑥ 严密观察产程进展，发现产程进展不顺利或心功能不全恶化者，应立即配合医生做好剖宫产的术前准备。

⑦ 临产后，根据医嘱给予抗生素预防感染，直至产后1周左右。

(2) 第二产程。

① 严密观察产妇生命体征的变化、心功能及胎儿宫内情况。

② 尽量减少产妇屏气用力，适时行阴道助产（产钳或胎吸）和会阴切开术，以缩短第二产程。

③ 根据孕妇缺氧情况予以面罩或鼻导管吸氧。

④ 遵医嘱给予药物治疗，并观察用药后的反应。

⑤ 做好新生儿抢救的准备工作。

(3) 第三产程。

① 胎儿娩出后，立即于腹部放置1～2kg重沙袋，持续24h，以防腹压骤降，周围血液涌向内脏而增加心脏负担。

② 给予孕妇心理支持，置产妇于安静环境，保证产妇安静休息。遵医嘱给予镇静药。

③ 严密观察并记录宫底高度、宫缩情况和阴道出血量。膀胱充盈者应及时排空膀胱；子宫收缩不良者可给予宫底按摩，必要时遵医嘱静脉或肌内注射催产素。注意禁用麦角新碱，以免静脉压增高而诱发心力衰竭。

④产后出血过多者应遵医嘱输血,但应严格控制输血、输液速度,以预防心力衰竭。

8. 剖宫产术处理原则 心脏病妊娠风险分级≥Ⅲ级且心功能≥Ⅱ级者,或者有产科剖宫产手术指征者,行剖宫产术终止妊娠。围术期的注意事项包括。

(1) 手术时机:剖宫产术以择期手术为宜,应尽量避免急诊手术。

(2) 术前准备:妊娠34周前终止妊娠者促胎肺成熟;结构异常性心脏病者剖宫产术终止妊娠前应预防性使用抗生素1~2d;麻醉科会诊,沟通病情,选择合适的麻醉方法;严重和复杂心脏病者酌情完善血常规、凝血功能、血气分析、电解质、脑利尿钠肽(brain natriuretic peptide, BNP)(或pro-BNP)、心电图和心脏超声等检查。择期剖宫产麻醉前6h应禁食固体食物(油炸、脂肪及肉类等不易消化食物需禁食8h以上),麻醉前2h可口服适量碳水化合物。

(3) 术中监护和处理:严重和复杂心脏病者应行心电监护、中心静脉压(central venous pressure, CVP)和氧饱和度监测、动脉血气监测、尿量监测。胎儿娩出后可以用腹部沙袋加压,防止腹压骤降而导致的回心血量减少。可以使用缩宫素预防产后出血或使用其他宫缩剂治疗产后出血,但要防止血压过度波动。

(4) 术后监护和处理:严重和复杂心脏病者酌情进行心电监护、CVP和氧饱和度监测、动脉血气监测、尿量监测。限制每天的液体入量和静脉输液速度,心功能下降者尤其要关注补液问题;对无明显低血容量因素(大出血、严重脱水、大汗淋漓等)的孕妇,每天入量一般宜在1000~2000ml,甚至更少,保持每天出入量负平衡约500ml/d,以减少水钠潴留,缓解症状。产后3d后,病情稳定逐渐过渡到出入量平衡。在负平衡下应注意防止发生低血容量、低血钾和低血钠等,维持电解质及酸碱平衡。结构异常性心脏病者术后继续使用抗生素预防感染5~10d。预防产后出血。

9. 产褥期指导

(1) 预防下肢静脉血栓:在心脏功能允许的情况下,早期下床适度活动,避免下肢静脉血栓形成。

(2) 新生儿喂养:心脏病妊娠风险分级Ⅰ~Ⅱ级且心功能Ⅰ级者可哺乳。为避免过度劳累,建议严重心脏病者、使用华法林治疗者人工喂养。

(3) 促进亲子关系建立:由于自身疾病影响,多数产妇无法亲自参与照顾新生儿,可能因此产生愧疚、焦虑等情绪。此时护士应及时评估产妇的身心状况及家庭功能,并获得家人的支持,一同制订康复计划,逐渐恢复其自理能力。

(4) 随访指导:制订详细的出院计划,出院后对接社区,实行24~48h入户访视,确保产妇和新生儿得到良好的护理;产后42d规范检查,根据病情及时复诊,原发心脏病产妇心脏科随访治疗。

10. 预防

(1) 孕前咨询:心脏病女性患者进行孕前咨询非常重要。所有确诊或疑似患先天性或继发性心脏病的女性,应到心脏科及产科进行检查,并进行风险咨询及评估。应根据该女性的心脏病种类、病变程度、是否需要手术治疗、心功能级别及医疗条件等综合评估耐受妊娠的能力。女性如在常规体检时发现心脏病，应进行孕前咨询，根据其心脏病种类、心功能状态等进行充分评估后确定是否可以妊娠。可以妊娠者，孕前应告知妊娠风险。孕期由多学科（包括心内科、心外科、产科、新生儿科、产前诊断科等）进行诊治和监测。出现早期心力衰竭及时住院治疗。

① 可以妊娠：心脏病变较轻，心功能Ⅰ～Ⅱ级，既往无心力衰竭史，无其他并发症者可妊娠。

② 不宜妊娠：心脏病变较重、心功能Ⅲ～Ⅳ级、既往有心力衰竭史、有肺动脉高压、右向左分流的先天性心脏病、严重心律失常、风湿热活动期、并发细菌性心内膜炎、心瓣膜严重狭窄、急性心肌炎等，妊娠期极易发生心力衰竭，不宜妊娠。

③ 孕前准备和指导：告知妊娠风险，可能在妊娠期和分娩期加重心脏病或出现严重的心脏并发症，甚至危及生命。要充分告知妊娠风险并予以动态评估。对于有可能行矫治手术的心脏病患者，应建议在孕前行心脏手术治疗，尽可能纠正心脏的结构及功能异常，术后再由心脏科、产科医师共同评估妊娠风险，女性及家属在充分了解病情及妊娠风险的情况下再妊娠。先天性心脏病或心肌病的女性，有条件时应提供遗传咨询。

(2) 避孕措施：严重心脏病不宜妊娠者需严格避孕，指导合理有效的避孕方式。工具避孕（避孕套）和宫内节育器是安全、有效的避孕措施。已生育的严重心脏病患者不宜再妊娠，建议输卵管绝育术或男方选择输精管绝育术。

(3) 积极预防并发症：耐心向孕妇及家属讲解诱发心力衰竭的常见因素及预防方法、识别及处理早期心力衰竭等知识，尤其让孕妇了解遵医嘱用药的重要性。在充分休息及科学营养的前提下，积极治疗诱发心力衰竭发生的各种因素，如贫血、心律失常、妊娠高血压、各种感染等，避免感冒。产后3d尤其是产后24h内是发生心力衰竭的危险时期，应保证充分休息，重点预防产后出血、感染和血栓形成。

（蔡军红　侯　睿）

【自测题】

单项选择题

1. 妊娠合并心脏病孕妇妊娠期最容易发生心力衰竭的时间是（　　　）

A. 孕 12～16 周　　　　　　　　B. 孕 16～22 周

C. 孕 24～28 周　　　　　　　　D. 孕 32～34 周

E. 孕 34～36 周

2. 促使妊娠合并心脏病孕妇死亡的主要因素是（　　　）

A. 心脏病病程长　　　　　　　　B. 产程中用力过度导致心力衰竭

C. 心力衰竭与感染　　　　　　　D. 产后哺乳导致心力衰竭

E. 合并高血压

3. 妊娠合并心脏病孕妇早期心力衰竭的体征不包括（　　　）

A. 轻微活动即有心慌、胸闷、气短　　B. 休息时心率＞110 次 / 分

C. 呼吸>20 次 / 分　　　　　　　　　D. 夜间出现呼吸困难无法平卧

E. 肺部有感染

4. 以下关于妊娠合并心脏病孕妇的饮食护理，不正确的是（　　）

A. 每天摄入食盐不超过 6g　　　　　B. 少量多餐，不宜过饱

C. 多食富含维生素、膳食纤维的食物　D. 孕期体重增长每周不宜超过 0.5kg

E. 孕 20 周后预防性应用铁剂防止贫血

5. 妊娠合并心脏病产妇分娩后 24h 内，正确的做法是（　　）

A. 早期下床活动　　　　　　　　　　B. 亲自参与照顾新生儿

C. 进行母乳喂养　　　　　　　　　　D. 卧床休息

E. 同产褥期常规护理

二、妊娠期糖尿病

学习目标

1. 了解妊娠期糖尿病的临床表现及影响因素。
2. 熟悉妊娠期糖尿病的健康评估。
3. 掌握妊娠期糖尿病的健康教育内容。
4. 能够对妊娠期糖尿病患者及家属进行健康教育。

情景案例导入

李女士，31 岁，孕 37 周，孕 2 产 0，自然流产 1 次。其母亲患 2 型糖尿病。查体：血压 125/75mmHg，脉搏 88 次 / 分。宫高 36cm，胎心 146 次 / 分，空腹血糖 7.4mmol/L。近期有多饮、多尿、多食症状。

请思考以下问题：

1. 李女士目前存在什么问题？
2. 如何对李女士进行健康教育？

妊娠期糖尿病（gestational diabetes mellitus, GDM）是妊娠期高血糖的一类，包括 A1 型和 A2 型。A1 型 GDM 指经过营养管理和运动指导可将血糖控制理想，A2 型 GDM 指需要加用降糖药物才能将血糖控制理想。糖尿病孕妇中 90% 以上为 GDM。世界各国报道 GDM 发病率为 1%～14%，我国发病率为 1%～5%，近些年有明显增高趋势。GDM 孕妇的糖代谢多数于产后恢复正常，但远期发展为患 2 型糖尿病的概率增高。

【病因】

GDM 的发生是遗传、年龄、BMI 及运动等因素共同作用的结果。

1. 遗传因素

(1) 糖尿病家族史：GDM 有家族聚集性，GDM 的发病与遗传易感性有关，具体机制尚不明确。孕妇有糖尿病家族史是发生 GDM 的独立危险因素，GDM 发病与一级亲属糖尿病史密切相关，无论是父母还是兄弟姐妹，一级亲属有糖尿病史提示 GDM 的患病风险将增高。有糖尿病家族史的孕妇发生 GDM 的风险估计比无糖尿病家族史的孕妇高 4.822 倍。孕妇存在糖尿病的遗传因素，经过妊娠这一生理过程，多数 GDM 患者的产后血糖水平恢复正常，但胰岛素抵抗却未消失，微血管可能已经发生病变，再次妊娠时诱发其复发 GDM。

(2) 基因：基因在 GDM 的遗传因素中起着关键作用，但到目前为止还不能明确 GDM 发病基因。近年来，随着分子生物学技术的发展，发现了一些与 GDM 易感性关联的染色体区域和基因，并取得了很大的进步。初步确定的基因有：①葡萄糖激酶等基因的遗传变异与个体发生 GDM 的风险关系密切；②褪黑素受体 2 由 *MTNR1B* 基因编码在人胰岛 B 细胞上表达，影响胰岛 B 细胞的功能，其多态性与 GDM 孕妇的异常妊娠史和糖尿病家族史均呈明显的相关性，可能与 GDM 的发病机制有关；③瘦素基因 *rs2167279* 位点多态性与 GDM 易感性有关。

(3) 种族与地区差异：GDM 发病率在不同种族中有较大差异。我国发病率在 13% 以上，美国发病率在 6% 以上。与白种人相比，亚裔、西班牙裔和阿拉伯裔美国人有更高的 GDM 诊断风险，而非裔美国人有更低的 GDM 诊断风险。澳大利亚原住民女性、中东女性及太平洋岛民是 GDM 发病的高危种族，南亚女性（印度、斯里兰卡、巴基斯坦，在斐济的印度人）GDM 的患病率明显高于东南亚女性（柬埔寨、越南、老挝、泰国、菲律宾、马来西亚）和东亚女性（中国、韩国、日本）。

2. 年龄 年龄是国际上公认的 GDM 发生的危险因素之一。随着年龄的增长，机体的代谢功能逐渐下降，胰岛 B 细胞功能减退，胰岛素分泌不足，故孕妇易发生 GDM。近年来由于生活节奏的加快和生活压力的增加，越来越多的女性选择继续学业或投入职场，从而推迟回归家庭，加上我国"三孩政策"的开放及越来越严格的 GDM 诊断标准，导致 GDM 发病率增加。年龄≥35 岁的孕妇发生 GDM 的风险是年龄＜35 岁孕妇的 25.9 倍，年龄超过 40 岁孕妇的 GDM 发病率逐渐增加。

3. BMI BMI 主要反映体内营养状况。世界卫生组织建议中国采纳妊娠前 BMI 24.0～27.9kg/m^2 和 BMI≥28kg/m^2 状况分别作为孕前超重和肥胖的诊断标准。妊娠前超重或肥胖及妊娠期体重增加过多是 GDM 发病的高危因素，BMI 与 GDM 的危险性呈正相关。可能是肥胖与 GDM 在遗传学上有共同的背景，已知肥胖基因、瘦素受体基因、解偶联蛋白基因及肾上腺受体基因等的变异均与肥胖和糖尿病的发生有关。

4. 运动 近年来研究发现，妊娠期女性体力活动水平明显降低，肥胖或妊娠期体重增加是其主要因素。运动量的减少引起体内脂肪组织和肌肉组织的比例发生变化，影响了体内葡萄糖的利用，从而增加了 GDM 的患病率。适量、定期有氧运动可有效促进妊娠女性的肌细胞摄取葡萄糖的效率，促进肌细胞对葡萄糖的利用，增强胰岛素的敏感性，减少腹壁脂肪堆积，降低游离脂肪酸的水平，从而降低血糖水平。无论妊娠前还是妊娠期的适量运动均可明显降低 GDM 发生的风险性。中国孕妇膳食指南建议每天进行 30min 的适度体育活动。

【对母儿影响】

1. 对母体的影响 随着妊娠的进展，孕妇体内雌激素、胎盘生乳素、皮质醇等拮抗胰岛素样物质分泌增加，使孕妇对胰岛素的敏感性逐渐下降，因此孕妇对胰岛素的需求量也需要相应增加。当部分孕妇无法代偿性分泌更多胰岛素时就会出现血糖升高，从而导致 GDM 的发生或原有糖尿病加重的情况。对母亲的长期影响包括增加患 2 型糖尿病、代谢综合征、心血管疾病、恶性肿瘤、眼科疾病、肾脏疾病的风险。

2. 对胎儿的影响 妊娠期糖尿病对胎儿健康威胁较大。短期并发症包括巨大儿、大于胎龄儿、呼吸窘迫综合征、新生儿低血糖、宫内生长受限、先天性异常、先兆子痫、剖腹产和早产。对婴儿的长期影响包括增加患葡萄糖不耐症、肥胖、内分泌疾病、心血管疾病、神经精神疾病、眼科疾病的风险。

【临床表现及诊断标准】

1. 临床表现

(1) 妊娠期糖尿病患者绝大多数表现为体形肥胖同时伴随胎儿巨大、羊水过多，孕晚期体重增长较快等症状。孕妇有不同程度的多饮、多食、多尿、体重减轻——"三多一少"症状，孕妇常发生外阴瘙痒、阴道 - 外阴反复性念珠菌感染、反复难治性肾盂肾炎或经常患皮肤疖肿、毛囊炎等。合并妊娠高血压的孕妇还可同时出现高血压、水肿和蛋白尿等症状。个别较重的患者可以出现视物模糊等糖尿病性视网膜病变。酮症酸中毒时患者还可出现腹痛、嗜睡、甚至昏迷。

(2) 分娩期由于子宫收缩加大了糖原的消耗，加上临产后进食不足，孕妇易出现头晕、心慌、盗汗等低血糖症状。严重者出现恶心、呕吐、视物模糊、呼吸加快、呼吸带有烂苹果味的酮症酸中毒症状。

(3) 胎盘娩出后内分泌激素恢复到非妊娠时水平，胰岛素需要减少。若不及时调整胰岛素用量极易发生低血糖。

2. 诊断标准

(1) 妊娠前未进行过血糖检查的孕妇，存在糖尿病高危因素者，首次产前检查时明确是否存在孕前糖尿病，孕期血糖升高达到以下任何一项标准应诊断为妊娠期糖尿病。

① 随机空腹血糖≥11.1mmol/L，并存在糖尿病高危因素。

② 葡萄糖耐量试验（oral glucose tolerance test, OGTT），服糖前及服糖后 1h、2h，任何一项血糖值达到或超过 5.1mmol/L、10.0mmol/L、8.5mmol/L（92mg/dl、180mg/dl、153mg/dl）。

③ 伴有典型的高血糖症状或高血糖危象症状，同时任意血糖＞11.1mmol/L（200mg/dl）。

(2) GDM 诊断方法和标准如下：推荐医疗机构对所有尚未被诊断为 PGDM 或 GDM

的孕妇，在妊娠24～28周及28周后首次就诊时行OGTT。

OGTT方法：OGTT前禁食至少8h，试验前连续3日正常饮食，即每日进食碳水化合物不少于150g，试验期间静坐、禁烟。检查时，5min内口服含75g葡萄糖的液体300ml，分别抽取孕妇空腹及服糖后1h、2h的静脉血（从开始饮用葡萄糖水计算时间），放入含有氟化钠的试管中，采用葡萄糖氧化酶法测定血糖水平。

OGTT的诊断标准：正常情况下，空腹及服糖后1h、2h，3项血糖值应分别低于5.1mmol/L、10.0mmol/L、8.5mmol/L（92mg/dl、180mg/dl、153mg/dl），任何一项血糖值达到或超过上述标准即诊断为GDM。

(3) 具有GDM高危因素或医疗资源缺乏地区的孕妇，建议妊娠24～28周首先检查空腹血糖。空腹血糖＞5.1mmol/L，可以直接诊断GDM，不必行OGTT；空腹血糖＜4.4mmol/L，发生GDM可能性极小，可以暂时不行OGTT。空腹血糖4.4～5.1mmol/L时，应尽早行OGTT。

(4) 孕妇具有GDM高危因素，首次OGTT结果正常，必要时可在孕晚期重复OGTT。

(5) 妊娠早、中期随孕周增加空腹血糖水平逐渐下降，尤以孕早期下降明显，因而，孕早期空腹血糖水平不能作为GDM的诊断依据。

(6) 未定期检查者，如果首次就诊时间在妊娠28周以后，建议首次就诊时或就诊后尽早行OGTT或空腹血糖检查。

【健康评估】

1. 母体评估

(1) 健康史：评估糖尿病病史及糖尿病家族史，有无复杂性外阴阴道假丝酵母菌病、不明原因反复流产死胎、巨大儿或分娩足月呼吸窘迫综合征儿史、胎儿畸形、新生儿死亡等不良孕产史等；本次妊娠经过、病情控制及目前用药情况；有无胎儿偏大或羊水过多等潜在高危因素。同时，注意评估有无肾脏、心血管系统及视网膜病变等合并症情况。

(2) 身心状况。

①症状与体征：评估孕妇有无糖代谢紊乱综合征，即"三多一少"症状（多饮、多食、多尿、体重下降），重症者症状明显。孕妇有无皮肤瘙痒，尤其外阴瘙痒。孕妇有无视物模糊。评估孕妇有无产科并发症，如低血糖、高血糖、妊娠期高血压、酮症酸中毒、感染等。分娩期重点评估孕妇有无低血糖及酮症酸中毒症状，如心悸、出汗、面色苍白、饥饿感或出现恶心、呕吐、视物模糊、呼吸快且有烂苹果味等。监测产程的进展、子宫收缩、胎心、母体生命体征等有无异常。产褥期主要评估有无低血糖或高血糖症状，有无产后出血及感染征兆。

②评估糖尿病的严重程度及预后：目前采用1994年美国妇产科医师协会推荐的分类，其中B～H分类按照普遍使用White分类法。根据糖尿病的发病年龄、病程、是否存在血管合并症、器官受累等情况进行分期，有助于评估病情的严重程度及预后。

A级：妊娠期出现或发现的糖尿病。B级：显性糖尿病，20岁以后发病，病程＜10年，无血管病变。C 级：发病年龄在 10—19 岁或病程达 10~19 年，无血管病变。D 级：10 岁以前发病或病程大于 20 年，或者合并单纯性视网膜病。F 级：糖尿病肾病。R 级：有增生性视网膜病变。H 级：糖尿病性心脏病。

此外，根据母体血糖控制情况进一步将妊娠期糖尿病分为：A1 级：经饮食控制，空腹血糖<5.8mmol/L，餐后 2h 血糖<6.7mmol/L。A1 级妊娠期糖尿病母儿合并症较少，产后糖代谢异常多能恢复正常。A2 级：经饮食控制，空腹血糖≥5.3mmol/L；经饮食控制，空腹餐后 2h 血糖≥6.7mmol/L。A2 级妊娠期糖尿病母儿合并症较多，胎儿畸形发生率增加。

③ 心理-社会评估：由于糖尿病的特殊性，应评估孕妇及家人对疾病知识的掌握程度，认知态度，有无焦虑、恐惧心理，社会及家庭支持系统是否完善等。

2. 胎儿评估 确定胎儿宫内发育情况，注意有无巨大儿或胎儿生长受限。在孕中期应用超声对胎儿进行产前筛查，评估胎儿发育的情况。在孕晚期应每 4~6 周进行一次超声检查，监测胎儿发育，尤其注意监测胎儿腹围和羊水量的变化等，评估胎儿的生长速度是否正常。

【健康教育】

（一）妊娠期

1. 饮食指导 饮食控制是诊断 GDM 之后采取的第一步措施，理想的饮食应该是既能提供维持妊娠的热量和营养，又不引起餐后血糖过高。大多数 GDM 患者经过饮食治疗和适当运动后血糖能够达标。

(1) GDM 患者的饮食热量分布为：脂肪减至总热量的 25%~30%，限制碳水化合物在 50%~60%，蛋白质摄入量占总能量的 15%~20% 为宜。每日摄入 25~30g 可溶性膳食纤维；建议妊娠期有计划地增加富含维生素 B_6、钙、钾、铁、锌、铜的食物，如瘦肉、家禽肉、鱼肉、虾、奶制品、新鲜水果和蔬菜等；适当限制食盐的摄入。

(2) 少量多餐、定时定量进餐对血糖控制非常重要，有助于防止餐前过度饥饿及夜间低血糖。不同餐次也应做好热量分配（表 2-1）。

(3) 合理控制体重增长：妊娠期高血糖孕妇应根据孕前 BMI 制订妊娠期的增重目标，建议孕前正常体重孕妇妊娠期增重 8~14kg，孕前超重和肥胖孕妇妊娠期增重应减少。

2. 运动指导

(1) 运动方法：选择一种低至中等强度的有氧运动（又称耐力运动），主要指由机体大肌肉群参加的持续性运动。步行、瑜伽、游泳、妊娠期降糖操是常用的简单有氧运动。

(2) 运动的时间：可自 10min 开始，逐步延长至 30min，其中可穿插必要的间歇，建议餐后运动。

(3) 运动的频率：适宜的频率为 3~4 次 / 周。

(4) 运动注意事项。

① 在医务人员的指导下选择合适的运动方法，并合理安排运动时间及频率。

② 禁忌证：1 型糖尿病合并妊娠、心脏病、视网膜病变、多胎妊娠、宫颈功能不全、

表 2-1　各餐次提供的能量比例

餐　次	能　量（%）
早餐	10～15
上午加餐	5～10
午餐	20～30
下午加餐	5～10
晚餐	20～30
睡前加餐	5～10
睡前加餐（酸奶 100g，苏打饼干 25g）	9

先兆早产或流产、胎儿生长受限、前置胎盘、妊娠高血压等。

③ 防止低血糖反应和延迟性低血糖：进食 30min 后再运动，每次运动时间控制在 30～40min，运动后休息 30min。血糖水平＜3.3mmol/L 或＞13.9mmol/L 者停止运动。运动时应随身携带饼干或糖果，有低血糖征兆时可及时食用。

④ 运动期间出现以下情况应及时就医：腹痛、阴道出血及流液、憋气、头晕眼花、严重头痛、胸痛、肌无力等。

3. 用药指导

(1) 目的：控制血糖。

(2) 胰岛素笔使用方法（图 2-1）。

(3) 不良反应：①低血糖；②长期注射时，注射部位出血硬结。

(4) 注意事项：预混胰岛素需充分混匀；根据胰岛素种类，确定注射时间。

(5) 注射时间的选择。

① 速效胰岛素：餐前立即注射，代表药物为门冬胰岛素、赖脯胰岛素注射液。

② 短效胰岛素：餐前 15～30min 注射，代表药物为生物合成人胰岛素注射液 R、精蛋白锌重组人胰岛素混合注射液 R。

③ 中效胰岛素：晚睡前或餐前 1h 注射，代表药物为生物合成人胰岛素注射液 N、精蛋白锌重组人胰岛素混合注射液 N。

④ 预混胰岛素：餐前立即注射，代表药物为门冬胰岛素 30。餐前 15～30min 注射，代表药物：生物合成人胰岛素注射液 30R、精蛋白锌重组人胰岛素混合注射液 70/30。

(6) 常用的胰岛素注射部位：上臂外侧、腹部、大腿外侧、臀部。每次注射，注射区必须轮换。注射的轮换可按照以下原则：选左右对称部位轮换注射，再换另外左右对称部位；如先选左右上臂注射，再换左右腹部；注射部位的轮换要有规律，以免混淆。妊娠期后 3 个月应避免在脐周注射。

(7) 注意事项：妊娠期应用胰岛素者，一旦恢复正常饮食，应及时进行血糖自我监测，根据血糖水平遵医嘱调整剂量，所需胰岛素剂量一般较妊娠期明显减少。胰岛素应置于2~8℃环境中。

4. 血糖监测

(1) 血糖监测方法：采用微量血糖仪自行测定毛细血管全血血糖水平。新诊断的高血糖孕妇血糖控制不良或不稳定者，以及妊娠期应用胰岛素治疗者，应每日监测血糖7次，包括三餐前30min、三餐后2h和夜间血糖；血糖控制稳定者，每周应至少行血糖轮廓试验1次，根据血糖监测结果及时调整胰岛素用量；不需要胰岛素治疗的GDM孕妇，在随诊时每周至少监测1次全天血糖，包括末梢空腹血糖及三餐后2h末梢血糖共4次。

(2) 妊娠期血糖控制目标：GDM患者妊娠期血糖应控制在餐前及餐后2h血糖值分别≤5.3mmol/L、≤6.7mmol/L（92mg/dl、120mg/dl）；夜间血糖不低于3.3mmol/L；妊娠期糖化血红蛋白宜≤5.5%。

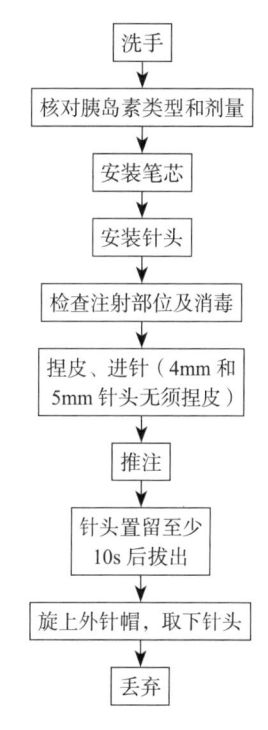

图2-1 胰岛素笔的使用方法

5. 孕期并发症监测

(1) 妊娠高血压：每次产前检查时应遵医嘱测血压及尿蛋白。

(2) 糖尿病酮症酸中毒：妊娠期出现不明原因的恶心、呕吐、乏力、头痛，甚至昏迷者，及时告知医生。

(3) 感染：注意有无白带增多、外阴瘙痒、尿急、尿频、尿痛等表现，产检时及时告知医生。

6. 胎儿监测

(1) 胎动计数：妊娠28周后每天早、午、晚各数胎动1h，餐后感觉胎儿活动时开始监测，5min连续的胎动为1次，3次胎动相加乘以4等于12h胎动。12h胎动≥30次，且每小时胎动≥3次为正常。12h胎动<20次或每小时胎动<3次为异常。胎动正常，但与平时相比，胎动增加或减少一半也为异常，均应来院就诊。

(2) 胎心监护：妊娠32周起，每周行1次胎心监护，了解胎儿宫内储备情况，可用家庭式胎心监护仪进行自我监测。

（二）分娩期

1. 饮食 产程中体力消耗大而进食少，易出现低血糖，可正常进食。若因子宫收缩疼痛剧烈影响进食，可少量多次进食易消化食物，注意补充水分，为分娩提供能量支持，保证精力充沛。临产后仍采取糖尿病饮食，严格限制碳水化合物和糖类的摄入。

2. 活动 日间可多下床活动，有利于宫口扩张及先露下降。夜间在宫缩间歇期入睡，以保持体力。

3. 卫生 多汗、外阴分泌物及羊水外溢等原因容易引起感染，应保持会阴部位清洁与卫生。

4. 预防并发症

(1) 低血糖：有心动过速、盗汗、面色苍白、饥饿感、恶心和呕吐等低血糖表现及时告知医务人员。

(2) 酮症酸中毒：出现不明原因的恶心、呕吐、乏力、口渴、多饮、多尿，少数伴有腹痛；皮肤黏膜干燥、眼球下陷、呼气有烂苹果味，及时告知医务人员。

5. 新生儿护理

(1) 预防：妊娠期糖尿病患者的新生儿由于免疫力弱，肺发育较差，无论孕周、出生体重多少，均按高危儿处理，注意保暖和吸氧。

(2) 动态监测血糖变化：新生儿出生 30min、1h、2h、4h 后分别进行末梢血血糖测定，若新生儿持续哭闹、额头出现汗珠或血糖值低于 2.6mmol/L 等情况表示发生低血糖，应及时告知医务人员。

(3) 预防新生儿低血糖的发生：尽早开奶。

（三）产褥期

1. 饮食 妊娠期无须胰岛素治疗的 GDM 产妇，产后可恢复正常饮食，但应避免高糖及高脂饮食。由于产褥期哺乳的需要，一般不主张减肥和低热量饮食治疗。产妇多进食蔬菜、豆类，以及含有对哺乳期女性适宜的营养素，如荞麦和玉米粉等含糖偏低的食品，补充维生素及钙、铁等微量元素。以下可以作为参考：早餐，牛奶 220ml、蒸鸡蛋羹 50g、杂粮馒头 50g。午餐，炒苋菜 150g、冬瓜肉片汤 125ml、莴笋炒肉片 125g、米饭 100g。晚餐，红烧豆腐 50g、清蒸鱼 100g、蔬菜水饺 200g。

2. 运动 运动有利于血糖的控制，对改善肥胖、维持身体体质指数在正常范围具有重要作用，同时对产后子宫复旧、恶露的排出、盆底肌肉等器官康复起到促进恢复作用。选择舒缓有节奏、持续缓慢消耗的运动项目，如产后健身操、室内慢步、打太极拳等有氧运动。运动时间选择在餐后 1h 进行，持续 20～30min，每日 2 次，每周 3～5 天为宜，以个体耐受为度。同时备好糖果、饼干等食品，以避免发生低血糖。

3. 防感染 妊娠期糖尿病产妇自身免疫力较健康产妇有所降低，产后极易发生泌尿系统和生殖系统感染，预防措施如下。

(1) 保持伤口干燥清洁，若有发热、头晕等症状及时通知医务人员。

(2) 每天用温水清洗会阴，大小便后要保持会阴清洁，勤换卫生巾和内裤，1 个月内禁止盆浴。

4. 新生儿并发症观察 新生儿由于受母体血糖及胰岛素的影响，妊娠期糖尿病产妇的新生儿出生后较正常新生儿更易出现多种并发症，孕妇应学会观察。

(1) 低血糖：新生儿表现为面色苍白、烦躁、多汗，重者淡漠、反应低下、嗜睡、肌张力降低、呼吸困难等。应加强母乳喂养，每日沐浴时记录体重变化，必要时遵医嘱给予混合喂养。

(2) 黄疸：注意患儿皮肤颜色、精神状态、食欲、肌张力、大小便等。

(3) 新生儿呼吸窘迫综合征：多发生于生后 6h 内，表现为皮肤发绀、呼吸困难进行性加重，呻吟样呼吸，严重时三凹征阳性。应注意观察面色、呼吸等情况。

(4) 低血钙：表现为手足抽搐、震颤、惊厥。

新生儿出现以上症状时应及时告知医务人员或来院就诊。

（杨巧红）

【自测题】

单项选择题

1. 妊娠期糖尿病的诊断依据，正确的是（　　）

A. 空腹血糖≥7.5mmol/L

B. 随机血糖≥10.5mmol/L

C. 75g OGTT 服糖后 2h 血糖≥11.1mmol/L

D. 伴有典型的高血糖症状

E. 糖化血红蛋白≥7.0%

2. 关于糖尿病孕产妇的护理措施，正确的是（　　）

A. 孕早期产前检查 1~2 次

B. 控制血糖首选胰岛素治疗

C. 孕期空腹血糖应控制在≤6.3mmol/L

D. 餐后 30min 开始有氧运动，每次 30~40min

E. 胰岛素治疗者不宜母乳喂养

3. 孕妇 30 岁，孕 24 周，孕 2 产 0，75g 口服葡萄糖耐量试验：空腹血糖 6.2mmol/L，服糖后 1h 血糖 10.6mmol/L，无糖尿病病史，最可能的诊断是（　　）

A. 继发性糖尿病　　　　　　B. 妊娠期糖尿病　　　　　　C. 肾性糖尿病

D. 糖尿病合并妊娠　　　　　E. 其他特殊类型糖尿病

4. 孕妇 28 岁，孕 32 周，孕 2 产 0，妊娠期糖尿病，空腹血糖 10.2mmol/L，胰岛素治疗中。在清晨 5 时惊醒，心慌、出汗，此时应立即（　　）

A. 进食　　　　　　　　　　B. 饮水　　　　　　　　　　C. 测体温

D. 测血糖　　　　　　　　　E. 测尿糖及酮体

5. 孕妇，30 岁，妊娠 34 周，孕 2 产 0，孕 30 周时诊断妊娠期糖尿病。接受营养加运动指导治疗，现空腹血糖 5.2mmol/L，首选的治疗措施是（　　）

A. 正常饮食　　　　　　　　B. 口服降糖药　　　　　　　C. 胰岛素治疗

D. 继续营养运动治疗　　　　E. 立即终止妊娠

三、妊娠合并病毒性肝炎

学习目标

1. 掌握妊娠合并病毒性肝炎的健康教育内容。
2. 熟悉妊娠合并病毒性肝炎的健康评估。
3. 了解妊娠合并病毒性肝炎的临床表现及高危因素。
4. 能够对妊娠合并病毒性肝炎孕妇及家属进行健康教育。

情景案例导入

陈女士，27岁，初产妇，孕29周，因恶心呕吐、乏力、食欲减退1天入院。

病史：平时月经正常，停经40d出现恶心呕吐及hCG（+）。既往无肝炎病史。

查体：有肝大、肝区压痛和叩击痛。

血清学检查：乙型肝炎病毒表面抗原阳性（HBsAg+），乙型肝炎e抗原阳性（HBeAg+），乙肝核心抗体阳性（抗HBc+）。

请思考以下问题：

1. 陈女士目前存在什么问题？
2. 如何对陈女士进行健康教育？

妊娠合并病毒性肝炎是产科常见的传染病，对母婴的影响均较大，日益受到重视，特别是近年来国内外有关病毒性肝炎的研究进展深入，从而使该病对母婴的影响（如母婴垂直传播、母婴死亡）及母乳喂养等方面更受到关注。妊娠合并病毒性肝炎的发病率为0.025%~0.08%，而孕晚期的发病率较高。

【病因】

妊娠合并病毒性肝炎是妊娠期产妇通过一定途径感染肝炎病毒所造成的急慢性传染性疾病，以妊娠合并甲型病毒性肝炎，以及妊娠合并乙型病毒性肝炎最为常见。甲型肝炎病毒（hepatitis A virus, HAV）主要以消化道传播，感染后可获得持久免疫力，母婴传播罕见。乙型肝炎病毒（hepatitis B virus, HBV）主要经血液传播，但母婴传播是其重要的途径，我国高达50%的慢性HBV感染者是经母婴传播造成的。乙型病毒性肝炎在妊娠期更容易进展为重型肝炎。丙型肝炎病毒（hepatitis C virus, HCV）主要通过输血、血制品、母婴传播等途径传播，易转化为慢性肝炎，进展为肝硬化、肝癌。丁型肝炎病毒（hepatitis D virus, HDV）需伴随HBV而存在。戊型肝炎病毒（hepatitis E virus, HEV）主要经消化道传播，妊娠期感染HEV，尤其是乙型重叠戊型，易发生重型肝炎。妊娠合并乙型肝炎（简称乙肝）是我国当前流行最为广泛、危害性最严重的一种疾病。

妊娠合并病毒性肝炎可能的原因有：①与肝炎孕妇或病毒携带者密切接触；②在流行病区，进食未煮熟的海产品，以及饮用污染水源；③家庭成员中有乙肝感染者；④有输血及血制品、静脉注射毒品等不洁注射史；⑤存在多个性伴侣。

妊娠合并病毒性肝炎的母婴传播途径：①母婴传播，主要是指胚胎内的胎儿通过产道感染或宫内感染而感染上与母亲相同的疾病，由于这种疾病传播是从母亲传至子代，因而也称垂直传播，HIV、乙型肝炎等疾病都有这种传播方式，因而肝炎孕妇妊娠要非常当心，以免生产时新生儿被传染。②产时传播，母婴传播的主要途径，占40%~60%。胎儿通过产道接触母血、羊水、阴道分泌物或子宫收缩使胎盘绒毛破裂，母血进入胎儿血液循环引起，只要有10ml母血进入胎儿体内即可使胎儿感染HBV。③产后传播，产后母婴密切接触，使新生儿受到HBV的感染，这主要与吞咽母亲的唾液和母乳喂养有关。

【对母儿的影响】

1. 对母体的影响

(1) 妊娠期并发症增多：妊娠高血压、产后出血发生率增加。肝功能损害使凝血因子产生减少致凝血功能障碍，重型肝炎常并发弥散性血管内凝血（disseminated intravascular coagulation, DIC）。

(2) 孕产妇死亡率高：与非妊娠期相比，妊娠合并肝炎易发展为重型肝炎，以乙型、戊型多见。妊娠合并重型肝炎病死率可高达60%。

2. 对胎儿的影响

(1) 围生儿患病率及死亡率高：孕早期患有病毒性肝炎，胎儿畸形发生率高于正常孕妇2倍。肝功能异常的孕产妇流产、早产、死胎、死产和新生儿死亡率明显增加，围生儿死亡率高。

(2) 慢性病毒携带状态：妊娠期内，胎儿由于垂直传播而感染肝炎病毒，以乙型肝炎病毒多见。围生期感染的婴儿，部分转为慢性病毒携带状态，易发展为肝硬化或原发性肝癌。

【临床表现及分类】

1. 妊娠合并甲型肝炎 其症状与非孕期相同，发病较急，除有消化道症状及黄疸外，血清学检查中HAV抗体（HAV-IgM）阳性即可确诊。

2. 妊娠合并乙型肝炎

(1) 全身表现：孕妇常感身体乏力，容易疲劳，可伴轻度发热等。失眠、多梦等也可能与此有关。

(2) 消化道表现：肝炎时，肝功能异常，胆汁分泌减少，常出现食欲缺乏、恶心、厌油、上腹部不适、腹胀等。

(3) 黄疸：病情较重时，肝功能受损，胆红素的摄取、结合、分泌、排泄等障碍，血液中胆红素浓度增高。胆红素从尿液排出，尿液颜色变黄，是黄疸最早的表现。血液中胆红素浓度继续增加可引起皮肤巩膜黄染。由于胆汁酸的排出障碍，血液中胆汁酸浓度增高，过多的胆汁酸沉积于皮肤，刺激末梢神经，可引起皮肤瘙痒。

(4) 肝区疼痛：慢性乙型肝炎一般没有剧烈的疼痛。部分孕妇可有右上腹、右季肋部不适、隐痛、压痛或叩击痛。如果肝区疼痛剧烈，还要注意胆道疾病、肝癌、胃肠疾病的可能性，以免误诊。

(5) 肝脾大：由于炎症、充血、水肿、胆汁淤积，孕妇常有肝脏肿大。晚期大量肝细胞破坏，纤维组织收缩，肝脏可缩小。急性肝炎或慢性肝炎早期，脾脏无明显肿大，门静脉高压时，脾脏淤血，可引起脾大。

(6) 肝外表现：慢性乙肝，尤其是肝硬化孕妇面色黝黑晦暗（肝病面容），手掌大、小鱼际显著充血（肝掌），皮肤上一簇呈放射状扩张，形如蜘蛛的毛细血管团（蜘蛛痣），其他部位也可出现。男性可出现勃起功能障碍，对称或不对称性的乳腺增生、肿痛和乳房发育，偶可误诊为乳腺癌；女性可出现月经失调、闭经、性欲减退等。这可能与肝功能减退、雌激素灭活减少、体内雌激素增多有关。

3. 妊娠合并重症肝炎　极度乏力和严重的消化道症状；神经、精神症状（如嗜睡、性格行为改变、烦躁不安、昏迷等）；有明显出血倾向：鼻出血、牙龈出血不易止住；黄疸迅速加深伴有中毒性巨结肠、肝臭等；化验检测时凝血酶原活动度（PTA）40%，总胆红素（total bilirubin, TBIL）是正常的 10 倍。

【健康评估】

1. 母体评估

(1) 健康史：详细询问孕妇既往有无病毒性肝炎患者密切接触史，半年内是否有接受输血、血制品史等。有无肝炎病家族史及当地流行病史等。询问孕妇的治疗状况，孕妇及其家属对肝炎相关知识的知晓程度等。

(2) 身体状况：有不能用妊娠反应或其他原因解释的消化系统症状，如食欲减退、恶心、呕吐、腹胀、厌油腻、乏力、畏寒、发热、皮肤瘙痒、可触及肝脏增大、肝区有叩击痛等。重症肝炎多见于孕晚期，起病急，病情严重，表现为畏寒、发热、皮肤巩膜黄染、尿色深黄、食欲减退、频繁呕吐、腹胀、有腹水，可闻及肝臭气味，肝脏进行性缩小。妊娠期并发症增多，妊娠高血压的发生率增加，可能与肝脏对醛固酮的灭活能力下降有关。产后出血发生率增加，是由于肝功能或凝血因子产生减少致凝血功能障碍。与非妊娠期相比，妊娠合并重型肝炎病死率可高达 60%，因为重型肝炎常并发弥漫性血管内凝血，造成孕产妇病死率升高。

(3) 心理状况：加强心理评估。孕妇害怕病毒会传染给孩子，导致胎儿畸形、死胎，从而产生焦虑心理。同时因需要隔离治疗，病程较长，自尊受到影响，常有自卑、郁闷、情绪低落等表现。

(4) 辅助检查。

① 肝功能检查：血清谷丙转氨酶增高，血清胆红素增高 17mol/L 以上、尿胆红素阳性，对病毒性肝炎有诊断意义。

② 血清病原学检测：肝炎病毒抗原抗体检测对明确病原体种类和病情判断有很大帮助。

③ 影像学检查：主要是超声检查，必要时可行 MRI 检查，主要观察肝脾大小，有无肝硬化存在，有无腹腔积液，有无肝脏脂肪变性等。

④ 凝血功能及胎盘功能检查：凝血酶原时间、胎盘生乳素及孕妇血或尿中雌三醇含量测定以了解胎盘功能。

2. 胎儿评估 严密观察孕妇的生命体征判断胎儿的状态。孕早期孕妇合并急性肝炎易产生流产；孕晚期孕妇合并肝炎易出现胎儿窘迫、早产、死胎，须密切关注孕妇的血压等。

> **知识拓展**
> **乙型肝炎病毒血清病原学检测及意义**
> HBsAg 阳性是 HBV 感染的标志，见于乙型肝炎孕妇或病毒携带者；HBsAb 阳性表示曾感染过 HBV，已具有免疫力；HBeAg HBV 活动性复制，表示传染性强；HBeAb 阳性，表示血中 HBV 减少，传染性降低；HBcAb–IgM 阳性，表示 HBV 在体内复制，见于肝炎急性期；HBcAb–IgG 阳性，表示肝炎恢复期或慢性感染。

【健康教育】

1. 病毒性肝炎知识科普

(1) 科普病毒性肝炎的概念及分类：妊娠期病毒性肝炎是产科常见的一种传染病，影响母婴结局，因此，在孕早期护士应向孕妇及其家庭成员进行病毒性肝炎相关知识的健康宣教，使其了解疾病概念及大致分类，树立疾病预防意识。

(2) 科普病毒性肝炎的传播途径：了解不同类型病毒性肝炎的传播途径有助于孕妇及其家庭更好地预防疾病。甲型和戊型肝炎病毒主要通过粪–口途径传播；HBV、HCV、HDV 主要通过注射、输血或生物制品、密切的生活接触传播；HBV、HCV 可经母婴垂直传播，丁型肝炎病毒母婴垂直传播较少。

2. 妊娠期病毒性肝炎筛查及疫苗接种

(1) 孕前期：对于 HBV 和 HCV，医护人员应以社区为单位向大众宣传及推广孕前期筛查，提供让个人及其伴侣参与咨询和检测的机会。对孕妇家庭而言，孕前期筛查可以确保感染女性在怀孕期间得到规范治疗，有助于控制病毒传播，降低怀孕期间和产后并发症的风险，更好地保护孕妇、胎儿及其家庭成员。

(2) 孕早期：在孕早期进行病毒筛查，可以促进妊娠期病毒性肝炎的早发现、早治疗，最大限度优化治疗结局。2023 年 ACOG 指南建议，对于每位孕早期的女性，无论其病毒性肝炎的检测史或疫苗接种情况如何，都应进行 HBsAg 筛查。对于所有 18 岁后无三项指标（HBsAg、抗 –HBs 和总抗 –HBc）阴性筛查结果的孕妇或未完成乙型肝炎疫苗系列接种的孕妇，或已知存在 HBV 感染风险的孕妇，无论其疫苗接种状况或检测史如何，推荐对三项指标（HBsAg、抗 –HBs 和总抗 –HBc）进行筛查。建议所有孕妇在每次妊娠时均进行 HCV 抗体筛查。建议在孕前对 HCV 感染进行筛查，并在可能的情况下在怀孕前进行治疗。推荐风险人群妊娠期间接种甲型肝炎疫苗、乙型肝炎疫苗或两者均接种。医护人员应根据孕妇情况为其提供个性化的筛查及疫苗接种建议,强调孕早期预防工作的重要性,并及时跟踪孕妇筛查结果,根据结果进一步制订孕期管理计划。

3. 妊娠期病毒性肝炎孕妇的管理

(1) 医护人员应对 HBV 或 HCV 感染的女性进行孕前咨询,详细阐述妊娠对母亲疾病的影响,以及对胎儿和新生儿的风险。

(2) 向妊娠期病毒性肝炎孕妇讲解妊娠、产前、产时治疗及护理要点,动员孕妇及其家属参与临床决策,共同订制孕期管理计划。

① 孕早期:孕早期积极治疗,根据病情决定是否结束妊娠。急性肝炎如为轻症,应积极治疗,可继续妊娠。慢性活动性肝炎妊娠后对母儿威胁较大,治疗后可终止妊娠。

② 妊娠中晚期:尽量预防妊娠终止,护肝治疗为主,以免手术操作或药物增加对肝脏的影响。晚期妊娠时应加强孕期监护,行胎动计数、胎心监护检查。

③ 产时与产后处理:临产开始,按医嘱注射止血药。备新鲜血。缩短第二产程,必要时行阴道助产术。头位胎儿前肩娩出后、胎位异常胎儿全身娩出后、多胎妊娠最后 1 个胎儿娩出后,立即静脉注射催产素,确认胎盘无残留、产道无损伤,以防产后大出血。重症肝炎者,宜在护肝治疗和纠正凝血功能后,及时择期剖宫产。给予维生素 K_1 预防性用药,缩短第一产程和第二产程,必要时可阴道助产以缩短第二产程,减少体力消耗。预防产后出血及感染。产褥期观察阴道出血量及子宫缩复,防止感染,选用对肝脏损害小的广谱抗生素防止肝病恶化。

(3) 对于所有 HBsAg 阳性的孕妇,建议孕妇进行 HBV DNA 定量检测,以指导孕妇在妊娠期间进行抗病毒治疗,预防围产期 HBV 传播。对于 HBV 感染且病毒载量≥200 000U/ml 的孕妇,推荐从孕期 28 周开始使用抗病毒药物,至少持续至分娩,以降低垂直传播的风险。

① 非重型肝炎主要采用护肝、对症、支持疗法的药物,必要时补充白蛋白、新鲜冷冻血浆、冷沉淀等血制品。

② 孕期选用对胎儿无影响的保肝药物,产后需退奶者慎用对肝损害的雌激素,可口服生麦芽或用芒硝外敷乳房。

> **知识拓展**
>
> **母婴传播**
>
> 甲型肝炎不能通过胎盘感染胎儿,但分娩过程中接触母血或受粪便污染可使新生儿感染。乙型肝炎的母婴传播途径有:①垂直传播,HBV 通过胎盘引起宫内传播;②产时传播,为主要途径,占 40%~60%,胎儿通过产道时接触含 HBsAg 的母血、羊水、阴道分泌物,或者子宫收缩使胎盘绒毛破裂,母血漏入胎儿血循环使胎儿感染;③产后传播,母乳喂养及接触母亲唾液传播。丙型肝炎和丁型肝炎也存在母婴传播。戊型肝炎目前已有母婴间传播的病例。

(4) 向妊娠期病毒性肝炎孕妇提供关于垂直传播风险的咨询，讲解母婴传播阻断的措施，鼓励孕妇及其家属共同参与临床决策。

① HBV 的母婴传播阻断。

● 足月新生儿的免疫预防：母亲 HBsAg 阴性时，无论 HBV 相关抗体如何，新生儿按"0、1、6M"方案接种疫苗即可，不必使用乙肝免疫球蛋白（hepatitis B immunoglobulin, HBIg）。乙型肝炎疫苗的有效成分是 HBsAg，能使人体主动产生抗-HBs，为主动免疫。接种第 1 针疫苗后（10μg 或 20μg HBsAg），多数抗-HBs 仍阴性或低于检测下限，接种第 2 针 1 周左右后抗-HBs 才阳性，产生保护力。因此，必须按时接种第 2 针疫苗，才能产生预期的保护作用；延迟接种第 1 针和（或）第 2 针，将降低疫苗的效果。接种第 3 针的目的是使抗-HBs 明显升高，延长保护年限，绝大部分保护期限可达 20 年以上。新生儿生命体征不稳定或新生儿患病时，乙型肝炎疫苗需延迟接种，待身体状况稳定后接种第 1 针、第 2 针和第 3 针依次延后。

对于分娩时 HBsAg 阳性或状态未知的孕妇，推荐其新生儿在出生后 12h 内注射 HBIg 和接种乙型肝炎疫苗。母亲 HBsAg 阳性时，无论 HBeAg 是阳性还是阴性，新生儿必须及时注射 HBIg 和全程接种乙型肝炎疫苗（"0、1、6M"方案）。HBsAg 阳性孕妇，新生儿出生过程中（包括剖宫产）已经暴露于病毒。因此，对 HBsAg 阳性孕妇的新生儿，除接种乙型肝炎疫苗外，必须在 12h 内注射 HBIg，越快越好。接种疫苗的方法与普通新生儿相同，即"0、1、6M"方案，全程接种每针 10μg 的疫苗，共 3 针。家庭其他成员 HBsAg 阳性时，若孕妇抗-HBs 阳性，无须特殊处理；若孕妇抗-HBs 阴性，新生儿接种第 2 针疫苗前，HBsAg 阳性（尤其 HBeAg 阳性）者避免与新生儿密切接触；如果必须密切接触，新生儿最好注射 HBIg；不密切接触时，新生儿不必注射 HBIg。

● 早产儿的免疫预防：如果母亲 HBsAg 阴性，早产儿体重≥2000g，且身体状态稳定，按"0、1、6M"方案接种，在 1—2 岁再加强 1 针；如果生命体征不稳定，先处理相关疾病，待稳定后再按上述方案接种。如果早产儿<2000g，待体重到达 2000g 后接种第 1 针（如出院前未达到 2000g，在出院前接种第 1 针），1～2 个月后，再重新按"0、1、6M"方案全程接种 3 针疫苗。

② HBV 感染母亲的新生儿母乳喂养：在没有其他禁忌证的情况下，鼓励 HBV 感染的女性进行母乳喂养。正规预防后，不管母亲 HBsAg 阳性还是阴性，其新生儿都可以母乳喂养，无须检测乳汁 HBV DNA。虽然乳汁中可检测出 HBsAg 和 HBV DNA，乳头皲裂、婴幼儿过度吸吮，甚至咬伤乳头等释放病毒，但与新生儿娩出过程相比，母乳喂养的病毒暴露量明显减少，而 HBV 不经过消化道传播。因此，母乳喂养只增加病毒暴露的可能，而不增加感染的风险。即使在过去没有免疫预防的情况下，母乳喂养也并不增加母乳传播的风险；在已有免疫预防措施的今天，大量研究证明，人工喂养不能降低 HBV 母婴传播率；这些都是支持 HBsAg 阳性母亲的新生儿可以母乳喂养的直接证据。因此不应该放弃母乳喂养，而应该鼓励母乳喂养，也无须检测产妇乳汁中 HBV DNA。

4. 饮食指导 对妊娠期病毒性肝炎孕妇而言，并没有特定的饮食禁忌，遵循健康、营养均衡的饮食即可。护士应该对孕妇目前的饮食习惯进行评估，个性化给予营养指导。

(1) 应以高维生素、适量蛋白质为宜。注意补充含维生素 B、维生素 C、维生素 K 的食物，保证每日摄入足够量的蔬菜和水果，蛋白质来源应优先选择精瘦蛋白，即脂肪含量较低的高蛋白食物，如鱼肉、鸡蛋白、豆类等。

(2) 葡萄糖摄入量应在 200~300g/d，少吃多餐，适量增加全谷物类主食的比重，如燕麦、糙米、藜麦等。

(3) 脂肪入量，一般不特别限制，建议占能量的 25%~40%。建议限制每日饱和脂肪酸的摄入量，如动物脂肪。尽量选择不饱和脂肪作为脂肪来源，如植物油、坚果。切忌摄入过多高热量、油脂含量高、高糖的食物，以免体重增加引发脂肪肝，进一步损害肝功能。

(4) 禁烟、酒、茶、辛辣等刺激性食物。

(5) 采取预防措施避免一切可能加重肝脏损害的疾病，清洗所有肉类、水果和蔬菜，避免吃生食，并在处理食物之前和之后彻底洗手，以防止交叉污染。

(6) 如果孕妇想额外摄入营养补充剂，请务必咨询医护人员，避免引起肝脏损伤。

(7) 急性肝炎应予以清淡流质或半流质饮食，食欲好转后加强营养，给予营养丰富的食物，多吃新鲜蔬果；鼓励多饮水，以促进代谢产物及毒素的排泄。

(8) 重症肝炎有肝昏迷前驱症状者，应限制蛋白质的摄入，减少肠道内氨的产生；有腹水孕妇，应限制钠盐、水分的摄入；禁烟禁酒。

5. 休息与睡眠

(1) 嘱家庭成员保持环境安静，让孕妇多休息，避免劳累及重体力劳动。组织孕产妇及其家庭成员共同参与孕期及母婴产后护理宣教，鼓励家庭成员一起分担护理工作，减轻孕妇负担，确保孕妇有充分的时间休息。

(2) 适当参与户外活动。护士根据孕妇喜好和生活条件指导其进行孕期运动，以每次 30min 为宜，运动时心率在 120 次 / 分以内。穿着宽松、舒适衣物和防滑鞋。

(3) 重症肝炎时，孕妇应卧床休息，孕妇家属应确保孕妇安静舒适，避免不良刺激。对孕妇及家庭成员进行重症肝炎症状及体征的健康宣教，指导其注意孕妇的意识情况，有无精神淡漠、嗜睡等。指导家属观察和记录血压、尿量、出血情况的方法，并及时反馈给医护人员。注意保持大便通畅，减少和抑制肠道有毒物质的吸收，如大便不通畅，请及时就医。

6. 心理护理 相比健康女性，妊娠期病毒性肝炎孕妇在怀孕期间通常承受着更大的心理压力。怀孕期间的高压力与不良妊娠结局密切相关。孕产妇压力会增加孕期不适，对怀孕和出生结果产生不利影响，缩短妊娠时间和增加早产风险，孕妇的产前焦虑也被研究证明会改变婴儿的适应性免疫力。因此，医护人员应重视妊娠期病毒性肝炎孕妇的心理护理，鼓励孕妇以积极乐观的心态看待疾病，避免孕妇过度担忧。

(1) 医护人员采用通俗易懂的语言向孕妇和家属详细介绍病毒性肝炎对于母婴的影响、疾病预后及治疗方案，传达肝炎并非恶性病变。在孕期和产后配合治疗和健康管理，可以更好地优化母婴结局，减少疾病对母亲和新生儿的影响。

(2) 讲解控制病毒传播的知识，加强妊娠期保健，树立孕妇及其家庭成员克服疾病的信心，积极执行孕期管理计划。

(3) 鼓励家属增加对孕妇的关怀和理解，提高孕妇的社会和家庭支持感，消除孕产妇及家属的顾虑，使其心情愉快，配合治疗。

(4) 鼓励孕妇参加心理检测，如焦虑和抑郁筛查。根据孕妇情况及个人需要，推荐其参加心理咨询。倾听孕妇的心理困扰及需求，鼓励孕妇参与正念减压等放松活动，适当进行孕期瑜伽或其他低强度有氧运动，保障充足的睡眠，缓解孕妇压力，避免过度焦虑或消极抑郁。

7. 控制病毒传播

(1) 向妊娠期病毒性肝炎孕妇及家庭成员提供家庭咨询，讲授病毒性肝炎的卫生保健知识，预防肝炎的传播。为了降低传播风险，应建议妊娠期病毒性肝炎孕妇的家庭成员接受肝炎筛查，及时接受疫苗接种或治疗。

(2) 向妊娠期病毒性肝炎孕妇及家庭成员说明禁忌情况，如不共用牙刷或剃须刀，遮盖开放性伤口。向孕妇及家庭成员科普如何用漂白剂溶液清洁孕妇外溅体液，预防交叉感染。

(3) 应向孕妇及家庭成员解释清楚，共餐以及亲密的身体接触（包括接吻）并不是禁忌，但建议孕妇的食具、用物应与他人分开单独使用，食具可用 1000mg/L 的有效氯浸泡 30min 或煮沸 30min 消毒。

8. 出院指导

(1) 产妇出院后应注意休息，保证充足的睡眠，以免加重肝脏的负担。

(2) 向产妇及家庭成员强调出院后配合医护人员随访及按要求复诊的重要性，指导产妇及家庭成员遵医嘱进行母婴治疗及护理。由于分娩后发生的免疫重建，HBsAg 阳性母亲产后常出现 ALT 升高，嘱 HBV 感染的母亲密切观察肝功能损害的症状，如有厌食、疲乏、巩膜黄染、小便浓茶样等异常情况，应及时就医进行治疗。建议 HCV 感染的母亲在产后进行丙型肝炎护理和治疗，以确保自身健康并防止在未来怀孕时传播。

(3) 应用抗病毒药物治疗的患者，因用药疗程长，机体反应强，应定期复查血常规、肝功能及病毒检测，为进一步用药提供依据。停止应用抗病毒药物时，应严格遵守医嘱，不能擅自停药，以免引发肝功能反跳现象。

(4) 遵循健康饮食，保持营养均衡，注意补充葡萄糖和维生素，保护肝脏。

(5) 讲解复发的诱因，予以避免；病情稳定期，适当加强体格锻炼，增强体质。

(6) 再孕时机选择。已患有肝炎的育龄女性应做好避孕措施，首选避孕工具，可避免某些对肝脏有影响的避孕药物的使用，待症状消失 1 年后再妊娠。

(7) HBsAg 阳性母亲的新生儿随访。

① 健康母亲的新生儿，无须定期检查 HBV 血清学标志物。

② HBsAg 阳性孕妇的新生儿，需随访 HBV 血清学标志物，且选择适当时间。7~12

月龄时检测 HBV 血清学指标。若 HBsAg 和抗-HBs 都是阴性，尽快再次按"0、1、6W"方案接种 3 针乙型肝炎疫苗。孕妇妊娠期或产后口服抗病毒药物者，需观察对婴儿有无不良影响。

9. 并发症的预防

(1) 孕妇因肝功能损害及免疫力下降等，极易引起感染。嘱孕妇及照护人员保持病房空气流通、清洁卫生，定时协助孕妇翻身，预防压力性损伤、深静脉血栓等并发症。留置尿管者，指导孕妇及其照护者保持会阴清洁干燥，避免感染。注意保持口腔卫生，避免继发性感染的发生。

(2) 指导孕妇及照护人员注意观察孕妇产后注射处、缝合处或术口、牙龈、阴道等的出血情况，拔针后适当将按压时间延长。对于产后大出血高危孕妇，向孕妇及照护人员解释生命体征监测、血容量补充、止血治疗等措施的目的及重要性，若有不适立即告知医护人员。

(3) 肝性脑病的预防。指导照护人员注意孕妇的神态、语言、行动、定向力及计算能力是否异常等情况，确保孕妇及家属知晓肝昏迷前期症状，以尽早发现，进行早期治疗。高危孕妇应严格控制蛋白摄入，尤其含氮物质。建议每日服用乳果糖，并让孕妇呼吸道保持畅通，提供低流量吸氧，纠正低氧血症，若孕妇已有昏迷情况，协助做好生活护理。对于躁动者，应树立照护人员的安全防范意识，一起做好安全保护措施，提供床栏防护，必要时使用约束带，避免孕妇摔倒、坠床等。

（杨巧红）

【自测题】

单项选择题

1. 重型病毒性肝炎孕妇口服广谱抗生素的目的是（　　）

A. 控制肝炎发展　　　　　　B. 清除体内病毒

C. 预防产后出血　　　　　　D. 防止 DIC

E. 预防肝昏迷

2. 病毒性肝炎孕妇，凝血酶原时间延长，在妊娠中、晚期预防产后出血的主要措施是（　　）

A. 立即剖宫产　　　　　　　B. 引产终止妊娠

C. 高蛋白饮食增加营养　　　D. 用维生素 K、维生素 C

E. 用氨甲苯酸

3. 病毒性肝炎对妊娠的影响，下列选项哪项是错误的（　　）

A. 孕早期患肝炎，致畸率增加

B. 孕早期患肝炎，易发展为急性、亚急性肝炎

C. 孕晚期发病易并发妊娠高血压

D. 孕中晚期发病易诱发 DIC

E. 孕期发生病毒性肝炎致围（生）产儿死亡率增加

4. 孕晚期及分娩期合并急性病毒性肝炎，对产妇最大的威胁是（　　）

A. 易合并妊娠高血压综合征　　　　　　B. 易发生产后出血、DIC

C. 易发生宫缩乏力产程延长　　　　　　D. 易发生早产，围产死亡率增加

E. 易发展为重型肝炎，孕产妇死亡率增高

5. 产妇 28 岁，患慢性乙型肝炎，40 周妊娠剖宫产 1 男婴，家属欲确定此新生儿是否感染肝炎病毒，需行哪种检查（　　）

A. 甲型肝炎抗体测验　　　　　B. 血 ALT 测定　　　　　C. 胆红素测定

D. 乙型肝炎抗原抗体测定　　　E. 肝脏超声检查

四、妊娠合并缺铁性贫血

学习目标

1. 掌握妊娠合并缺铁性贫血的健康教育内容。

2. 熟悉妊娠合并缺铁性贫血的病因、临床表现及健康评估。

3. 能够正确认识补铁的注意事项，做好妊娠合并缺铁性贫血的预防。

4. 树立正确的饮食观念，保障母婴健康。

情景案例导入

张女士，27 岁，孕 1 产 0，停经 23 周，起床后头晕 1 周。

病史：患者既往月经不规律，末次月经 2022 年 3 月 21 日。停经早期有轻度恶心呕吐。孕 4 个月感胎动至今，孕期定期产检。患者精神欠佳，有呕吐不适，不伴眼花、视物模糊、心悸、胸闷，不伴阴道出血。二便正常。

专科检查：宫高 18cm，腹围 86cm，胎心 153 次 / 分，未行内诊。超声显示：双顶径 62mm，腹围 205mm，股骨 37mm。羊水最大前后径 50mm。血常规显示：hCG 73g/L，红细胞 3.0×10^{12}/L，红细胞体积 75fl，红细胞平均血红蛋白浓度 28%。

请思考以下问题：

1. 张女士出现了什么问题？

2. 如何对张女士进行健康教育？

缺铁性贫血（iron deficient anemi, IDA）是临床上最常见的贫血类型，也是妊娠期最常见的合并症。妊娠合并缺铁性贫血的诊断标准为孕早期 Hb＜110g/L；孕中期 Hb＜105g/L；孕晚期 Hb＜110g/L。由于种族、地区、饮食和社会经济等情况的不同，妊娠合并缺铁性贫血的患病率在全世界范围内差异很大。我国妊娠合并缺铁性贫血的总患病率为 19.1%。

妊娠期不同阶段的患病率也有所不同,在孕早、孕中、孕晚期患病率分别为9.6%、19.8%和33.8%。贫血多见于贫困地区的妊娠女性,严重贫血也是孕产妇死亡的重要原因之一。

【病因】

首先,妊娠期生理性血容量增多是妊娠合并缺铁性贫血的首要原因。其次,妊娠期女性铁的生理需求也会增加。在整个妊娠过程中,母体血容量的增加可达30%,从而引起生理性血液稀释甚至出现贫血。尤其在孕晚期,母体及胎儿对铁的生理需求急剧增加,胎儿利用母体铁储备造血,导致母体红细胞生成减少及铁储备量降低。此外,妊娠前及妊娠后的疾病,如慢性感染、寄生虫病、肝肾疾病、妊娠高血压、产前产后出血等,均可使铁的储存、利用和代谢发生障碍,铁的需求或丢失过多,还可影响红细胞的生成过程或贫血的治疗效果。

【对母儿的影响】

1. 对母体的危害 轻度贫血对妊娠和分娩的影响不大。重度贫血对孕妇和胎儿均有明显的影响。孕妇患有贫血,可能导致早产的风险性增加。孕中、孕晚期出现的一些轻度的贫血,反映了母体血容量预期的扩张,通常不伴有早产危险性。孕晚期血红蛋白浓度、血细胞比容和血清铁蛋白的水平增加反映了母体血容量没有足量地增加,因而对胎盘的血液供应减少,可能导致胎儿发育受限、供氧不足或早产等。贫血孕妇发生妊娠高血压的比例增高;重度贫血可能导致孕妇心肌供氧不足,从而引起心力衰竭;贫血还容易造成孕妇免疫力降低,诱发产褥感染;影响孕妇生活能力和工作能力。

2. 对胎儿的影响 孕妇中重度贫血时,经胎盘供氧和营养物质不足以满足胎儿生长所需,容易造成胎儿生长受限、胎儿窘迫、早产或死胎,同时对胎儿远期造成一定影响。

(1) 视觉与动作不灵活:如拿起目标玩具、拇指和食指摄取细小物品,以及需要理解的视觉与需要动作协调的积木和拼图能力均落后,也会导致其小学之后的学习能力相应落后。

(2) 昼夜规律难以养成:正常婴儿在光线充足时易觉醒,黑暗时脑对痛觉及一些刺激形成的化学递质透过的速度减慢,逐渐养成夜间睡眠和白天觉醒的生活规律。缺铁时光线的透过速度差别消失,夜间对一切感觉都同白天一样灵敏。

(3) 肌肉运动能力迟缓:缺铁时肌红蛋白内含铁不足,以致肌肉伸缩无力,婴儿抬头迟,翻身、坐起、爬行、站立和行走迟。贫血使孩子全身乏力,不愿意活动,总是躺着、坐着,使已经学会的动作逐渐退步。

(4) 认知和语言落后:6个月内母体储存铁的不足会使婴儿无精打采易疲倦,对外界事物无兴趣,畏惧不敢接受新事物,所以认知能力落后。由于缺铁婴儿注意力难以集中,对声音的变化感受茫然,既不求理解声音变化代表的意义,也懒得去模仿发音,所以理解能力不足。主动交往要求不大,所以语言能力落后。

(5) 记忆力落后:由于含铁的酶多聚集在大脑的边缘,也是脑的记忆储存部位。缺铁时该部位的酶活力不足,导致记忆力落后,孩子难以学会识物、背诵儿歌和识数。

【临床表现】

妊娠合并缺铁性贫血临床症状与贫血程度相关。轻者皮肤黏膜略苍白,无明显症状,疲劳是最常见的症状。重者面色黄白、全身倦怠、乏力、头晕、耳鸣、眼花、活动时心慌、气急、易晕厥,伴有低蛋白血症、水肿、严重者合并腹腔积液。高龄孕产妇还有心肌损伤、心力衰竭、认知障碍等,死亡风险增加。

1. 隐性缺铁 铁储存降低,但红细胞数量、血红蛋白含量、血清铁蛋白均在正常范围内,临床无贫血表现。

2. 早期缺铁性贫血 缺铁继续发展,导致红细胞生成量减少,但每个红细胞内仍有足量的血红蛋白,即"正红细胞性贫血",临床上可有轻度贫血的症状,如皮肤、黏膜稍苍白,疲倦,乏力,脱发,指甲异常,患舌炎等。

3. 重度缺铁性贫血 缺铁加重,骨髓幼红细胞可利用的铁完全缺乏,骨髓造血发生明显障碍。红细胞数量进一步下降,每个红细胞不能获得足够的铁以合成血红蛋白,导致低色素小红细胞数量增多,即"小细胞低色素性贫血",表现为面色苍白、水肿、乏力、头晕、耳鸣、心慌气短、食欲缺乏、腹胀、腹泻等典型症状,甚至可伴有腹腔积液。

【健康评估】

1. 母体评估

(1) 健康史:详细评估孕产妇的健康状况,如妊娠期缺铁性贫血症状出现的时间、发展情况,既往有无月经过多或消化道疾病引起的慢性失血性病史,有无因不良饮食习惯或胃肠道功能紊乱导致的营养不良病史等。了解孕产妇孕前体重和营养状况,体重低、BMI偏低、营养不良等均会增加妊娠期贫血的风险。评估孕产妇是否服用影响铁吸收和利用的药物或食物,如抗酸药物。

(2) 身心状况:轻度贫血者多无明显症状,严重贫血者可表现为头晕、乏力、耳鸣、心悸、气短、面色苍白、倦怠、食欲缺乏、腹胀、腹泻等症状,部分孕妇出现脾脏轻度肿大。根据贫血程度的不同,临床表现也会有所不同。助产士或护士除评估孕产妇一般健康状况外,需重点评估孕产妇的营养摄入状况、生活方式和心理状况等情况。在评估过程中应注意以下内容。

① 注意患者的营养摄入评估,仔细询问患者的饮食习惯,深入了解患者是否摄入了足够的铁、维生素C等,是否存在红肉、禽肉、肝脏、鱼类、蛋黄和绿叶蔬菜等摄入不足的情况,是否摄入过多的咖啡因、茶、钙等。

② 注意了解患者的生活方式,重点评估是否有不良的生活习惯,是否长期过度劳累,是否长时间、过多地使用抗酸药、钙补充剂等,避免因不良生活方式造成病情加重。

③ 注意评估患者的心理状态,包括情绪、认知、生活质量、自我调节能力等,了解贫血对患者心理健康的影响。孕妇心情低落、焦虑和抑郁等负面情绪可能影响饮食习惯和营养吸收能力。孕妇长期情绪低落和饮食习惯不好可能导致营养不良和贫血情况加重。缺铁性贫血也可能影响患者的身体功能,使患者体力下降、气短和心率过快等不适症状加

重。这些症状可能影响缺铁性贫血患者的日常活动、工作和人际关系等方面。在这种情况下，孕妇容易感到沮丧和无助等负面情绪，加重缺铁性贫血的病情。妊娠期缺铁性贫血可能影响胎儿的生长和发育，增加早产和低出生体重的风险。这些风险可能会导致孕妇对胎儿未来的健康和发展出现负面情绪，如孕期焦虑和抑郁等心理问题。因此，医务人员及家属应高度重视孕妇心理状态。

(3) 辅助检查：检查血红蛋白、红细胞计数、平均红细胞体积、中性粒细胞比率、总铁结合力、铁蛋白、血清铁、转铁蛋白饱和度等指标来评估患者的贫血程度及缺铁的程度。缺铁性贫血为小细胞低色素型贫血。血红蛋白<110g/L，血细胞比容<0.30，红细胞<$3.5×10^{12}$/L，即可诊断为贫血；血清铁<6.5μmol/L，为缺铁性贫血。对于孕产妇贫血程度较重的情况，还可以进行骨髓活检以确定贫血的性质和严重程度。

(4) 既往史：既往是否出现过缺铁性贫血或其他贫血类型的症状；是否存在引起月经量过多的疾病，如子宫肌瘤、功能失调性子宫出血等；是否有引起消化道出血的疾病，如胃肠道溃疡、炎症性肠病等；是否有慢性疾病，如糖尿病、肾病、克罗恩病等影响身体对铁元素的吸收的疾病；是否存在遗传或先天性贫血疾病，如地中海贫血等。

2. 胎儿评估　妊娠合并缺铁性贫血会影响胎儿的生长发育，特别是在孕后期容易导致胎儿宫内发育迟缓和低出生体重等问题。要及时对胎儿的生长发育情况进行评估，以保证胎儿的健康和发育。在评估胎儿生长发育情况时应涉及以下几个方面。

(1) 超声检查：利用超声技术定期对胎儿进行监测和评估，观察胎儿的体重、生长情况、脑部和器官的发育情况等。

(2) 胎心监测：通过胎心监测仪对胎儿的心跳进行监测，观察其心率变化情况。

(3) 羊水检查：可通过羊水的化验检测胎儿的状况，如羊水中铁含量和pH，以及胎儿的血液成分和贫血程度等。

(4) 脐带血检查：在胎儿出生时，可以通过脐带血的化验检测胎儿的血红蛋白含量、血细胞数目及血液中铁的含量等。

【健康教育】

1. 营养摄入　妊娠合并缺铁性贫血患者应加强营养、合理饮食，改变不良的饮食习惯，避免偏食、挑食。

(1) 早期预防：预防妊娠合并缺铁性贫血，一般从怀孕前积极补充铁剂开始，剂量、途径与贫血程度相关。维生素C有利于铁的吸收，应同时补充。注意饮食多样化，改变长期偏食等不良饮食习惯，调整饮食结构，适度增加营养。有些影响铁吸收和加剧铁消耗的因素应及时纠正，如慢性失血性疾病、胃肠系统疾病等。

(2) 调整饮食：妊娠合并缺铁性贫血患者，应适当进食富含铁、蛋白与维生素C的食物，同时注意膳食纤维、钙、咖啡因、茶等的摄入。

① 铁的摄入：多吃富含铁的食物，如红肉、禽肉、肝脏、鱼类、蛋黄、黑豆、黑木耳、黑芝麻和绿叶蔬菜等。动物肝脏中既含有丰富的铁、维生素A，也含有较丰富的叶

酸，同时还含有其他的微量元素，如锌、硒等，能有效促进身体对铁的吸收。

② 维生素 C 的摄入：维生素 C 能够促进铁的吸收，要多摄入富含维生素 C 的蔬菜、水果，如柑橘、草莓、番茄、胡萝卜、红椒、绿叶蔬菜等。新鲜的绿色蔬菜还含有丰富的叶酸。叶酸虽然不像铁一样是造血的主力军，但它参与红细胞的生成。如果缺乏叶酸，也会造成贫血。

③ 减少咖啡因和茶的摄入：咖啡因和茶叶中含有多酚类物质，可以阻碍铁的吸收和利用。因此，建议患者尽量减少饮用咖啡和茶。

④ 避免铁与钙同时摄入：钙和铁的吸收会有互相抑制，同时服用可能会由于服用钙而影响铁的吸收。因此，建议含铁食物和含钙食物不要同时摄入。

⑤ 膳食纤维的摄入：膳食纤维也能抑制铁的吸收，患者可减少或避免食用过多的高膳食纤维食物，如豆腐、全谷类、谷物、燕麦、糙米等。

2. 运动指导 妊娠合并缺铁性贫血的女性应进行轻度、短时间、间断的运动，并在医生监护下定期补充铁剂、复查血常规，以达到适宜的运动效果，同时确保母婴安全。

(1) 运动类型：只能进行轻度有氧运动，如步行、慢跑、游泳等。禁止剧烈运动，以免可能对胎儿造成伤害。

(2) 运动频率：每周 3～5 次，每次 30～60min。可以分段进行，但每次运动至少 10min。

(3) 注意事项：孕妇在运动过程中要密切监测自己的身体状况，如出现头晕、心悸、疲劳等症状要立即停止运动，以防晕倒发生意外并及时就医。运动前后要补充足够的水分，防止水和电解质紊乱。可以在医生指导下适当补充铁剂，促进红细胞生成，提高运动效果。但补铁剂的种类和剂量必须严格按医嘱执行。此外，要定期复查血常规，特别是血红蛋白和血清铁蛋白，以便及时了解体内铁含量并据此调整运动计划。一般每月复查一次，妊娠后期每两周复查一次。

3. 保证休息 妊娠合并缺铁性贫血的女性应根据个人的体力情况，从事力所能及的劳动，避免过度疲劳。当血红蛋白＜70g/L 时应卧床休息，防止头晕、乏力而发生意外。保证良好的休息和充足的睡眠，每天要 1h 左右的午休，以恢复体力。

4. 用药指导

(1) 补铁介绍：妊娠期母体对铁的生理需求增加，包括胎儿 270mg、胎盘 90mg、红细胞生成增加 450mg、产时失血 150mg，以及生理性铁损失 230mg。铁的需求量随着妊娠时期生理状况的不同呈现动态变化：孕中期需求量约为 5mg/d，在孕晚期则上升至约 7mg/d。分娩前 2 个月，铁甚至需增加到 20～30mg/d 才能满足生理需求。由于贫血所导致的负面影响，我们在进行产前检查时需动态监测血红蛋白及血清铁蛋白水平来评价补铁治疗的效果。如血清铁蛋白水平在孕中期持续下降并低于 30μg/L，则每天需口服 50mg 铁以满足生理需求。5%～10% 的孕妇在孕中期以后可能无法耐受口服补铁而导致治疗无效，此时也可考虑静脉补铁。当母体血红蛋白水平显著降低至＜60g/L 时应考虑进行输血治疗。

(2) 用药监测：口服给药是轻中度贫血孕妇的首选治疗方法，但要注意用药时间及用药不良反应。服用铁剂后，由于铁与肠内硫化氢作用而形成黑色便，应予以解释。

① 硫酸亚铁：予0.3g，每天3次，建议同时服用1%稀盐酸和维生素C，以利于铁的吸收。制酸剂、鸡蛋、奶制品、面包和其他谷类食物等，如与铁剂同服可影响铁的吸收，因此在饭前1h和饭后2h内不宜口服硫酸亚铁。如果服后恶心、胃肠反应较重，也可饭后服用。但对铁的吸收率有一定影响。

② 右旋糖酐铁分散片：一次2~4片，每天1~3次，饭后服。右旋糖酐铁分散片具有较好的吸收效率和生物利用度，能够促进机体血红蛋白的生成，较好地补充铁元素，促进贫血症状的改善。但该药物长期应用可能会刺激胃肠道，引起恶心、呕吐、胃部不适等症状。

③ 蛋白琥珀酸铁口服溶液：一日1~2支（即15~30ml），分2次在饭前服。蛋白琥珀酸铁口服溶液在胃强酸的环境中会沉淀，且蛋白膜能够保护制剂中的铁离子，缓慢释放在胃肠道内，不会损伤胃黏膜，对胃肠道不良反应小且轻微，能够较好地纠正因铁摄入不足、铁吸收障碍等因素所致的缺铁性贫血。同时该药物能够增加患者机体内红细胞生成量，促进红细胞摄入铁元素，增强机体对铁的吸收利用能力，有助于患者缺铁情况得到改善，消除贫血状况，减少对母体和胎儿的影响。但用药过量时易发生胃肠功能紊乱（如腹泻、结肠痉挛、恶心、呕吐、上腹部疼痛），在减量或停药后可消失。

妊娠末期重度贫血或口服铁剂胃肠道反应较重者，可采用深部肌内注射右旋糖酐铁及山梨醇铁补充铁剂。使用后吸收快，其缺点是注射局部疼痛，约有5%患者可有全身负反应或毒性反应，如头痛、头晕等，偶可发生致命的过敏性反应。治疗期间应向患者讲解药物的名称、目的、作用、给药方法、副作用及对胎儿的影响，以取得患者及家属的配合。

① 右旋糖酐铁：每毫升含铁50mg，首次肌内注射50mg，如无反应可增加到100mg，每天或隔天1次肌内注射，15~20天为1个疗程，一般每注射300mg可提高血红蛋白10g/L。

② 山梨醇铁：每毫升含铁50mg，每次50~100mg深部肌内注射，局部反应较少，但全身反应较重。

知识拓展

静脉补铁

严重贫血的病例需要输注红细胞悬液进行治疗。高浓度静脉注射铁剂（如含铁1000mg的静脉制剂）在开始治疗后4周内有效，并且认为对孕早期（妊娠2个月）的胎儿是安全的。奥地利妇产科学会在专家共识中提到，针对静脉补铁的指征是苛刻的，仅用于无法耐受口服补铁或有口服补铁禁忌的孕妇，且开始静脉补铁前需严格通过相关指标的检验确诊，仅根据患者血红蛋白水平就开始治疗一般是不建议的，因为静脉补铁在极少数情况下可能会出现严重的不良反应。奥地利联邦医疗保健安全办公室关于静脉注射铁剂使用的声明，强调"所有静脉注射铁剂产品都可能引发严重且致命的超敏反应，包括之前给药耐受的患者，因此，静脉补铁必须在获益大于风险的前提下使用"；欧洲药品管理局也有类似的声明。所以对于孕产妇采用静脉补铁治疗需慎之又慎。

5. 产前检查指导 妊娠前应积极治疗慢性失血性疾病，改变长期偏食等不良饮食习惯，调整饮食结构，适度增加营养，必要时补充铁剂，以增加铁的储备。建议孕4个月后，每日遵医嘱服用铁剂，可预防贫血的发生。产前检查时常规给予血常规检测，孕晚期应重点复查。注意胎儿宫内生长发育状况的评估，并积极地预防各种感染。若出现早孕反应，进食少或呕吐严重时，应及时到医院就诊，遵医嘱补充铁剂等。

6. 预防 对所有孕妇在首次产科就诊时（最好在孕12周以内）筛查全血细胞计数，在孕28周时重复筛查。全血细胞计数测定是确定贫血的初筛试验，有条件者可检测血清铁蛋白。其他相关检测指标，如血清铁、转铁蛋白饱和度、总铁结合力和红细胞游离原卟啉测定也有助于诊断缺铁性贫血。鼓励孕妇多吃富含铁的食物和可促进铁吸收的食物。膳食中铁摄入较低而存在患缺铁性贫血风险的孕妇，应指导其优化膳食铁摄入。

对所有孕妇补铁可预防或降低分娩时妊娠合并缺铁性贫血患病率及分娩后缺铁性贫血或铁缺乏，也可降低再次妊娠后出现缺铁性贫血和铁缺乏的风险。建议所有孕妇在妊娠开始时至产后3个月口服铁剂补铁，每日剂量为30~60mg。每日补充铁剂可降低30%~70%母体贫血及缺铁性贫血的风险。间断补充铁剂（1~3次/周）与每日补铁效果一致且依从性更好。合并缺铁性贫血患者每日需要额外补充30~120 mg铁直至贫血得以纠正。

（邹银婷　翟巾帼）

【自测题】

单项选择题

1. 下列应避免与铁剂同服的是（　　）
   A. 橙子　　　　　　　　　B. 柚子　　　　　　　　　C. 维生素C
   D. 抗酸药　　　　　　　　E. 深色蔬菜

2. 妊娠期贫血的诊断标准是（　　）
   A. 红细胞比容＜0.30，血红蛋白低于100g/L
   B. 红细胞比容＜0.33，血红蛋白低于110g/L
   C. 红细胞比容＜0.35，血红蛋白低于100g/L
   D. 红细胞比容＜0.40，血红蛋白低于110g/L
   E. 红细胞比容＜0.45，血红蛋白低于120g/L

3. 预防妊娠期缺铁性贫血，补充铁剂的开始时间为（　　）
   A. 孕4~6周　　　　　　　B. 孕8~11周
   C. 孕12~16周　　　　　　D. 孕17~20周
   E. 孕21~24周

4. 预防妊娠期贫血的措施不包括（　　）
   A. 孕前积极治疗失血性疾病
   B 孕期鼓励进食含铁丰富的食物

C. 在口服硫酸亚铁的同时补充维生素 C
D. 孕晚期应重点复查血常规
E. 妊娠前常规补充铁剂

5. 属于轻度贫血症状的是（　　）
A. 皮肤、口唇黏膜苍白　　　B. 头晕、乏力　　　C. 耳鸣
D. 心悸　　　　　　　　　　E. 倦怠

五、妊娠合并免疫性血小板减少症

学习目标

1. 掌握妊娠合并免疫性血小板减少症的健康教育内容。
2. 熟悉妊娠合并免疫性血小板减少症的健康评估。
3. 了解妊娠合并免疫性血小板减少症的临床表现。
4. 能够对妊娠合并免疫性血小板减少症患者及家属进行健康教育。

情景案例导入

杨女士，35 岁，初产妇，孕 30 周，近 1 周来牙龈出血。

病史：平时月经正常，停经 40 多天出现恶心呕吐及尿妊娠试验阳性，停经 4 个多月出现胎动。孕期超声检查提示：宫内妊娠，单活胎，余超声检查未见明显异常。孕期无其他不适症状，饮食睡眠好，大小便正常。既往体健，无毒物、放射线接触史，无特殊用药史，无吸烟饮酒史，无输血史，无肝炎、艾滋病病史，无其他疾病史。无出血性疾病家族史。

查体：四肢散在出血点，牙龈出血。

请思考以下问题：
1. 杨女士出现了什么问题？
2. 为明确诊断，需要做哪些检查？
3. 杨女士应该掌握哪些健康教育知识？

原发免疫性血小板减少症（primary immune thrombocytopenia, ITP），既往称特发性血小板减少性紫癜（idiopathic thrombocytopenic purpura, ITP），是一种自身免疫性血小板减少性疾病，且不存在其他诱发因素或病因，是产科常见的血液系统疾病。ITP 在妊娠期病情易加重，严重者可导致母体自发出血。妊娠期 ITP 的临床表现、检查及诊断与非妊娠期相同。如果处理不及时或处理不当，有可能导致围分娩期孕妇大出血，甚至新生儿颅内出血等，为了母儿健康与安全，必须对妊娠合并 ITP 患者进行科学细致的产科管理及

健康教育。

【病因】

分为急性型与慢性型，急性型好发于儿童，慢性型多见于成年女性。慢性型与自身免疫有关，绝大部分患者可测到血小板相关免疫球蛋白（platelet associated immunoglobulin, PAIg）。结合了这些抗体的血小板经过脾脏、肝脏时，可被单核巨噬细胞系统破坏，使血小板减少。

【临床表现】

1. 症状 妊娠合并 ITP 孕妇具有出血倾向，如皮肤黏膜出血（皮肤出血点、瘀点及瘀斑、鼻出血、齿龈出血等），严重者脏器出血，甚至颅内出血危及生命，造成不良妊娠结局。因此，在孕期及分娩期需引起警惕，妊娠合并 ITP 患者产前、产时及产后出血的临床表现如下。

(1) 产前出血：常表现为反复的皮肤黏膜出血，如瘀点、瘀斑及外伤后难止血，鼻出血，牙龈出血，严重者脏器出血，部分患者还会伴有明显的乏力症状。脏器出血主要关注以下几个方面。

① 胃肠道出血：会出现呕血、黑便、便血、贫血、发热、头晕、心慌及乏力等失血性休克表现。其中，呕血、黑便是上消化道出血的表现；便血多提示下消化道出血；面色及口唇苍白、头晕等是贫血的表现。消化道大量出血后，患者可在 24 小时内出现低热，可能是由大量失血影响体温调节中枢所导致。

② 肝脾及肾脏出血：肝脾出血通常出血量较大，会出现心率增快、心慌头晕、乏力、血压下降等失血性休克表现，也会出现上腹部剧烈疼痛，引起腹膜炎症状，全腹压痛、反跳痛及腹肌紧张；肾脏出血会出现肾区疼痛、血尿等症状。

③ 胆道出血：会出现呕血、黑便等上消化道出血症状，部分伴有黄疸、上腹部绞痛等症状。

④ 颅内出血：主要表现为头痛、呕吐、意识改变、瞳孔异常等。其中，头痛多表现为剧烈头痛。呕吐主要原因是颅内出血导致颅内压增高，进而刺激呕吐中枢。颅内出血时由于神经元受损和压迫性损害，导致患者出现意识障碍、嗜睡、昏迷等症状，出现瞳孔大小不等及对光反射异常等体征。

(2) 产时出血：分娩时用力不当，导致脏器出血症状，症状同上；妊娠合并 ITP 孕妇有一部分胎儿血小板减少，分娩时操作不当，可能引起胎儿或新生儿出血。因此，禁止采取可能引起胎儿或新生儿出血的操作，如胎头吸引术等。

(3) 产后出血：分娩后阴道出血难以止血，引起产后出血，需排除宫缩因素、胎盘因素或软产道因素的影响。

2. 体征 查体可发现皮肤瘀点、瘀斑，黏膜出血，如鼻出血、牙龈出血或口腔黏膜血疱。一般无肝、脾、淋巴结肿大，不到 3% 的患者脾脏可轻度肿大。

【健康评估】

妊娠合并 ITP 患者的健康评估、监测与治疗需要产科及血液科医师共同管理完成，结合血小板计数、出血症状，以及对治疗的反应综合评估母儿情况。

1. 母体评估

(1) 健康史：详细询问和评估患者此次妊娠期间有无皮肤瘀斑、鼻出血、便血或血尿等症状；有无 ITP 家族史；既往妊娠有无妊娠合并 ITP 病史；此次妊娠出现异常现象的时间及治疗经过，特别应注意有无黑便、视物模糊等潜在出血症状。

(2) 身心状况：典型的患者表现为无明确诱因的孤立性外周血血小板减少。根据血小板减少程度不同，临床表现不同，所实施的治疗方案也不同。医护人员除评估患者的一般健康状况外，还需评估患者有无皮肤黏膜出血及脏器出血，甚者颅内出血。在评估过程中应注意与继发性血小板减少或药物所引起血小板减少相鉴别，包括妊娠高血压合并溶血、肝酶升高和低血小板计数综合征（hemolysis, elevated liver enzymes, and low platelet count syndrome, HELLP 综合征）、血栓性微血管病、妊娠期急性脂肪肝、血栓性血小板减少性紫癜及溶血性尿毒症、自身免疫性疾病、感染、淋巴系统增殖性疾病、骨髓增生异常（包括再生障碍性贫血、骨髓增生异常综合征）、恶性血液病、普通变异型免疫缺陷病、慢性肝病、脾功能亢进、甲状腺疾病及疫苗接种相关的血小板减少等；血小板消耗性减少；药物诱导的血小板减少；假性血小板减少；先天性血小板减少。

妊娠合并 ITP 治疗周期长，因此，孕妇及家属担心长期住院加重家庭经济负担，而且孕妇及家属对疾病认知不足、担心血小板减少会对孕妇及胎儿造成影响，同时社会支持不足使孕妇产生紧张、焦虑，甚至恐惧的不良心理。这种不良心理可能会给孕妇身心健康和胎儿的发育带来不良影响。因此，医护人员需要对孕妇及家属进行疾病相关健康教育，如心理指导、用药指导、孕期及分娩期注意事项等。

(3) 辅助检查：目前将血小板计数作为 ITP 的诊断、疾病严重程度判定、孕妇病情变化、治疗后疗效评价的最主要实验室检查。

妊娠期血小板减少为血小板计数 $<100 \times 10^9/L$。一般血小板计数低于 $50 \times 10^9/L$ 时才有临床症状。根据血小板计数的范围，定期复查血小板。血小板计数 $>50 \times 10^9/L$ 并且病情稳定、无临床症状、无其他妊娠合并症及并发症者，可常规产前检查，并在每次产前检查时行血常规检查；血小板计数在 $(30 \sim 50) \times 10^9/L$ 者，每 2 周行血常规检查，根据血小板计数下降程度、是否伴临床症状及其他妊娠合并症及并发症而缩短产前检查间隔时间；血小板计数 $<30 \times 10^9/L$ 需要药物治疗者，每 1~2 周行血常规检查评估治疗的效果。对于血小板计数 $<50 \times 10^9/L$ 者，若基层医院或专科医院医疗条件有限，可转诊至具有综合诊疗能力的三级综合医院。

(4) 既往史：既往是否有血小板减少病史、既往是否有妊娠合并 ITP 病史、不明原因出血史等不良孕产史等。

2. 胎儿评估

(1) 生长发育情况：妊娠合并 ITP 患者，抗血小板抗体能通过胎盘进入胎儿血液系统，引起胎儿血小板减少,如果处理不及时或处理不当,有可能导致胎儿血小板减少,甚至颅内出血等,威胁胎儿的安全。因此,需定期监测胎心、胎动,以及胎儿生长发育情况。目前临床应用最多的是自我胎动监测、电子胎心监护和产科超声。

① 胎动:胎动是孕妇自我评估胎儿宫内状态最简便的方法。一般妊娠20周开始自觉胎动。医护人员应对孕妇进行自数胎动的教学,告知孕妇妊娠28周以后,若2h胎动计数＜10次或胎动次数较平时减少50%需立即就诊,因为提示有胎儿缺氧可能。

② 电子胎心监护(electronic fetal monitoring, EFM):可通过EFM上胎心及其与胎动和宫缩间的关系来评估胎儿宫内情况。无应激试验(NST)至少应持续20min,如果考虑有胎儿睡眠可能需要延长至40min。可从妊娠32周开始进行EFM,如病情需要,可从妊娠28周开始进行EFM。监测频次根据疾病严重程度决定,并可考虑远程胎心监护。

③ 产科超声:产科超声可监测胎儿生长发育情况及通过胎儿血流监测胎儿宫内状态。其中,胎儿血流监测常用的指标包括脐动脉和胎儿大脑中动脉S/D值[收缩期峰值流速(S)/舒张末期流速(D)]、RI值(阻力指数)、PI值(搏动指数)及脐静脉和静脉导管的血流波形等。

(2) 胎儿成熟度检查:治疗妊娠合并ITP疾病的原则之一是适时终止妊娠,因此应定期监测胎儿成熟度,可通过测量羊水卵磷脂与鞘磷脂比值(L/S)或羊水磷脂酰甘油(phosphatidylglycerol, PG)值进行监测,必要时促胎肺成熟治疗。L/S≥2.0或羊水中查出PG提示胎肺成熟,L/S≤1.5提示胎肺不成熟,比值1.6~1.9为可疑值,可用地塞米松促胎肺成熟。

【健康教育】

1. 营养摄入 妊娠合并ITP患者饮食应科学合理。以新鲜、易咀嚼、高维生素、高蛋白及易消化饮食为主,避免暴饮暴食或进食粗硬、有刺激的食物,慎食带骨或刺的食物,以免损伤消化系统诱发消化道出血,并保持大小便通畅。

(1) 推荐饮食:①利于升高血小板的食物,如龙眼、红枣等;②高蛋白的食物,可增加身体免疫力,如瘦肉、鱼类及豆类等;③富含维生素的食物,可减少血管壁脆性,帮助修复损伤的血管,同时提高患者免疫力,如菠菜、油菜等新鲜绿叶蔬菜,以及柚子、桃子、无花果等水果;④富含铁的食物,如动物内脏、羊血、猪血、紫菜等;⑤富含膳食纤维的水果,可促进肠道蠕动,预防便秘,如香蕉、火龙果等。除以上食物,还需注意进食新鲜、易消化及容易咀嚼的食物,减少对消化系统刺激及胃肠道负担,减少出血风险。

(2) 不推荐饮食:过硬或过烫食物有损伤消化道黏膜,造成或加重消化道出血可能,不建议食用。辛辣油腻的食物,这类食物刺激胃肠道产生胃酸,有导致或加重消化道出血可能,也不建议食用。不仅要注意饮食的种类,还要注意饮食的量,暴饮暴食会加重胃肠道负担,也有可能引起消化道出血。

2. 运动指导 妊娠期女性建议保持适当运动,因为运动可通过加强肌肉力量减轻关节负担,增强孕妇体力,促进顺产分娩、减少剖宫产,同时适当运动可降低高血压、糖尿病等慢性疾病的发生风险。孕妇可根据医护人员对自己的运动评估和个人的喜好选择适合自己的运动方式。

(1) 评估有无运动禁忌：产科联合血液科医师根据患者血小板计数及有无出血倾向评估有无运动禁忌。有运动禁忌的孕妇不建议规律的运动，可进行日常活动或踝泵运动等。无运动禁忌的孕妇，可每天30min的中等强度运动，每周可进行5d。

(2) 运动类型的选择：可选择有氧运动及抗阻力运动，如步行、游泳等，避免选择有受伤风险或快速移动的运动，如拳击、摔跤等。

(3) 运动中注意事项：孕妇根据自身状况和需求，遵守医护人员的指导，采取适合自己的运动方式，运动中选择宽松衣服，补充充足水分，避免剧烈或过度活动，运动时防止跌倒、踫撞等。运动中出现任何不适，如皮肤出血、阴道出血、呼吸困难、头晕头痛、胸闷气短、有规律的宫缩等，应立即停止运动并寻求医学帮助。

3. 保证休息 良好的睡眠质量可以帮助孕妇缓解焦虑、身体放松和得到充分的休息，医护人员可通过以下几个方面帮助孕妇获得高质量的睡眠。

(1) 保持规律的生活作息：①保持规律的睡眠时间，定时作息可以帮助身体建立规律的生物钟，保证睡眠质量。②坚持适度的体育锻炼。③避免睡前影响睡眠的行为，如睡前4~6h避免接触浓茶、咖啡、酒精等兴奋性物品，睡前不宜暴饮暴食或进食不易消化的食物；睡前1h内避免观看容易引起兴奋的影视及书刊，以及进行容易引起兴奋的脑力劳动。

(2) 睡姿：孕期的睡姿以舒适为主。孕早期，选择舒适姿势入睡。孕中晚期，可选择侧卧位，以左侧卧位为宜。左侧卧位可减轻子宫对腹主动脉、下腔静脉的压迫，有利于纠正"子宫右旋"，使回心血量增加，改善子宫胎盘的血供。侧卧位时可以在双腿之间放一个枕头，还可以在背后垫上枕头，也可以抱一个长长的体枕。

(3) 睡眠环境：整洁、安静、舒适、安全及通风良好的睡眠环境，并保持适宜的光线、温度及湿度可以提高睡眠质量。在使用空调或暖气时应注意维持室内的温度及湿度，可以使用加湿器等散发蒸汽，其中，在温度18~22℃及相对湿度55%~65%的环境下更容易进入睡眠状态。

(4) 寻求心理科医生帮助：若以上指导仍不能让孕妇缓解失眠症状，需及时咨询专业的心理科医师。

4. 心理指导 血小板减少是慢性疾病，病程相对较长。易引起孕妇不良情绪，面对不良情绪，需要医护人员、患者及其家属密切配合，体谅体贴孕妇。同时，患者及家属不一定对疾病有充分正确的认知，容易产生盲目的恐惧与焦虑，应多与患者及家属沟通交流，做好患者的心理疏导，并指导家属配合护理，消除患者的顾虑，缓解患者恐惧心理，让孕妇保持心情舒畅，积极配合治疗，有助于孕妇病情康复。

5. 用药指导 医护人员应对患者进行详细的用药及随访指导。

(1) 药品介绍：开始治疗前应向患者及家属讲解治疗方式、药物的名称、作用、给药方法及剂量、停药时间及用药期间注意事项。治疗方式分为一线治疗、二线治疗、输注血小板治疗及紧急治疗。

① 一线治疗：口服糖皮质激素及静脉注射免疫球蛋白（intravenous immunoglobulin, IVIg）是妊娠合并ITP的一线治疗药物。

- 口服糖皮质激素：口服糖皮质激素是治疗妊娠合并ITP的首选药物。推荐使用口服泼尼松或泼尼松龙。该药能减轻血管壁通透性，减少出血，抑制抗血小板抗体的合成及阻断巨噬细胞破坏已被抗体结合的血小板。推荐妊娠期以泼尼松$0.25\sim0.50$mg/（kg·d）为起始剂量，起效时间多在治疗第$4\sim14$天，并在第$1\sim4$周达到峰值反应。建议皮质类固醇给药至少21d，血小板上升并稳定后可逐渐减量，直至达到维持预防大出血的血小板计数所需的最低剂量或维持血小板计数$>30\times10^9$/L的最小剂量。妊娠期血小板计数$<50\times10^9$/L、有出血症状，可用泼尼松$40\sim100$mg/d。用药过程中注意监测患者血压、血糖、血脂、精神状态等。

- 静脉注射免疫球蛋白：静脉注射免疫球蛋白适用于口服糖皮质激素效果不佳、口服糖皮质激素发生严重不良反应或需要紧急提高血小板水平的患者。该药可抑制自身抗体产生，阻断巨噬细胞表面Fc受体而降低血小板清除率，减少血小板破坏。常用剂量为400mg/（kg·d），连续$3\sim5$d，或者1g/kg的单次给药，但必要时可重复给药。治疗起效时间多在治疗第$1\sim3$天，并在第$2\sim7$天达到峰值反应。优点为安全性好、起效时间优于糖皮质激素及副作用少，但治疗费用高，且不能维持长期疗效，疗效维持$2\sim4$周后血小板计数可降至治疗前水平。输注免疫球蛋白可引起过敏反应，输液速度不宜过快，密切观察有无输液反应。

② 二线治疗：对于一线治疗失败、出血倾向严重，或血小板计数$<10\times10^9$/L的妊娠合并ITP患者，可选择脾切除术，有效率达$70\%\sim90\%$。由于孕期手术胎儿风险及孕晚期的操作困难，通常在妊娠期间避免该手术。如有必要，可在妊娠$3\sim6$个月间进行脾切除术。

③ 输注血小板治疗：由于血小板输注后作用短暂，且输入血小板会刺激体内产生抗血小板抗体，加快血小板破坏，因此不推荐预防性输注血小板。但在以下情况下可考虑输注血小板：血小板计数$<10\times10^9$/L、有自发出血倾向、需要控制危及生命的重要器官出血（脑出血）时，以及剖宫产术前或临产后。建议可同时静脉给予糖皮质激素或静脉注射免疫球蛋白，以提高血小板计数及维持时间。对于需要进行中到大型手术的患者，手术前输注血小板，以将母体血小板计数增加至50×10^9/L以上。

④ 紧急治疗：当妊娠合并ITP患者血小板计数$<10\times10^9$/L且出现重要器官出血危及生命时，需紧急治疗以迅速止血，并将血小板计数提高到相对安全的水平。推荐在输注血小板治疗的基础上给予静脉注射免疫球蛋白1g/（kg·d），连续$1\sim2$d，或者400mg/（kg·d），连续$3\sim5$d。

(2) 用药监测。

① 遵嘱用药：告知患者严格按照医嘱用药，并指导患者用药期间切忌随意减量、增量或擅自停止服药，或在没有医疗监督的情况下停药，用药过程中如出现不适要及时告知医护人员。

② 定期复诊：嘱患者定期复诊复查血常规。

③ 尽可能避免使用引起血小板减少的药物，如利福平，阿司匹林等。

④ 告知患者及家属糖皮质激素使用期间注意事项及副作用。

- 长时间使用糖皮质激素时，突然停药或减量过快可能出现激素戒断综合征相关症状，如关节疼痛、肌肉疼痛或心神不宁，若出现，需及时就医。
- 糖皮质激素可刺激胃蛋白酶和胃酸分泌，可诱发或加剧胃肠溃疡，甚至造成消化道出血，需关注胃肠情况，观察排泄物颜色，发现黑便等异常，或发生胃肠不适，需及时告知医生。
- 长期服用糖皮质激素可出现精神症状，如焦虑、抑郁、兴奋等，若出现精神异常，需及时就医。
- 长期使用糖皮质激素可引起骨质疏松、自发性骨折或骨坏死，用药期间可同时服用钙剂。
- 糖皮质激素无抗菌作用，降低机体防御能力，因此需避免暴露于水痘病毒或麻疹病毒，若发生暴露，需立即就医，或用药期间出现发热、其他感染迹象等情况需立即就医。
- 糖皮质激素可升高血糖，用药期间需监测血糖。

6. 产前检查指导 妊娠合并ITP的孕妇在孕期需进行严密监护，包括监测以下指标：胎心、胎动、产科超声、血小板计数及孕妇自主症状，以保证母儿健康。

(1) 胎动：胎动夜间和下午较为活跃。一般妊娠20周开始自觉胎动，妊娠28～34周达到高峰，妊娠38周以后可能较前减少，原因可能是胎儿入盆。胎动常在胎儿睡眠周期消失，持续20～40min。自数胎动是孕妇自我评估胎儿宫内状态最简单经济的方法。临床应用上主要有以下两种自数胎动方法。

① 数10法：孕妇呈左侧卧位，满意的胎动为2h内计数达到10次（注意：胎儿在5min之内连续动算1次）。

② 时间固定计数法：在每天早、中、晚固定的时间各测胎动1h，将胎动数相加乘以4等于12h的胎动数：12h胎动数>30次为正常，<20次为异常。后一天与前一天同一时间相比，胎动减少或增加50%以上为异常。

每次产检医护人员均应嘱托孕妇自数胎动，并告知孕妇若胎动过频、胎动过少或胎动消失均应立即就诊，以防宫内意外发生。

(2) 胎心监护：EFM能连续观察并记录胎心（fetal heart rate, FHR）的动态变化，同时反应子宫收缩和胎动情况。通过EFM可以反映胎儿宫内储备能力。产前监护可通过NST进行。引产时胎盘功能的评价可通过缩宫素激惹试验（oxytocin challenge test, OCT）进行，OCT的原理为用缩宫素诱导宫缩并用电子胎心监护仪记录胎心的变化。

(3) 产科超声：产科超声可评估胎儿宫内生长发育情况及通过监测胎儿血流动力学评估胎儿宫内是否缺氧，以此来监测高危妊娠，改变胎儿结局，并为临床选择终止妊娠时机提供帮助。

(4) 血小板计数：对于接受治疗的孕妇，应在治疗2周后进行效果评价，至少测2次血小板计数，并间隔7d以上。可通过血小板计数来进行疗效的评价，①有效：治疗后血小板计数（30～100）×10^9/L 并至少比基础血小板计数增加 2 倍，且无出血症状；②完全有效：治疗后血小板计数≥100×10^9/L，且无出血症状；③无效：治疗后血小板计数＜30×10^9/L 或血小板数增加不足基础值 2 倍或有出血症状。

(5) 症状识别：医护人员应教会孕妇识别隐性出血和显性出血。隐性出血，如眼底出血会出现眼前有浮动黑影、视物模糊或视力丧失等症状，脑出血会出现头晕、头痛、呕吐、意识障碍、肢体无力或肢体瘫痪等症状。显性出血，如皮肤淤血、瘀斑、齿龈出血、鼻出血、尿血、便血或受伤后流血不能自止等。一旦发现上述异常出血需立即就诊。

7. 分娩及产后护理

(1) 分娩期护理：根据疾病严重程度选择合适的终止妊娠的时机、分娩方式和麻醉方式。

① 终止妊娠时机：妊娠合并 ITP 的分娩时机应结合血小板计数、有无出血症状、药物治疗的效果、其他产科并发症及合并症、胎儿发育情况及宫内情况、医院血源供给及救治能力等多方面因素综合评估决定。大部分患者血小板会随孕周增加降低，因此，孕 37 周后根据血小板水平及宫颈成熟情况可计划分娩。血小板达到正常可等待自然临产，到预产期未临产者需计划分娩。血小板计数在（50～100）×10^9/L 者，在预产期前计划分娩。血小板计数（30～50）×10^9/L 者，妊娠 37 周后可考虑计划分娩。血小板计数＜30×10^9/L 且伴活动性出血，应提升血小板至相对安全水平。如果患者对治疗无效，血小板进行性下降或存在出血症状，妊娠不足 34 周者，尽量保守治疗，延长孕周，为促进胎肺成熟提供时间；妊娠 34 周及以后，则考虑终止妊娠。

② 分娩方式：妊娠合并 ITP 患者的分娩方式应由产科指征决定。既往发生过胎儿或新生儿颅内出血者，应考虑剖宫产终止妊娠。如血小板计数＜50×10^9/L 并有出血倾向，或有脾切除史，可适当放宽剖宫产指征。阴道分娩和剖宫产的血小板水平建议：阴道分娩≥50×10^9/L，椎管内麻醉下剖宫产≥70×10^9/L。

● 阴道分娩管理：产程严密观察，严格控制缩宫素使用滴数。临产后动态监测血小板计数，维持血小板计数＞50×10^9/L。第二产程根据血小板水平可预防性输注血小板。积极处理第三产程，切勿腹部加压帮助分娩，以免引起胎儿颅内出血。禁止可能引起胎儿或新生儿出血的操作，如胎头吸引术、胎儿头皮取血等。尽量避免产钳助娩，如果有明确操作指征，应由有经验的产科医师评估利弊。尽量不做会阴切开术，若行会阴切开术，需认真检查和缝合伤口，避免产道血肿。分娩后应持续应用宫缩剂至产后 12～24h。

● 剖宫产管理：剖宫产手术创口大、增加出血风险，术前应准备促进宫缩药物，如缩宫素、卡前列素氨丁三醇注射液及麦角新碱等。血小板计数＞20×10^9/L、无出血症状的患者可于术前 0.5～1.0h 输注血小板，过早输注可能会导致其被抗血小板抗体破坏而失效。血小板室温下保存时间短，取血后应尽快输注。

③ 麻醉方式：硬膜外麻醉时，血小板计数应＞80×10^9/L。无出血症状的 ITP 患者，血小板计数＞70×10^9/L 者可实施椎管内麻醉。对于接受椎管内麻醉的患者应关注神经系统症状，如出现以下症状可能提示脊髓硬膜外血肿发生可能，如意识障碍、下肢感觉异

常、运动障碍、大便失禁等。

(2) 产后随访。

① 产妇病情的监测：分娩后定期随访血小板水平以评估血小板计数是否恢复，妊娠期应用糖皮质激素治疗者，产后应逐渐减量。若行剖宫产或会阴侧切术，产后应严密观察伤口的愈合情况。根据产妇病情及治疗方案评估是否母乳喂养。若泼尼松用量≤20mg/d，对新生儿一般无不良影响，可行母乳。若泼尼松用量＞20mg/d，建议不使用服药后 4h 内的母乳，若接受母乳喂养的新生儿出现严重的血小板减少症，建议先暂停母乳喂养，动态观察血小板计数。

② 新生儿病情的监测：抗血小板抗体能通过胎盘进入胎儿血液系统，引起胎儿血小板减少，为一过性血小板减少，新生儿出生后血小板抗体逐渐减少，血小板将逐渐恢复正常。因此新生儿出生后需监测血小板，新生儿 1 周内至少 2 次血小板计数＜150×10^9/L 可诊断为新生儿血小板减少症。对于血小板计数＜50×10^9/L 或有出血倾向的新生儿，建议行头颅影像学检查以除外新生儿颅内出血。妊娠合并 ITP 患者分娩的新生儿的乙型肝炎疫苗接种不受影响，卡介苗的接种应根据新生儿出生后的血小板计数情况决定。不需要治疗或使用静脉注射免疫球蛋白治疗不需推迟卡介苗的接种时间，口服糖皮质激素需停药 1 个月才可接种卡介苗。

8. 预防　日常生活要小心，避免人为创伤。选择柔软的衣物及日常用品，床单平整柔软，勤修指（趾）甲，保持皮肤清洁干燥，勿用力擦洗皮肤，避免抓伤或擦伤皮肤，不要搔抓皮肤，避免引起皮肤出血。注意口龈护理，慎用牙签剔牙，刷牙时避免用力过度，避免人为创伤，可使用软毛牙刷（有出血时勿用牙刷），保持口腔清洁，餐后漱口。平时勿用力揉眼睛，有视物不清及时告知医务人员。各种治疗穿刺时必须快速准确，防止反复穿刺造成出血。物理降温时不宜选用 75% 酒精擦浴降温，以免加重出血。保持大便通畅。

（李　田　肖璐瑶）

【自测题】

单项选择题

1. 特发性血小板减少性紫癜妊娠期的处理正确的是（　　）

　A. 一旦妊娠应尽快终止　　　　　　B. 应用丙种球蛋白是治疗首选

　C. 有出血倾向时可输血小板　　　　D. 大量使用免疫抑制剂治疗

　E. 肌内注射雄激素

2. 特发性血小板减少性紫癜孕妇的处理不包括（　　）

　A. 12 周以前就需肾上腺皮质激素治疗者，要考虑终止妊娠

　B. 孕期血小板计数＜50×10^9/L，有出血倾向者可选糖皮质激素

　C. 丙种球蛋白在妊娠期不主张使用

　D. 脾切除的时间宜在孕 3～6 个月

　E. 输注血小板将刺激体内产生血小板抗体，加快血小板的破坏

3. 孕妇，30岁，于妊娠29周确诊为特发性血小板减少性紫癜，现妊娠33周，为反映其病严重程度，产检时检查的重点是（　　）

A. 宫底高度　　　　　　　　B. 胎方位　　　　　　　　C. 骨盆大小
D. 血小板计数　　　　　　　E. 水肿程度

4. 特发性血小板减少性紫癜合并妊娠的诊断依据不包括（　　）

A. 皮肤黏膜出血和贫血　　　B. 牙龈出血
C. 骨髓检查巨核细胞正常或增多　　D. 抗血小板抗体大部分为阳性
E. 血小板计数 100×10^9/L

5. 初孕妇，28岁，孕期检查提示特发性血小板减少性紫癜。孕妇十分担心，护士对其做的预防指导不包括（　　）

A. 定期产前检查　　　　　　B. 休息时多采取仰卧位
C. 保持心情愉快　　　　　　D. 日常生活注意有无出血情况
E. 孕期保持适量运动

六、妊娠合并甲状腺功能亢进

学习目标

1. 了解妊娠合并甲状腺功能亢进的临床表现及高危因素。
2. 掌握妊娠合并甲状腺功能亢进的健康教育内容。
3. 能够理解并应用妊娠合并甲状腺功能亢进健康教育的知识。

情景案例导入

易女士，32岁，初产妇，孕33周，近1年来声音嘶哑，发现颈部肿大2个月余。

病史：平素月经规律，停经40多天出现恶心呕吐及尿hCG（+）。停经4个多月出现胎动。自诉一年前无明显诱因出现声音嘶哑，偶有失声，伴多食、易怒、失眠、心率加快，无饮水呛咳，无吞咽困难，无颈部疼痛，无恶心、呕吐等不适。既往无特殊。

查体：体温36.8℃，脉率110次/分，呼吸20次/分，血压117/54mmHg。甲状腺Ⅱ度肿大，可闻及血管杂音，咽反射迟钝，右侧眼睑稍挛缩、迟落。心率110次/分，心律齐。胎先露未入盆。

请思考以下问题：

1. 易女士出现了什么问题？
2. 针对易女士的问题，我们可以给她哪些健康方面的建议呢？

妊娠合并甲状腺功能亢进简称妊娠合并甲亢，是指妊娠期的妇女因甲状腺本身产生甲状腺激素过多，导致体内甲状腺激素过高，引起机体的神经系统、循环系统、消化系统等系统的兴奋性增高和代谢亢进的一种内分泌疾病。大多数孕妇有容易激动、烦躁失眠、皮肤潮红和脉搏心跳增快等典型症状，部分孕妇还有眼球突出、皮肤增厚、粗糙等表现，少数患者可能没有明显的症状。该类孕妇须引起足够重视，经积极正规的监测和治疗后，通常不影响正常妊娠，否则严重者可能会导致流产、早产、死胎等并发症，甚至可能诱发甲状腺危象，从而危及孕妇和胎儿的生命安全。妊娠合并甲亢导致流产及早产率是正常妊娠妇女的数倍，可导致新生儿颅缝早闭、凸眼、肝脾肿大甚至心力衰竭。而对母体的影响主要是甲状腺危象。甲状腺危象常发生在分娩、剖宫产后，一旦发生，死亡率约25%。妊娠期女性体内雌激素、孕激素的水平与正常女性有所不同，甲状腺处于相对活跃状态，其体内甲状腺激素水平的变化，使得妊娠期女性容易发生甲状腺功能亢进症。当甲亢未治疗或者控制不佳时，由于分娩或手术、感染等刺激可诱发甲状腺危象。妊娠合并甲亢的发生率为0.1%~0.2%。妊娠合并甲亢是仅次于妊娠期糖尿病所引起的孕妇、胎儿病死率的重要原因。

【病因】

妊娠合并甲亢最主要的病因，为妊娠期女性体内激素水平的生理性变化或Graves病。

1. 妊娠期激素水平的生理性变化 是引起妊娠合并甲亢最常见的病因，约占所有妊娠女性的1%~3%，常在孕7~11周引发甲亢，但孕14~18周后可逐渐缓解。

2. 妊娠期甲状腺生理性变化 为了满足正常妊娠期代谢需求的增加，孕妇的甲状腺会发生生理性的改变，导致甲状腺激素水平升。

3. 人绒毛膜促性腺激素 正常妊娠期，孕妇体内的人绒毛膜促性腺激素（hCG）水平比非孕期要高很多，并在孕10~12周时达到高峰，而hCG具有刺激甲状腺的功能。因此，hCG量达到一定水平可能引发甲亢。

4. Graves病 一种引发甲状腺功能亢进的自身免疫性疾病，但在孕妇中比较少见，约占所有妊娠女性的0.1%~1%。

5. 其他 甲状腺炎、甲状腺毒性腺瘤、毒性多结节性甲状腺肿和碘摄入量过多等病因，也可能引发妊娠合并甲亢，但很少见。

6. 以下因素可能诱发妊娠合并甲亢

(1) 妊娠剧吐：妊娠剧吐是早期妊娠的综合征，主要表现为恶心、呕吐伴体重减轻，发生妊娠剧吐的孕妇血清中hCG水平往往高于正常的孕妇，可能会诱发妊娠期一过性甲亢。

(2) 滋养细胞疾病：主要包括葡萄胎和绒毛膜癌，这类疾病会促进机体分泌大量的hCG，从而诱发妊娠合并甲亢。

(3) 甲亢家族遗传史：家族遗传是引发本病的重要因素。遗传因素在甲亢致病机制中发挥重要作用，同卵双胎先后患Graves病的概率可达30%~60%。甲亢具有显著的遗传倾向，在携带致病基因的前提下，代谢异常或精神应激均可诱发甲亢。因此，孕妇家庭中有妊娠合并甲亢病史的成员，该孕妇发生本病的风险要高于正常妊娠者。

【对母儿的影响】

1. 对母体的影响 妊娠期甲状腺处于相对活跃的状态，其体积增大，孕妇的甲状腺体积比非妊娠时增大30%～40%，从而给甲亢的诊断带来一定的困难。甲亢控制不当的孕妇，分娩或手术时的应激、疼痛的刺激、精神心理压力、劳累、饥饿、感染及不适当的停药，都可以诱导甲状腺危象的发生。甲亢患者易并发妊娠高血压，加重心脏负担易诱发心力衰竭。因此，孕期应对妊娠合并甲亢的孕妇加强监护，减少并发症，避免精神刺激及情绪波动，以防甲状腺危象的发生。

2. 对胎儿的影响 轻症或经治疗能控制的甲亢，一般来说对妊娠的影响不大，重症或经治疗不能控制的甲亢，容易引起流产、早产和胎儿生长受限。怀孕后服用的治疗甲亢的药物不足或不服药，会使甲亢病情加重。药物可以通过胎盘进入胎儿体内，有可能造成胎儿甲状腺功能减低或新生儿甲状腺功能减低和甲亢。有一些药物（如他巴唑、碘等）对胎儿有致畸作用。因此，妊娠合并甲亢应遵循一定的处理原则：既要控制甲亢疾病的发展，又要通过治疗使孕产妇及胎儿、新生儿安全度过妊娠及分娩的重要阶段。甲亢不是终止妊娠的适应证，病情轻者给予适量的镇静药，卧床休息，尽量减少使用抗甲状腺的药物。若同时伴有甲亢性心脏病、高血压等重症病例，则考虑终止妊娠。

【临床表现及分类】

妊娠合并甲亢的症状与非孕期相似，主要表现为神经系统、心血管系统、消化系统等身体多个器官系统兴奋性增高和代谢亢进的症状，部分患者有眼部和皮肤的异常表现，少数患者可能没有明显的症状。

(1) 兴奋性增高和代谢亢进的症状：孕妇可能会变得容易激动，出现烦躁失眠、皮肤潮红、脉搏心跳增快、胸闷、乏力、怕热、多汗、消瘦、食欲增加、大便次数增加、腹泻等症状。

(2) 眼部表现：部分孕妇会出现眼球异常突出的表现，可能与神经兴奋性增高或Graves病有关，除眼球突出以外，孕妇可能还有眼内异物感、胀痛、怕光、流泪、视力下降等症状。

(3) 皮肤表现：部分孕妇会出现皮肤的症状，多发生于小腿下方、足背、踝关节等处，表现为局部皮肤增厚、变粗，呈斑块状或结节状隆起。

(4) 甲状腺危象：甲状腺危象也称甲亢危象，是甲状腺毒症急性加重的一种综合征，发生原因可能与循环内甲状腺激素水平增高有关。多发生于病情较严重的甲亢并且未予治疗或治疗不充分的孕妇。孕妇表现为焦虑不安、烦躁、大汗淋漓、谵妄、恶心、厌食、呕吐、腹泻、虚脱，严重者可有心力衰竭、休克甚至昏迷、高热或过高热、心动过速（脉率>140次/分，甚至>160次/分）、脉压增大，常出现房颤、房扑、水、电解质酸碱平衡失调，不及时处理可导致呼吸循环衰竭而死亡。外伤手术、创伤、分娩、急性感染、精神刺激、急性心肌梗死、糖尿病酮症酸中毒等因素均可能诱发甲状腺危象。妊娠合并甲状腺功能亢进发生甲状腺危象时,严重危及胎儿和孕产妇的生命安全,需要紧急抢救处理。

(5) 妊娠合并甲亢对妊娠的负面影响:主要是流产、早产、先兆子痫、胎盘早剥等。

(6) 新生儿甲亢:母体的 TSH 受体的刺激性抗体可以透过胎盘刺激胎儿的甲状腺引起胎儿或新生儿甲亢。

> **知识拓展**
>
> ## Graves 病
>
> 妊娠期一过性甲亢和 Graves 病均有甲亢的症状,容易混淆,注意鉴别。
>
> Graves 病是器官特异性自身免疫病之一。Graves 病的主要特征是血清中存在针对甲状腺细胞 TSH 受体的特异性自身抗体。主要表现为容易激动、焦虑烦躁、皮肤潮红、脉搏心跳增快、怕热多汗、消瘦、食欲增加等症状,同时有甲状腺肿大、眼球突出等表现。而妊娠期一过性甲亢主要表现为较轻的兴奋性增高和代谢亢进的症状,通常不会出现甲状腺肿大和眼球突出的表现,且病情和症状可能在 14~18 周后逐渐缓解,妊娠结束后痊愈。可根据症状、体格检查、实验室检查和影像学检查予以鉴别。

【健康评估】

1. 母体评估

(1) 健康史:详细询问孕妇是否出现烦躁失眠、皮肤潮红、脉搏心跳增快、胸闷、乏力、怕热、多汗、消瘦、食欲增加、大便次数增加、腹泻等症状;有无高血压、蛋白尿和(或)水肿及抽搐等征象;既往史中有无 Graves 病、原发性高血压、胃肠疾病等;有无相关疾病家族史。此次妊娠经过,出现异常现象的时间及治疗经过。

(2) 身心状况:①评估患者是否出现烦躁失眠、皮肤潮红、脉搏心跳增快、胸闷、乏力、怕热、多汗等症状。②了解患者近期体重变化,是否有消瘦、食欲增加、大便次数增加、腹泻等表现。③评估患者眼部情况,是否有眼内异物感、胀痛、怕光、流泪、视力下降等症状。④评估患者皮肤情况,小腿下方、足背、踝关节等处是否出现局部皮肤增厚、变粗,呈斑块状或结节状隆起。⑤评估患者血压情况。⑥评估患者是否有吸烟习惯:因为吸烟是诱发甲状腺功能亢进的危险因素,因为香烟中所含有的尼古丁会明显增加患者机体交感神经的兴奋程度,改变促甲状腺激素受体的结构稳定性,增加甲状腺功能亢进症发病风险。⑦评估患者是否有饮酒习惯:酒精会促进患者机体内的血管收缩,加快人体新陈代谢,会导致下丘脑—垂体—甲状腺轴调节功能障碍,甲状腺激素分泌增加。⑧评估患者精神心理状态:妊娠合并甲亢的孕妇容易出现精神紧张,情绪激动。因担心自身及胎儿、新生儿健康可能会受到疾病的影响,而出现情绪激动或者精神紧张、焦虑,甚至哭泣、自责、抑郁。⑨警惕甲状腺危象:患者表现为焦虑不安、烦躁、大汗淋漓、谵妄、恶心、厌食、呕吐、腹泻、虚脱。严重者可有心力衰竭、休克，甚至昏迷、高热或过高热、心动过速（脉率>140次/分，甚至>160次/分）、脉压增大，常出现房颤、房扑，水、电解质酸碱平衡失调，不及时处理可导致呼吸循环衰竭而死亡。外伤手术、创伤、分娩、急性感染、精神刺激、急性心肌梗死、糖尿病酮症酸中毒等因素均可能诱发甲状腺危象。

(3) 辅助检查：①体格检查：检查患者颈部和眼部，明确患者是否存在甲状腺肿大、眼球突出等表现。②实验室检查：采集孕妇血液，检查血清中促甲状腺激素（thyroid-stimulating hormone, TSH）、甲状腺素（thyroxine, T_4）、三碘甲腺原氨酸（triiodothyronine, T_3）、游离甲状腺激素等激素的水平，初步判断甲状腺功能。甲状腺激素（FT_3、FT_4、TSH）超标：FT_3、FT_4 主要负责调节人体甲状腺激素的合成与分泌，促进甲状腺细胞的增殖和血液供应，在维持人体正常甲状腺功能中起到最重要的作用。当甲状腺激素分泌出现异常时，会影响促甲状腺激素(TSH)的水平，进而增加诱发甲亢的发病风险。③促甲状腺激素受体抗体（thyroid stimulating hormone receptor antibody, TRAb）阳性是临床辅助诊断甲状腺功能亢进的重要指标。促甲状腺素受体抗体是能与甲状腺细胞膜上的促甲状腺激素受体发生特异性结合的一种自身抗体，能够直接反映育龄期女性甲状腺功能亢进的发病情况和严重程度。④影像学检查：甲状腺超声检查具有无创、安全、经济、便捷等优点，可以明确甲状腺肿大的情况并检测甲状腺血流。眼球突出者可做MRI观察患者眼部情况。

(4) 既往史：既往是否有高血压、滋养细胞疾病、甲状腺炎、甲状腺毒性腺瘤、毒性多结节性甲状腺肿等疾病病史和碘摄入量过多、吸烟等生活习惯；孕早期是否有妊娠剧吐，孕妇家庭中是否有妊娠合并甲亢病史的成员等遗传因素。

2. 胎儿评估

(1) 生长发育情况：定期监测胎儿胎心、胎动，观察胎儿生长发育情况，通过无应激试验（NST）检查观察胎动时胎心的变化，来评估胎儿宫内储备功能。

因妊娠合并甲亢对妊娠的负面影响之一是早产，因此应定期监测胎儿成熟度，可通过以下几种方法进行监测。

① 测定胎肺成熟度：孕35～37周测量羊水卵磷脂与鞘磷脂比值（L/S）。L/S≥2.0提示胎肺成熟度，L/S≤1.5提示胎肺不成熟，比值1.6～1.9为可疑值，可用地塞米松促胎肺成熟。②羊水磷脂酰甘油（PG）值检测：孕35周以后PG检测能较准确可靠地提示胎肺成熟度。羊水中查出PG，即表示胎盘成熟。

(2) 胎儿和新生儿甲亢监测：母体的TSH的受体抗体可通过胎盘引起胎儿或新生儿甲亢，孕20～24周监测母体的TSH的受体抗体尤为重要，如果阳性则需要对胎儿和新生儿实行甲亢监测。

【健康教育】

1. 营养摄入 保证热量供应，摄入充足的蛋白质、高热量、高维生素和富含铁、钙、磷、锌等矿物质丰富的清淡易消化食物，多食粗纤维新鲜蔬菜，维持营养均衡，忌食烟酒、咖啡、浓茶、生葱、生蒜等辛辣刺激性食物。少吃富含碘的食物，如海产品（海鱼、海带、海参、海蜇皮、紫菜等）。

① 主食应足量，可以增加奶类、蛋类、瘦肉类等优质蛋白。

② 多摄取新鲜蔬菜和水果，以补充足量维生素。

③ 鼓励患者多饮水：每日饮水 2000～3000ml 以补充出汗、腹泻、呼吸加快等所失的水分，但对妊娠合并有其他疾病的患者应遵医嘱合理摄入液体量。

④ 饮食禁忌：禁止摄入刺激性的食物及饮料，如浓茶、咖啡等，以免引起患者精神兴奋；减少食物中粗膳食纤维的摄入，以减少排便次数。慎食卷心菜、甘蓝、白菜、油菜、木薯、核桃等易导致甲状腺肿大的食物。

⑤ 适当补碘，保证胎儿生长发育的需要。无甲状腺疾病的孕妇建议食用加碘盐，摄入含碘较高的食物每周 3～5 次；若是含碘量很高的食物如海带、紫菜，则建议每周 1～2 次即可。合并甲亢疾病的孕妇，需要根据甲亢病情控制的程度来决定饮食中碘的摄入量。甲亢未控制孕妇，碘盐每天的摄入量不超过 6g；避免摄入含碘量很高的食物如海带、海鱼、紫菜等；含碘量较高的食物每周 1～2 次；含碘量较低的食物则正常摄入。甲亢病情稳定或甲亢已经停药患者，碘盐每天的摄入量为 6～8g；避免摄入含碘量很高的食物；含碘量较高的食物每周 2～3 次；含碘较低的食物则正常摄入。

2. 运动指导

(1) 运动类型：妊娠合并甲亢患者应充分休息降低产妇的营养物质的代谢，选择低强度运动，多以有氧运动为主，如散步、瑜伽、孕妇体操等。散步可以促进血液循环，增加血氧含量，利于胎儿生长发育。瑜伽训练则可以舒缓孕妇全身的紧张肌肉，平稳情绪，使孕妇保持愉悦的心情，这对于减少妊娠期甲状腺功能亢进症的并发症是有益的。

(2) 运动状态：对患者身体状况进行评估，测出安静心率，根据心率储备法计算出患者运动心率控制范围，以运动时呼吸舒畅、无心悸、气促等症状出现，且保持心率在 100～120 次 / 分，最大心率≤（170－年龄）次 / 分；根据病情决定患者每日运动次数，每次持续时间，运动前进行 5min 关节活动，运动后进行 5～10min 的放松运动。如有胸闷、气急等不适症状及时报告医生。

(3) 运动频率：根据患者病情变化调整运动频率。

3. 保证休息 合理的休息和充足的睡眠至关重要，有助于缓解身体的疲劳和心理的压力。建议孕妇采用左侧卧位，注意休息，减少活动，避免劳累。妊娠合并甲亢的孕妇由于基础代谢率高，容易怕热、多汗、失眠等，应制订合理的作息时间，确保睡眠充足。失眠者可听轻音乐、喝温开水或温牛奶，入睡前可热水泡脚及按摩，失眠严重者可遵医嘱使用镇静剂。戒烟戒酒，不熬夜，减少用眼，少看手机、电视等，佩戴有色眼镜保护眼睛免受太阳和风的侵袭，使用滴眼液减轻眼干和眼部瘙痒等症状。调整环境刺激以促进睡眠，创造整洁、安静、舒适、安全的睡眠环境，调整病室的温度 18～22℃，湿度 55%～65%，光线暗淡（挂遮光窗帘）保持安静，避免声光刺激，通风良好。

4. 心理护理 保持情绪稳定，避免焦虑。孕妇孕前确诊甲亢较多，且病程一般持续 3～5 年，甚至 5 年以上，受疾病本身、妊娠激素和妊娠不良反应的影响，情绪容易出现波动、烦躁易怒,同时担心甲亢对胎儿造成不良影响或对甲亢疾病知识缺乏了解,容易产生恐惧、担忧、不安和焦虑、抑郁等负性心理。患者应控制情绪,不宜争吵、生气、激动。鼓励家人及朋友多与孕妇沟通交流,认真倾听孕妇的主诉,了解其心理需求并及时给予心理疏导。医护人员应耐心向患者及家属讲解妊娠合并甲亢对母儿的危害,解释每次产检的情况,消除孕妇及家属的顾虑。医护人员应做好甲亢疾病预防和保健知识宣教和心理安抚、疏导工作,让孕妇树立信心积极应对疾病。甲亢孕妇可以通过冥想、阅读、听音乐等,减轻焦虑和紧张的情绪。

5. 用药指导 孕产妇首选抗甲状腺药物治疗。治疗甲亢的药物一定要在专科医生的指导下正确应用,因 ^{131}I 有致畸并造成先天性甲低的副作用,甲巯咪唑有致畸可能,因此这两种药物严谨使用。掌握孕期甲亢用药治疗的注意事项,切勿自行减药甚至停药,或自行服用其他药物。①抗甲状腺药物(antithyroid drug,ATD)常用的有甲巯咪唑(methimazole)和丙硫氧嘧啶(propylthiouracil,PTU)。T_1 期首选 PTU,T_2、T_3、哺乳期首选甲巯咪唑。妊娠期抗甲状腺药物治疗不配伍用左甲状腺素,避免增加抗甲状腺药物的剂量。妊娠期间密切监测甲状腺功能,及时遵医嘱调整丙硫氧嘧啶剂量,使甲状腺功能维持在正常值上限。在妊娠的后 6 个月,由于妊娠的免疫抑制作用,抗甲状腺药物的剂量可以减少。妊娠后 3 个月是胎儿大脑迅速发育的阶段,丙硫氧嘧啶切不可过量,若已经达到控制目标,在妊娠的最后几周可遵医嘱考虑停药。分娩后,免疫抑制解除,甲亢易于复发,抗甲状腺药物的需要量也增加。②妊娠期禁忌 ^{131}I 治疗。由于胎儿甲状腺能浓集碘,破坏正在发育阶段的胎儿甲状腺,故妊娠期禁用放射性碘治疗。③副作用:抗甲状腺药物可能引发粒细胞缺乏症、皮肤过敏、肝功能损害、血管炎、关节病和狼疮综合征等,所以须做必要的随访。在服药过程中如果出现发热、喉咙痛、胃口不好、乏力、眼睛发黄,以及皮肤瘙痒等症状时,须及时就医。④产后用药:产后应及时复查甲状腺功能,调整药物剂量,出现产后出血或甲状腺危象是应积极配合医生做好各种急救处理。部分甲亢患者产后有病情加重倾向,不但需要继续用药,且要增加药量,应给予解释。

6. 新生儿甲亢 母体的 TSH 受体的抗体可通过胎盘引起胎儿或新生儿甲状腺功能亢进,孕 20~24 周监测母体 TSH 受体的抗体尤为重要,如果阳性需要对胎儿和新生儿实行甲状腺功能监测。遵医嘱定期产检和甲状腺功能监测,观察胎儿生长发育情况,并做好流产、早产的预防工作。新生儿出生后要监测甲状腺功能,并注意观察甲亢的相关症状及体征。若甲亢患者产后有病情加重倾向,需要继续用药并适当调整药量。丙硫氧嘧啶可通过乳腺到达乳汁,但量很少。因此,乳母服用丙硫氧嘧啶时哺乳是安全的,有条件者应定期监测新生儿甲状腺功能。

7. 甲状腺危象的预防及处理 妊娠合并甲状腺功能亢进的孕产妇应在整个孕期按时检查治疗、合理用药、密切监护,多可平安度过。若甲亢无法控制或出现甲状腺危象需及时住院治疗,必要时适时终止妊娠。分娩时除有异常情况外,应尽量经阴道分娩,病情严重者行手术助产或剖宫产。无论选取何种分娩方式,产后都应该预防感染和并发症,预防产后出血及甲状腺危象。

一旦诊断甲状腺危象，无须等化验结果，应紧急处理。①一般治疗包括吸氧、镇静、降温，纠正水电解质紊乱。②快速抑制 T_3、T_4 合成：首选丙硫氧嘧啶（PTU）。③应用碘或者碘化钾阻止甲状腺素释放，危象消除即可停用。④降低周围组织对甲状腺素的反应：普纳洛尔控制心率和血压。⑤拮抗应激：静脉使用氢化可的松或地塞米松，危象解除后可口服维持。⑥消除诱因，控制感染：采用支持治疗，使用对胎儿较为安全的抗生素。

8. 产前检查指导 遵医嘱积极配合医生密切监测甲状腺功能，甲亢孕妇定期产检非常重要。通过产检可以监测胎儿的生长发育情况，确保孕产妇和胎儿、新生儿的健康。坚持自数胎动，防止胎死宫内。每天早中晚各数胎动一次，每次 1h，如未觉胎动、胎动频繁或减少，及时告知医护人员。注意先兆早产征象，如有异常及时就医。孕晚期 37～38 周入院，注意防止胎儿宫内窘迫，每周进行胎心监护，孕妇检查心电图了解是否有心脏损害。妊娠合并甲状腺疾病，因不能为胎儿提供足够营养，影响胎儿生长发育，易发生胎儿生长受限，孕妇应注意宫高、腹围、体重情况，每 1～2 周进行胎儿超声检查，观察胎儿的生长发育和甲状腺大小、骨骼及胎儿体重，定期检查孕妇甲状腺功能、监测胎盘功能，及早发现妊娠高血压和宫内发育迟缓的情况。

9. 分娩期处理 经治疗甲亢病情稳定可继续妊娠，甲亢不是剖宫产的指征，无产科手术指征者可阴道试产。孕妇应积极配合医务人员观察病情。产程中，医护人员应鼓励产妇进食，并给予精神安慰。宫口开全后指导产妇正确屏气用力，必要时使用阴道助产术缩短第二产程，警惕甲状腺危象的发生。分娩时应备好甲状腺危象的抢救药物及用物。有产科手术指征者择期剖宫产，围术期应使用丙硫氧嘧啶、普纳洛尔等控制病情使心率＜80 次/分。

10. 母乳喂养的指导 产后结合产妇病情及服用抗甲状腺药物的剂量来考虑是否哺乳，甲亢病情稳定，使用丙硫氧嘧啶剂量小，无甲亢心脏病者可母乳喂养。不宜母乳喂养者应指导回乳。

11. 预防 甲亢患者应做孕前检查，在医生的指导下选择合适的妊娠时机。对于孕前确诊的甲亢患者，应接受规范治疗，待甲亢病情稳定 1～3 年后再妊娠为宜。病情不稳定用药期间不宜妊娠，已经妊娠女性怀疑有甲亢应积极配合诊治。甲亢孕妇往往白细胞总数偏低，粒细胞低，容易导致感染，注意保暖，避免感冒。避免人群聚集，减少疾病传染的机会。保持皮肤及会阴部清洁，预防感染。

12. 其他注意事项

① 如果接受放射治疗，需要停止治疗后 6 个月才能考虑妊娠。

② 尽管甲巯咪唑和丙硫氧嘧啶这两种抗甲状腺药物均可能存在致畸、粒细胞减少、肝损伤等不良事件风险，但是其仍为妊娠合并甲亢的首选治疗方法。对于孕前已患甲亢的患者，最好待甲亢完全控制并能停用抗甲药后再妊娠为宜，如果不得不服用抗甲药进行备孕，则于孕前 3 个月将甲巯咪唑转换成丙硫氧嘧啶可以更好地减少孕期甲状腺功能波动和严重畸形的风险。

③ 如果患者正在接受抗甲状腺药物治疗，血清 T_3、T_4 达到正常范围，停抗甲状腺药

物或者应用抗甲状腺药物的最小剂量,可以怀孕;如果患者为妊娠期间发现甲亢,选择继续妊娠,同时选择抗甲状腺药物治疗和孕中期手术治疗。

④ 有效的控制甲亢可以明显改善妊娠的不良结果。

> **知识链接**
>
> ### 甲状腺危象
>
> 甲状腺危象是甲状腺毒症急性加重的一个综合征,多发生于较重甲亢未予以治疗或治疗不充分的患者。常见诱因有感染、手术、创伤、精神刺激等。其临床表现有高热或大汗、心动过速(140次/分以上)、烦躁、焦虑不安、谵妄、恶心、呕吐、腹泻,严重患者可有心力衰竭、休克,甚至昏迷等。甲状腺危象的病死率在20%以上,最常见的死因是多脏器功能衰竭,其次是心力衰竭、呼吸衰竭、心律失常、DIC、消化道穿孔、缺氧性脑病、脓毒症。
>
> **甲状腺危象的诱发因素**
>
> 1. 术前准备不充分:甲状腺功能亢进没有得到有效的、满意的控制即行手术治疗。在术前,手术和麻醉的应激下可导致甲状腺危象发生。
>
> 2. 感染:为甲状腺危象发生的最常见诱因,占全部诱因的40%~80%,其中急性上呼吸道感染最常见,感染越重,越容易诱发甲状腺危象。
>
> 3. 创伤、过度劳累、极度精神刺激、高温、饥饿。
>
> 4. 不适当停用抗甲状腺药物。
>
> 5. 同位素 ^{131}I 治疗后出现感冒、腹泻、劳累。
>
> 6. 妊娠期甲状腺功能亢进症未控制好,又处于中止妊娠、分娩或产科意外期间。
>
> 7. 严重的应激时,如糖尿病失去控制、创伤、急性感染、严重药物反应、心肌梗死或肺梗死、碘油造影检查或粗暴的甲状腺检查操作等。
>
> **甲状腺危象分期**
>
> 1. 危象前期:危象前期患者多见原有的甲亢症状加剧,伴有中等发热,体温一般在38~39℃,可有体重锐减、恶心、呕吐等症状。
>
> 2. 危象期:①高热大汗:高热大汗是甲状腺危象的特征表现,患者体温高达40℃或以上。②上吐下泻:患者出现严重食欲缺乏,频繁呕吐,腹痛腹泻明显。③谵妄昏迷:早期可出现精神障碍、焦虑躁动等,随着病情加重出现嗜睡,最后陷入昏迷,严重威胁生命。④其他:脉压明显增大,窦性心动过速,心率可超过140次/分。
>
> 3. 不典型甲状腺危象:部分特殊类型甲亢或原有多器官功能障碍、恶病质的甲亢。危象发生时症状可不典型,可只有上述某一系统表现,甚至体温过低、皮肤干燥无汗等。
>
> **甲状腺危象的处理原则**:甲状腺危象一旦确诊,需要及时去除诱因,纠正严重

的甲状腺毒症,保护重要脏器避免功能衰竭。

甲状腺危象的紧急处理措施

1. 针对病因治疗:甲状腺危象患者合并感染时,应使用足量有效的抗生素积极控制感染;有外伤者应积极治疗外伤等。

2. 对症支持治疗:降温,镇静,给氧,补充能量及维生素,纠正水电解质紊乱酸碱平衡失调及心力衰竭,血糖低的患者给予50%葡萄糖液治疗,胃肠功能紊乱避免应激性溃疡可预防性使用胃黏膜保护剂。

3. 甲状腺危象药物治疗:首选丙硫氧嘧啶(PTU)抑制甲状腺激素合成,后加用复方碘口服溶液抑制甲状腺激素释放。具体用药方法和用药剂量请结合临床,遵医嘱执行。

4. 糖皮质激素的应用:糖皮质激素能够抑制周围组织对甲状腺激素的反应,从而抑制周围组织将T_4转化为T_3,对于甲状腺危象患者,尤其在高热或休克时,宜加用糖皮质激素并具有非特异性退热、抗毒、抗休克作用。在甲状腺危象缓解后,应逐渐减少并停止使用糖皮质激素。在用药期间,应密切监测和预防潜在的不良反应。

甲状腺危象的护理措施

1. 绝对卧床休息,保持环境安静,减少环境中的不良刺激,如声光刺激,限制访视者,减少交谈,向患者解释病情时语调轻柔。对烦躁患者,可遵医嘱予镇静剂。

2. 高热者予物理降温,避免用乙酰水杨酸类药物,因其能与甲状腺结合球蛋白结合,置换出T_4和T_3,增加血中游离甲状腺激素。

3. 纠正水和电解质紊乱,及时补充水分,补充葡萄糖、钾、钠和维生素。给予高热量、高蛋白、高维生素饮食。

4. 做好各种抢救准备,预防吸入性肺炎等并发症。

5. 以高度同情心,关怀、安慰患者,消除恐惧心理,树立战胜疾病的信心。

(蓝勤勤 王 倩)

【自测题】

单项选择题

1. 下列关于妊娠合并甲状腺功能亢进孕妇的饮食要求,错误的是( )
A. 保证足够的蛋白质　　　　　　　B. 减少过量脂肪摄入
C. 摄入足够的蔬菜　　　　　　　　D. 补充维生素、铁和钙剂
E. 多吃海带、海鱼、紫菜

2. 妊娠合并甲状腺功能亢进的首选药物是( )
A. 人工冬眠　　　　　　　B. 复方碘溶液　　　　　　C. 丙硫氧嘧啶
D. ^{131}I　　　　　　　　E. ^{125}I

3. 甲状腺功能亢进孕妇分娩时面临的最大危险是（　　）

A. 甲状腺危象　　　　　　　　B. 焦虑症状　　　　　　　　C. 精神紧张

D. 情绪激动　　　　　　　　　E. 心力衰竭

4. 孕妇，30 岁，于妊娠 24 周确诊为妊娠合并甲状腺功能亢进，现妊娠 32 周，为监测其疾病严重程度，产检时体格检查下述哪项检查不该做（　　）

A. 甲状腺 ^{131}I 率测定　　　　B. FT_3、FT_4　　　　　　C. TRAb

D. T_3　　　　　　　　　　　E. TSH

5. 初孕妇，28 岁，其母曾患妊娠合并甲状腺功能亢进症。妊娠后十分担心患上该病，护士对其做的预防指导不包括（　　）

A. 定期产前检查　　　　　　　B. 休息时多采取左侧卧位

C. 保持心情愉快　　　　　　　D. 适当运动

E. 忌食含碘食物

多项选择题

1. 甲状腺危象的临床表现（　　）

A. 高热大汗　　　　　　　　　B. 心率 140 次 / 分以上　　　C. 恶心呕吐

D. 腹泻　　　　　　　　　　　E. 休克

2. 以下属于诱发甲状腺危象的常见因素的是（　　）

A. 感染　　　　　　　　　　　B. 手术　　　　　　　　　　C. 创伤

D. 精神刺激　　　　　　　　　E. 妊娠

七、妊娠合并急性阑尾炎

学习目标

1. 掌握妊娠合并急性阑尾炎的健康教育内容。
2. 熟悉妊娠合并急性阑尾炎的健康评估。
3. 了解妊娠合并急性阑尾炎的临床表现及高危因素。

情景案例导入

刘女士，32 岁，初产妇，孕 20 周，因转移性右下腹痛 1d 入院。

病史：孕妇 1d 前开始无明显诱因出现脐上腹痛，持续性，伴有干呕，体温 37～38.5℃、无恶心呕吐、无腹泻腹胀、无阴道流液等不适，自觉胎动正常，大小便正常，来院急诊就诊，行阑尾区超声：急性阑尾炎声像，其他性质未排。腹泻 3 次，为稀烂便，无脓血。腹痛，呕吐后腹痛无缓解。

查体：体温 38℃，脉搏 96 次 / 分，呼吸 22 次 / 分，血压 130/80mmHg；腹部

平,未见腹壁静脉曲张,无胃肠型及蠕动波。腹稍紧,右下腹麦氏点压痛,轻微反跳痛,未触及腹部包块,肝、脾肋缘下未触及,墨菲征阴性,肝区及肾区无叩击痛,腹部移动性浊音阴性,双肾区无叩击痛。肠鸣音正常。

辅助检查:血常规结果:白细胞计数 23.64×10^9/L,中性粒百分比 91.4%;腹部 X 线可见盲肠及回肠末端扩张和气液平面。

请思考以下问题:
1. 刘女士出现了什么问题?
2. 如何对刘女士进行健康教育?

妊娠合并急性阑尾炎是妊娠期最常见的外科合并症之一,是指在妊娠期间发生的阑尾炎,阑尾炎是指阑尾发生急性炎症,通常由于阑尾腔内的粪石或其他异物导致的阻塞,继而引起细菌感染,发病率为 0.05‰~0.1‰。妊娠各孕期均可发生急性阑尾炎,但以妊娠早中期多见。因为受妊娠反应和增大子宫的影响,阑尾炎的临床表现不典型。妊娠期阑尾炎早期诊断较困难,误诊率较高,加之炎症不易被包裹局限,常发展到阑尾穿孔和弥漫性腹膜炎阶段,导致孕产妇和围产儿病死率增高。

【病因】

1. 阑尾管腔阻塞 阑尾管腔阻塞是急性阑尾炎最常见的病因之一。阑尾管腔细小,开口狭,系膜短,使阑尾容易发生卷曲,造成阑尾管腔易于阻塞。导致阻塞的原因包括:①淋巴滤泡增生明显:约占60%,多见于年轻人;②肠石阻塞:阑尾石(阑尾结石)或其他一些机械病因,约占35%;③异物、食物残渣、炎性狭窄、蛔虫、肿瘤(如类癌、阑尾腺癌)等较少见。

2. 细菌入侵 阑尾管腔阻塞后,细菌繁殖并分泌内毒素和外毒素,导致黏膜上皮损伤,形成溃疡,细菌从溃疡面进入阑尾肌层。阑尾壁间质压力升高,影响动脉血流,造成阑尾缺血、梗死甚至坏疽。致病菌多为肠道内各种革兰阴性杆菌和厌氧菌。

3. 高危因素

(1) 怀孕期间,由于子宫的扩张和压迫,阑尾的位置可能会发生改变,使得阑尾更容易发生堵塞和炎症。

(2) 既往有急性阑尾炎病史,再次怀孕合并急性阑尾炎的风险较高。在既往急性阑尾炎发作时,如果炎症严重,可能会导致阑尾破裂或穿孔,释放出炎症物质。即使经过治疗,有时也可能残留一些炎症组织或瘢痕在阑尾内,这些残留物可能增加再次发生急性阑尾炎的风险。另外,既往急性阑尾炎可能对阑尾的组织和功能造成损害,可能导致阑尾管道变窄、瘢痕组织形成或功能障碍,增加再次发生急性阑尾炎的风险。

(3) 既往有盆腔手术史。曾经进行过盆腔手术,在怀孕期间合并急性阑尾炎的风险较高。

(4) 既往有盆腔感染史。曾经有过盆腔感染,在怀孕期间合并急性阑尾炎的风险较高。

(5) 吸烟者合并急性阑尾炎的风险较高。

(6) 肥胖者合并急性阑尾炎的风险较高。

(7) 如患有艾滋病、糖尿病等免疫抑制的疾病，免疫系统的减弱可能会导致对感染的免疫力下降，从而增加急性阑尾炎的发生风险。

【对母儿的影响】

阑尾炎对母儿的危害及其程度取决于阑尾炎病情及处理。妊娠期间，子宫增大，阑尾通常容易受到增大的子宫的压迫，其位置有可能发生改变，增加了阑尾发生堵塞和炎症的风险。阑尾炎病情发展及处理手段又直接影响妊娠能否继续或者增加人为干预的风险。

1. 对母体的影响 妊娠合并阑尾炎孕妇，轻者临床表现不典型，误诊率高；重者发生阑尾穿孔、阑尾周围脓肿，感染扩散，高热，腹部剧痛并发弥漫性腹膜炎，伴恶心呕吐；重症孕妇甚至发生感染性休克，直接威胁孕妇生命安全。妊娠期急性阑尾炎一般不主张保守治疗，一旦确诊，在积极抗感染治疗的同时立即手术治疗，尤其在妊娠中、晚期。如有下述情况可同时行剖宫产手术：①术中暴露阑尾困难；②阑尾穿孔并发弥漫性腹膜炎，盆腔感染严重，子宫已有感染征象；③近预产期或胎儿基本成熟，已具有宫外生存能力。病情的发展及手术处理手段将会增加早产的风险。不良的妊娠体验及手术干预的治疗方式均增加孕妇的心理负担，孕妇可能出现紧张、焦虑等不良情绪，担心手术风险及对胎儿是否有影响。

2. 对胎儿的影响 妊娠合并阑尾炎孕妇因恶心、呕吐、腹泻等消化系统症状增加了身体的消耗，可能出现营养不良，以及治疗用药或者手术等处理增加了身体的负担，这些因素均可能影响胎儿生长发育、增加早产发生率。严重感染，如阑尾穿孔并发弥漫性腹膜炎可累及子宫，容易发生流产、早产、胎儿宫内感染、新生儿感染，甚至可能发生胎死宫内等严重不良妊娠结局。

【临床表现及分类】

1. 症状 妊娠不同时期，急性阑尾炎临床表现有明显差异。

(1) 孕早期急性阑尾炎症状和体征与非妊娠期基本相同。疼痛发作多始于上腹部，逐渐移向脐周，位置不固定，6~8h后疼痛转移并局限于右下腹。70%~80%的患者表现出典型的转移性腹痛。不同位置的阑尾炎，疼痛部位不同：①盲肠后位阑尾炎表现为右侧腰部疼痛；②盆腔位阑尾炎疼痛在耻骨上区；③肝下区阑尾炎可引起右上腹痛；④极少数左下腹部阑尾炎表现为左下腹痛。孕早期急性阑尾炎主要表现为：腹痛、恶心、呕吐、发热（急性阑尾炎早期体温正常或轻度升高，<38℃）；右下腹有压痛、反跳痛及肌紧张，常有转移性右下腹痛。

(2) 孕中、晚期急性阑尾炎症状和体征与非妊娠期表现不同，增大的子宫致使阑尾的位置发生改变，临床表现常不典型，腹痛不典型或不明显。常无明显的转移性右下腹痛。当阑尾尾部位于子宫背面时，疼痛可位于右侧腰部。增大的子宫将壁腹膜向前顶起，故压痛、反跳痛和腹肌紧张常不明显。另外一部分人也有其他症状出现，如恶心、呕吐、腹泻（如盆位阑尾炎，炎症刺激直肠和膀胱，会引起排便次数增多、里急后重）等症状，有些孕妇可伴有发热、全身不适或乏力。在妊娠期有生理性白细胞增加，当白细胞计数超过 $15×10^9/L$ 才有诊断意义，也存在白细胞升高不明显者。

2. 体征

(1) 右下腹压痛：是急性阑尾炎的重要体征，压痛点可随着阑尾位置变化而改变，压痛的程度与病变程度相关。当阑尾炎症波及周围组织时，压痛范围亦相应扩大，但仍以阑尾所在部位的压痛最明显。

(2) 腹膜刺激征：孕妇腹膜刺激征不明显。

(3) 右下腹包块：阑尾炎症肿块或阑尾周围脓肿形成时，右下腹可扪及压痛性包块，边界不清，固定。

3. 分类 急性阑尾炎的确切病因尚不清楚。当阑尾腔被阻塞时，细菌在阑尾中积聚并引起局部黏膜充血、水肿、中性粒细胞浸润等，导致急性炎症表现，或继之因血管内血栓形成，导致组织坏死、肠道感染、穿孔。根据急性阑尾炎的临床过程和病理解剖学变化，可分为4种类型。

(1) 急性单纯性阑尾炎：病变多局限于黏膜和黏膜下层，属于轻型阑尾炎或病变早期。阑尾轻度肿胀，浆膜充血，失去正常光泽，表面有少量纤维性渗出物。镜下见阑尾各层水肿和中性粒细胞浸润，黏膜表面有小溃疡和出血点。

(2) 急性化脓性阑尾炎：常因急性单纯性阑尾炎发展而来。阑尾明显肿胀，浆膜高度充血，表面覆有脓性渗出物，又称急性蜂窝织炎阑尾炎。镜下见阑尾黏膜溃疡面增大并深达肌层和黏膜层，各层均有小脓肿，腔内有积脓。阑尾周围的腹腔内有稀薄脓液，形成局限性腹膜炎。

(3) 坏疽性及穿孔性阑尾炎：是一种重型阑尾炎。当阑尾梗阻导致腔内压力增加和膨胀，这是由于持续的黏液分泌以及阑尾内细菌产生的气体，这导致静脉引流进行性损害，首先引起黏膜缺血，其次是全层缺血，阑尾管壁呈暗紫色或黑色，最终导致阑尾壁穿孔。梗阻远端淤滞导致阑尾内的细菌过度生长，进而在阑尾穿孔的情况下将较大的细菌扩散到腹膜腔，引起急性弥漫性腹膜炎。

(4) 阑尾周围脓肿：急性阑尾炎化脓、坏疽或穿孔后，大网膜和邻近的肠管将阑尾包裹并形成粘连，出现炎性肿块或形成阑尾周围脓肿。

【健康评估】

1. 母体评估

(1) 健康史。

① 一般情况：了解孕妇年龄、孕周、生育史，饮食习惯，有无不洁饮食史，有无经常进食高脂肪、高糖、低膳食纤维食物等。

② 现病史：询问孕妇有无腹痛及伴随症状。评估腹痛的特点、部位、程度、性质、

疼痛持续的时间，以及腹痛的诱因、有无缓解和加重的因素等。

③ 既往史：了解孕妇有无急性阑尾炎发作、胃十二指肠溃疡穿孔、右肾与右输尿管结石、急性胆囊炎或妇科病史，有无手术治疗史等。

(2) 身心状况

① 症状：评估有无乏力、发热、恶心、呕吐等症状；有无腹泻、里急后重等；孕中后期孕妇可出现流产或早产的征兆，注意观察其腹痛的性质有无改变，有无阴道出血。

② 体征：评估腹部压痛的部位，麦氏点有无固定压痛，有无腹膜刺激征；腰大肌试验、结肠充气试验、闭孔内肌试验结果等。

③ 心理—社会状况：了解孕妇及其家属对急性阑尾炎的认知、心理承受能力及对手术的认知。

(3) 辅助检查

① 实验室检查：多数急性阑尾炎患者血白细胞计数和中性粒细胞比值增高。白细胞计数可达 $(10\sim20)\times10^9/L$，发生核左移。部分孕妇也可无明显升高。

② 影像学检查

- 腹部 X 线：可见盲肠和回肠末端扩张和气液平面，偶尔可见钙化的粪石和异物。
- 超声检查：可发现肿大的阑尾或脓肿，推测病变的严重程度及病理类型。
- CT 检查：可显示阑尾周围软组织及其与邻近组织的关系，有助于阑尾周围脓肿的诊断。

(4) 既往史：了解孕妇是否有阑尾炎病史、腹部手术史、盆腔感染史、消化系统疾病史、妊娠相关并发症史等。

2. 胎儿评估 监测胎儿胎心、胎动，观察胎儿生长发育情况，观察胎动时胎心的变化。

(1) 胎儿心率监测：使用胎儿心率监测仪来监测胎儿的心率。阑尾炎可能会引起母体的感染和炎症反应，进而影响胎儿的心率。

(2) 胎儿超声检查：进行胎儿超声检查，以评估胎儿的发育和健康状况。这可以包括检查胎儿的心脏、脑部和其他器官的结构和功能。

(3) 胎动监测：询问孕妇胎动情况，阑尾炎可能会导致母体感到不适，从而影响胎动情况。

(4) 胎儿生长评估：检查孕妇的子宫大小和胎儿的生长情况，以评估是否存在胎儿发育问题。

【健康教育】

1. 一般健康教育

(1) 缓解疼痛：通过药物管理以及非药物干预缓解疼痛。阑尾炎孕妇禁止使用热敷来缓解腹部疼痛，因为这有可能导致阑尾破裂。

(2) 防止液体容量不足：如果孕妇不是禁食且耐受进食，应鼓励摄入液体，并记录摄入量和排出量。

(3) 预防感染：保持环境的清洁，为术后孕妇/产妇提供伤口护理，并经常评估切口是否有感染迹象。监测孕妇/产妇体温和心率，发现潜在感染迹象，遵医嘱使用抗生素。

(4) 减少焦虑：通过让孕妇/产妇了解护理计划来减少孕妇/产妇的焦虑，并确保孕妇/产妇了解诊断和治疗方案。同时鼓励家属探视和陪伴。

(5) 预防下肢静脉血栓：鼓励孕妇/产妇尽可能下床活动防止静脉血栓的发生。如果孕妇/产妇不能活动，应使用加压装置以预防下肢静脉血栓。

(6) 观察排便：阿片类药物对于控制疼痛可能是必要的，但其副作用可能会导致便秘，因此鼓励孕妇/产妇摄入足够的水量等。

2. 术前健康教育

(1) 心理护理：由于女性对疼痛的耐受性差，在妊娠合并身体疾病这个特殊阶段，既担心胎儿的安危，又担心手术麻醉药物对胎儿的影响，加之恐惧手术，易产生紧张、焦虑心理，表现为情绪不稳定性，不能很好地配合治疗。应主动与之交谈，耐心倾听孕妇讲述内心感受，关心帮助其消除过度担忧。以耐心、细心、和蔼的态度做好解释安抚工作，详细解释各项检查的目的、步骤及意义，告知孕妇妊娠期阑尾炎的发病率、治疗手段、疾病的转归及良好的治疗效果。提高孕妇对疾病的认知程度，消除孕妇焦虑情绪，缓解心理压力，以良好的心理状态接受手术和护理。同时也可以通过让孕妇了解护理计划来减少焦虑，并确保孕妇了解诊断和治疗方案。另外，应为孕妇提供安静舒适的就医环境，缓解因疾病带来的焦虑、紧张情绪，并针对胎儿健康状况的担忧，及时给予帮助。

(2) 病情监测。

① 监测生命体征，特别是体温或心率变化。发热和心率加快都可能提示感染或炎症。

② 严密观察胎心、胎动情况，并注意观察腹痛、宫缩及阴道出血情况。妊娠时由于盆腔器官静脉充血及激素的影响，组织蛋白溶解增强，毛细血管通透性增高，促使炎症发展迅速，不易局限。而炎症的扩散可刺激子宫收缩，从而引起流产、早产，甚至死胎。所以中晚期妊娠并发急性阑尾炎的孕妇入院需听胎心，必要时增加次数。

③ 指导孕妇做好胎动的自我监测，指导孕妇胎心计数，出现异常及时通知医生，严密监测孕妇的生命体征，并做好记录。

④ 疼痛程度和位置：阑尾炎通常表现为右下腹疼痛。然而，它并不总是特定于这些区域，除了全身性"腹痛"之外，孕妇可能难以定位疼痛。阑尾也可能不在正常位置，这可能导致在腹部不同象限感到疼痛，因此，应尽可能多地获得有关疼痛位置和性质的信息，以便为医生提供尽可能多的信息，诸如"疼痛在哪里？""你会如何描述疼痛，是灼热、刺痛、痉挛等吗？"和"疼痛持续了多长时间，是持续还是断续？"这些信息对转达给医生很重要。

⑤ 监测饮食和排便习惯的变化。阑尾炎可导致孕妇主诉食欲缺乏、恶心、呕吐及便秘。

⑥ 监测实验室检测值，尤其是白细胞计数。但注意，阑尾炎在实验室值正常的情况下仍有可能发生感染。

(3) 知识指导：向孕妇介绍阑尾炎护理、治疗知识。告知手术准备及术后康复方面的相关知识及配合要点。

① 孕早期（1~3个月）：这个时期一旦确诊阑尾炎建议手术治疗，在此期间进行手术，对子宫无影响，不会影响整个怀孕。如果等到再次手术的时间为中晚期，那么手术的难度就会大大增加，可能对胎儿不利。

② 孕中期（4~6个月）：这个时期是公认的最佳手术时期，在孕中期（13~24周）患有急性阑尾炎，如果症状轻微并且不想手术，可以使用非手术治疗，大剂量静脉注射药剂。如果情况恶化，手术仍然需要。在此期间，胚胎已经固定，手术对子宫影响不大，手术动作轻柔，避免对子宫造成刺激导致流产。

③ 孕晚期（7~10个月）：这个时期子宫巨大，腹腔感染难以控制，而且胎儿基本已经成熟，如果确诊阑尾炎建议手术，但是手术有可能导致胎儿早产的可能，术前应该与产科联系，必要时一并行剖腹产。

3. 手术后健康教育

(1) 体位：告知孕妇/产妇术后的体位及目的，半卧位可使内脏器官稍下垂，胸腔体积增大，从而减轻心肺负担。半卧位还可使渗出物局限于直肠子宫凹陷，减少毒素的吸收，有利于引流，也可减少腹肌紧张力，减轻切口张力而引起的疼痛。左侧半卧位可减轻子宫对腹主动脉的压迫，从而减少下肢血液淤滞，增加子宫供血，以改善胎盘血流，从而避免胎儿宫内窘迫。孕妇/产妇宜取左侧卧位或右侧臀部垫高30°~45°，以减少术中对子宫的刺激，防止仰卧位低血压综合征的发生。术后孕妇/产妇一般平卧6h后改为半卧位，以利于引流，也可腹壁张力，减轻切口疼痛。

(2) 休息与活动：若胎心正常，没有产科异常征兆，鼓励孕妇早期下床活动，避免肠粘连、下肢静脉血栓等并发症的发生。阑尾切除术后一般不留引流管，只有局部有脓肿、阑尾包埋不满意和处理困难或有肠瘘形成时采用，有引流的孕妇/产妇活动时注意保持引流管的通畅，并妥善固定，防止其脱落和引流液的反流。若有异常症状，及时通知医生。术后通常在几天到一周内恢复正常活动。但是注意一点，除非另有说明，否则在术后4~6周应避免任何剧烈活动和提重物。

(3) 饮食指导：孕中晚期的孕妇，腹壁张力较大，肠蠕动恢复后需循序渐进地按照清淡流食、半流食、普食的顺序给予各种营养素齐全的高营养饮食，手术后机体的分解代谢大于合成代谢，出现明显的负氮平衡。又由于妊娠的因素，营养素的需求比一般手术孕妇多，尽可能按孕妇的口味和饮食习惯烹调，确保营养素的摄入，以利于机体的恢复和胎儿的生长。

① 温热流质食物：手术后的第一天，可以选择温热的流质食物，如汤、鸡汤、蔬菜汤等。

② 暂时避免进食牛奶、豆浆易胀气食物，同时避免冷饮。

③ 逐渐增加软食：从第二天开始，可以逐渐增加软食，如煮熟的米饭、面条、煮蔬菜、煮熟的鱼肉等。避免油炸食物和辛辣食物。

④ 高蛋白质食物：逐渐添加富含蛋白质的食物，如鸡肉、鱼肉、豆腐、鸡蛋、乳制品等。蛋白质有助于伤口愈合和身体恢复。

⑤ 高膳食纤维食物：在康复期间，逐渐添加高膳食纤维食物，如全谷类、水果、蔬菜和豆类。膳食纤维有助于促进肠道蠕动和预防便秘。但在术后的最初几天，应避免过多地摄入膳食纤维，以免对消化系统造成过大的负担。

⑥ 少量多餐：术后应少量多餐，每天分成 5～6 餐，避免大量进食。饮食时应充分咀嚼食物，以帮助消化和减轻肠道压力。

⑦ 个体化指导：术后饮食指导应根据个人情况进行调整。避免过度进食、暴饮暴食、辛辣食物、油腻食物、咖啡因和碳酸饮料。同时，避免饮酒和吸烟，以促进康复。

(4) 用药指导：术后遵医嘱继续给予抗感染治疗。并确保对孕妇/产妇进行充分的教育，以完成所有抗生素治疗，在口服抗生素时如发生胃部不适，口服药可随餐服用。对继续妊娠者，术后 3～4d 遵医嘱给予抑制宫缩药及镇静药保胎治疗，并告知药物使用的注意事项。静脉用药时严格控制滴速，密切观察胎心及胎动，定时进行胎心监护。

(5) 伤口养护指导：术后腹胀、咳嗽可增加腹内压，容易引起切口裂开或加重切口疼痛。指导孕妇/产妇咳嗽时用手按压切口。并且早期下床活动，促进胃肠功能恢复。术后继续监测切口部位是否有任何感染迹象，如发红、肿胀、引流或疼痛加剧，向医生报告。如果孕妇/产妇术后在 5～7d 需要拆线，在出院前与外科医生安排后续预约时间，以跟进伤口检查和评估。

(6) 排便排气：术后观察孕妇/产妇排气排便情况，术后第一天孕妇/产妇有排气，无特殊情况指导流质饮食、每日观察是否有排便，逐步过渡到正常饮食。

(7) 伤口疼痛指导：疼痛是刺激子宫收缩的高危因素之一，为了防止因疼痛引起的意外发生，仔细鉴别切口痛、肠蠕动痛还是宫缩痛，对孕妇/产妇的疼痛程度进行评估、评分。然后根据疼痛的程度遵医嘱给予相应的药物镇痛。正确的评估是镇痛的重要步骤之一，在评估时应耐心细致，同时嘱孕妇/产妇尽量避免引起疼痛的一切诱因。若服用阿片类药物等镇痛药，需告知孕产妇在服药期间勿驾驶。并请家属给予爱的关怀，以达到转移注意力，提高痛阈的作用。同时给予孕妇/产妇安静温馨的环境，达到最好的休息，从而提高对疼痛的抵抗，必要时慎用对胎儿影响小的镇痛药物。

(8) 预防感染：保持病房环境的清洁，为术后孕妇/产妇提供伤口护理，并经常评估切口是否有感染迹象。监测孕妇/产妇体温和心率，发现潜在感染迹象。遵医嘱使用抗生素。

(9) 自我症状观察：鼓励孕妇/产妇向临床医生说明不适症状。当孕妇/产妇感觉疼痛时，可通过药物管理以及非药物干预来缓解疼痛。重要提示：阑尾炎孕妇/产妇不允许通过热敷来缓解疼痛。当切口部位出现发红、压痛、疼痛加剧或肿胀时，及时报告医务人员。注意观察腹膜炎的症状，因为这可能表明阑尾破裂。需要注意的症状包括严重的腹痛，孕妇/产妇会保持腹部静止，甚至经常避免深呼吸。板状腹部，触摸时，孕妇/产妇会收紧腹部肌肉作为防护机制，导致腹部看起来非常坚硬。如果孕妇/产妇表现出这些症状，有必要立即告知医务人员和就诊。

(10) 并发症的预防和观察。

① 内出血：常发生在术后24h内。孕妇/产妇如有面色苍白、脉速、血压下降等表现，应立即让其平卧，静脉快速输液、输血，并做好手术止血的准备。

② 切口感染：表现为术后3~5d体温升高，切口疼痛且局部有红肿、压痛或波动感。应给予抗生素、理疗等治疗。

③ 腹腔脓肿：表现为术后5~7d体温升高或下降后又上升，并有腹痛、腹胀、腹部包块或排便排尿改变等。

④ 肠瘘：表现为发热、腹痛、少量粪性肠内容物从腹壁伤口流出。经全身支持疗法、有效抗生素应用，局部引流，大多数患者可愈合。

4. 出院健康指导 做好出院健康指导，详细制订出院后康复计划，提供家庭支持，做好孕妇/产妇的围生期保健工作。

(1) 对于保守治疗的孕妇，需帮助其及家属正确认识阑尾炎的复发特征，强调预防复发的重要性。

(2) 维持清淡饮食，多食富含膳食纤维的食物，保证大便的通畅，预防肠梗阻。切勿暴饮暴食、饭后剧烈活动。恢复期防止感染，注意腹部体征，监测切口部位是否有任何感染迹象，如发红、肿胀、引流或疼痛加剧等不适，建议及时就诊。

(3) 在出院前与医生预约随访时间，以跟进伤口检查和评估。定期来院检查，如有阴道出血、腹痛及时就诊。继续妊娠者遵医嘱使用保胎药。

(4) 加强营养，注意休息，避免劳累。通常在术后几天到1周内可以恢复正常活动。但是建议孕妇/产妇在术后4~6周避免任何剧烈活动和提重物。

(5) 孕妇/产妇根据疾病情况如需抗生素治疗，护理人员需要对孕妇/产妇进行药物健康教育，确保孕妇/产妇能全程完成抗生素治疗，口服抗生素药物过程中，孕妇/产妇会出现胃肠道不适症状，遵医嘱使用护胃药物。如果孕妇/产妇使用阿片类药物等镇痛药，告知孕妇/产妇避免驾驶等。

5. 预防

(1) 进行适量的体育锻炼和体力劳动：如瑜伽、慢走、散步等，不能过度劳累，每天运动半小时左右就可以，既能增强体质，又能提高胃肠道功能，提高机体抗病能力。

(2) 保证乐观开朗的心情：心态平稳舒畅对身体健康有利，也可以促进胎儿更好地成长发育，不能给自己太大压力和负担，不然会影响身体健康，也会对胎儿发育造成伤害，每天都保持愉悦的心情。

(3) 饮食方面：避免在孕期食用刺激性强难以消化的东西，如油腻、生冷、辛辣及烧烤类食物，同时也不能出现暴饮暴食的坏习惯，一定要少吃多餐，而且要有规律地饮食，养成多样化饮食习惯，日常饮食应该保证清洁卫生，不吃不干净的食物。

（郭晶晶　陈凤开）

【自测题】

单项选择题

1. 妊娠合并急性阑尾炎的治疗原则正确的是（   ）

    A. 早期切口选择下腹正中切口　　B. 终止妊娠后行保守治疗

    C. 妊娠期急性阑尾炎可保守治疗　　D. 一经确诊立即手术治疗

    E. 妊娠中晚期宜采用麦氏点切口

2. 妊娠合并急性阑尾炎较易发生的情况是（   ）

    A. 起病急、进展快　　B. 造成胎儿宫内窘迫

    C. 阑尾位置改变，诊断困难　　D. 容易发生穿孔

    E. 容易并发腹膜炎

3. 妊娠合并急性阑尾炎在哪个时期多见（   ）

    A. 孕晚期 7 个月后　　B. 孕前 6 个月

    C. 孕前 3 个月　　D. 分娩时

    E. 产褥期

4. 阑尾切除术术后体位（   ）

    A. 平卧位

    B. 去枕平卧

    C. 中凹卧位

    D. 取左侧卧位或右侧臀部垫高 30°～45°，术后孕妇 / 产妇一般平卧 6h 后改为半卧位

    E. 端坐卧位

5. 阑尾切除术术后饮食原则（   ）

    A. 普食　　B. 流食

    C. 半流食　　D. 高蛋白饮食

    E. 循序渐进地按照清淡流食、流食、半流食、普食的顺序给予各种营养素齐全的高营养饮食

八、妊娠合并急性胰腺炎

学习目标

1. 掌握妊娠合并急性胰腺炎的健康教育内容。
2. 熟悉妊娠合并急性胰腺炎的健康评估。
3. 了解妊娠合并急性胰腺炎的临床表现及高危因素。
4. 能够对妊娠合并急性胰腺炎孕妇及家属进行健康教育。

> **情景案例导入**
>
> 王女士，30岁，初产妇，停经37^{+3}周，因"持续腹痛2d"收治入院。
>
> 病史：月经规律，自然受孕，孕期规律产检无特殊。平时月经正常，停经40多天出现恶心呕吐，查尿hCG（+），停经4个多月出现胎动。
>
> 既往史：有"高脂血症"病史，5年前因"急性胰腺炎"住院保守治疗。
>
> 查体：体温36.5℃，脉搏98次/分，呼吸22次/分，血压116/76mmHg，上腹部压痛明显，反跳痛（+），肌紧张（+），肠鸣音减弱。
>
> 辅助检查：白细胞正常，血淀粉酶98U/L，尿淀粉酶3595U/L。
>
> **请思考以下问题：**
>
> 1. 王女士出现了什么问题？
> 2. 如何对王女士进行居家健康教育及指导？

妊娠合并急性胰腺炎是发生于妊娠期或产褥期的一种急腹症，主要由多种病因引发胰腺内胰酶的异常激活，导致胰腺及周围组织自身消化，进而出现胰腺局部水肿、出血和坏死的炎症反应，严重时可继发全身炎症反应综合征（systemic inflammatory response syndrome, SIRS），并可伴有多器官功能障碍，危及母儿生命。

【病因】

引起妊娠合并急性胰腺炎的病因多种多样，在我国半数以上由胆道疾病引起。

(1) 胆道系统疾病：妊娠时胆汁浓缩，易于胆石形成，更易造成胆源性胰腺炎。

(2) 高脂血症及高钙血症。

(3) 感染：常见有病毒性肝炎、传染性单核细胞增多症、伤寒、败血症等。

(4) 酒精或药物：我国孕妇在孕期基本不饮酒，故因酒精引起的胰腺炎很少见。药物，如糖皮质激素、红霉素、磺胺类等，可诱发妊娠合并急性胰腺炎。

(5) 孕期并发胆结石。

(6) 增大的子宫压迫胰腺，致胰液引流障碍、胰管内高压导致胰腺炎的发生。

(7) 其他，如穿透性溃疡、精神因素、胰管阻塞等也可诱发急性胰腺炎。另有8%～25%发病原因不明，为特发性胰腺炎。

急性胰腺炎的主要症状之一是剧烈的上腹疼痛，可能向背部放射。这种疼痛可以持续数天到数周，并且可能会导致孕妇在日常活动中的功能受限。胰腺炎引起的炎症和胃肠道功能紊乱可能导致孕妇恶心、呕吐和食欲缺乏。急性胰腺炎可致暂时或持久的胰腺功能受损。严重的急性胰腺炎还可能引发感染和其他并发症，如胰腺坏死、胰腺假囊肿和胰腺脓肿。重症胰腺炎可能导致胎盘功能不全，影响胎儿的氧供和营养供应；急性胰腺炎引发的母体炎症反应可能导致子宫收缩和早产的发生，还可能增加妊娠期并发症的风险，如先兆子痫（妊娠高血压综合征）、妊娠期糖尿病和胎儿宫内发育迟缓等。这些并发症可能对母体和胎儿的健康产生严重影响。

【对母儿的影响】

急性胰腺炎与妊娠的相互影响。急性胰腺炎是妊娠期常见的急腹症之一，多发生于孕晚期及产褥期。妊娠时胆汁浓缩等因素易并发胆道疾病，增加患胰腺炎的风险。胰腺炎分轻症胰腺炎和重症胰腺炎，一般妊娠合并胰腺炎多为轻症，无器官功能障碍与局部并发生，对液体补充治疗反应良好，以保守治疗为主，积极保胎并密切监测胎儿宫内情况，经3~7天治疗，多数病情可缓解，可继续妊娠或自然分娩。重症胰腺炎病情较重，估计胎儿已可存活时，腹腔穿刺有血性腹腔积液合并高脂血症者，可适当放宽剖宫产指征。

1. 对母体的影响 急性胰腺炎的主要症状之一是剧烈的上腹疼痛，可能向背部放射。这种疼痛可以持续数天到数周，并且可能会导致孕妇在日常活动中的功能受限。胰腺炎引起的炎症和胃肠道功能紊乱可能导致孕妇恶心、呕吐和食欲缺乏。急性胰腺炎可致暂时或持久的胰腺功能受损。严重的急性胰腺炎还可能引发感染和其他并发症，如胰腺坏死、胰腺假囊肿和胰腺脓肿，可直接威胁孕产妇的生命安全。同时，因身体生理的负担加重，随着病情变化，患者担心妊娠结局，而出现焦虑不安、恐惧、烦躁、自责甚至抑郁等心理变化。

2. 对胎儿的影响 重症胰腺炎可能导致胎盘功能不全，影响胎儿的营养供应而出现缺氧和宫内生长发育受限等问题；急性胰腺炎引发的母体炎症反应可能导致子宫收缩和早产的发生，还可能增加妊娠期并发症的风险，如先兆子痫（妊娠高血压综合征）、妊娠期糖尿病和胎儿宫内发育迟缓等。急性胰腺炎容易发生流产、早产、胎儿宫内感染、胎儿窘迫、新生儿感染等，严重影响胎儿生长发育，甚至威胁胎儿或新生儿的生命健康安全。

【临床表现】

妊娠合并急性胰腺炎的腹部症状和体征常不典型。腹痛多位于中上腹，伴或不伴腰背部放射，多伴有恶心、呕吐、腹胀、发热等。约20%的妊娠合并急性胰腺炎孕妇，可出现不同程度的黄疸，以轻中度黄疸多见。出血坏死性胰腺炎孕妇由于广泛腹膜炎，继发麻痹性肠梗阻，可有严重腹胀。孕妇常有烦躁不安、神志淡漠、谵妄、情绪低落等精神症状。严重者发病后迅速出现脉搏细速、血压下降、四肢厥冷等休克症状。部分严重孕妇可以发生呼吸衰竭与肾衰竭，表现为呼吸急促、尿少等症状。

非妊娠期的急性胰腺炎（acute pancreatitis, AP）的严重程度分级主要有改良版亚特兰大分型（revised Atlanta classification, RAC）和严重度要素分型（determinant-based classification, DBC）两种方法，其中前者使用较多。根据RAC标准，AP分为3种类型。

(1) 轻症急性胰腺炎（mild acute pancreatitis, MAP）：不伴有器官功能障碍和局部或全身并发症。

(2) 中重症急性胰腺炎（moderately severe acute pancreatitis, MSAP）：伴有一过性的器官功能障碍和（或）局部并发症。

(3) 重症急性胰腺炎（severe acute pancratitis, SAP）：伴有持续的器官功能障碍。AP的严重程度分级主要用于预测病死率、重症监护室入住率和住院时间。

> **知识拓展**
>
> ## Grey-Turner 征和 Cullen 征
>
> Grey-Turner 征为急性坏死性胰腺炎孕妇的一种体征，表现为孕妇的双侧或单侧腰部皮肤出现蓝-绿-棕色大片不规则瘀斑。这是由于急性胰腺炎时胰酶溢出胰腺组织外，引起出血性积液，其内含有多种胰酶，消化性很强。可沿腹膜后透过肌层等组织，到达皮下组织而引起毛细血管出血所致。由于此征出现较晚，对诊断无多大意义，唯因见于病情较重的病例，故对估计预后有一定的帮助。
>
> Cullen 征是指腹腔内大出血时出现的脐周围发蓝的征象。1918 年 Cullen 等报道了一例异位妊娠破裂出血孕妇出现脐周皮肤颜色的改变，后来这一体征就被命名为 Cullen 征。Cullen 征多见于急性出血坏死性胰腺炎，除了常见于急性胰腺炎外，还可见于其他一些疾病，如腹主动脉瘤破裂出血、十二指肠破裂穿孔、腹腔肿瘤破裂、异位妊娠破裂或脐部子宫内膜异位等疾病。

【健康评估】

1. 母体评估

(1) 健康史：了解孕妇的既往身体状况，询问是否有以下疾病史。

① 胆道疾病史：询问孕妇是否曾患有胆管结石、胆道感染或蛔虫感染等与胆道有关的疾病。这些疾病可能导致胆道阻塞，从而增加急性胰腺炎的风险。

② 十二指肠病变史：了解孕妇是否有十二指肠溃疡、十二指肠炎或其他十二指肠病变的历史。这些疾病可能导致消化系统的炎症和功能紊乱，从而增加胰腺炎的发生风险。

③ 饮食习惯：询问孕妇的饮食习惯，包括是否嗜吃油腻食物、辛辣刺激性食物、高脂肪食物等。这些不良饮食习惯可能导致消化系统负担加重，从而增加急性胰腺炎的发病风险。

④ 酗酒史：了解孕妇是否有长期或过量饮酒的习惯。长期酗酒可能引起胰腺炎，而在妊娠期间酗酒可能增加急性胰腺炎的风险。

⑤ 其他疾病史：了解孕妇是否有其他与胰腺炎相关的疾病史，如高脂血症、胰腺疾病家族史等。这些疾病可能增加急性胰腺炎的患病风险。

(2) 身心状况：孕妇的健康状况直接关系到母婴安全，因此在孕期及分娩过程中，对孕妇的身心状况进行详细评估至关重要。评估内容包括疼痛程度、黄疸程度、体温、血压、心率等生命体征，以及孕妇的精神状态，如焦虑、恐惧、抑郁等。这些信息有助于判断病情的严重程度和制订相应的治疗方案，以确保孕妇和胎儿的安全。

① 疼痛程度：疼痛是孕妇常见的症状，评估疼痛程度有助于了解孕妇的舒适度，并及时采取相应措施缓解疼痛。

② 黄疸程度：黄疸是孕妇孕期和产后可能出现的一种症状，评估黄疸程度有助于及时发现并处理相关问题。

③ 体温、血压、心率等生命体征：通过监测这些生命体征，可以了解孕妇的血液循环和呼吸系统功能，及时发现异常并予以处理。

④ 精神状态：评估孕妇的精神状态，如焦虑、恐惧、抑郁等，有助于发现心理问题，并提供相应的心理支持和干预措施。

(3) 辅助检查。

① 实验室检查：血淀粉酶、血脂肪酶是主要的实验室指标。当血清淀粉酶和脂肪酶超过正常值水平3倍，对妊娠合并急性胰腺炎的诊断具有良好的阳性预测价值。唾液腺可产生淀粉酶，在正常妊娠时可发生生理性升高。当发生重症急性胰腺炎（SAP）时，胰腺发生广泛坏死，腺泡被大量破坏，其值可能不升反降。同时，胰酶受脂血的干扰，尤其是高甘油三酯症性急性胰腺炎（HTG-AP）时，含高甘油三酯（TG）水平的血清可能影响测定的准确性。若其他生化指标异常，如 TG≥11.30mmol/L（1000mg/dl），或 5.65mmol/L（500mg/dl）＜TG＜11.30mmol/L 且为乳糜状血清，也可诊断 HLAP。临床研究显示，血 TG 水平越高，AP 越倾向"重症化"。血钙低于 1.5mmol/L，提示预后差。其他非特异性炎性指标（如 C 反应蛋白等），对评估 AP 的病情有益。

② 超声检查：能显示胰管扩张程度的方法，被视为检查的首选，具备便捷、高效、无创和无辐射等优势。然而，其结果可能受到孕期子宫、胎儿、胃肠积气、孕妇体态，以及操作人员技术等因素的影响，从而产生假阴性现象。若超声未能确诊，可考虑进行磁共振胰胆管成像（magnetic resonance cholangiopancreatography, MRCP）、经内镜逆行胰胆管成像（endoscopic retrograde cholangiopancreatography, ERCP）、超声内镜等影像学检查。

③ 磁共振胰胆管成像（MRCP）：MRCP 可清晰显示胆管系统形态结构，用于超声效果不佳的患者，其阳性率达 90%，但对小胆管结石不敏感。研究认为，MRCP 对母胎较为安全，但孕早期（3个月以内）一般不建议做此检查。检查前禁食、禁水 4~6h。通过注射促胰液素行动态 MRCP 检查可以提高胰管的显示率。扫描前口服磁共振造影剂钆喷酸葡胺可使胃肠道内液体信号降低，减少对胰胆管显影的干扰，提高图像质量。

④ 经内镜逆行胰胆管成像（ERCP）：可发现更小的结石，仅限用于明确有胆道结石且需要治疗的孕妇。《中国经内镜逆行胰胆管造影术指南（2018版）》推荐意见：妊娠期间胆管结石引起胆管炎、胰腺炎等时，应优选 ERCP（B1）。妊娠期 ERCP 应由经验丰富的内镜医生操作，并尽量推迟至妊娠中后期（B1）。ERCP 期间孕妇应采取平卧位，以避免操作期间胎盘血流减少，同时应尽量减少孕妇及胎儿的放射线暴露（B1）。妊娠是 ERCP 术后并发症的高危因素之一，妊娠并发症是 ERCP 的禁忌证（B1）。

⑤ 超声内镜：对母胎影响小，超声内镜对于胆道结石，阳性率可达 100%，可发现 2mm 或更小的结石或泥沙。

(4) 既往史：是否有胆石症、高脂血症、高钙血症等病史，或者胎死宫内史、不明原因羊水过少史和早产史等不良孕产史。

2. 胎儿评估

(1) 胎心监测：通过胎心监测了解胎儿的心率变化，判断胎儿的健康状况。正常胎心范围为 120～160 次/分。

(2) 生长发育情况：妊娠合并急性胰腺炎可能对胎儿的生长和发育产生影响。医生通常会使用超声检查来评估胎儿的生长情况。这项检查可以测量胎儿的头围、腹围和股骨长度等参数，以判断胎儿是否在预期的范围内成长。此外，胎儿的体重估计也可以通过超声波来确定。通过这些测量结果，医生可以评估胎儿是否存在发育迟缓或其他异常情况。

(3) 胎儿成熟度检查：胎儿的成熟度是指其器官和系统的发育程度，对预测胎儿的生存能力至关重要。常见的胎儿成熟度检查方法包括胎心监测、胎动计数和胎儿肺部成熟度检查。胎心监测通过监测胎儿的心率来评估其整体健康状况。胎动计数可以检查胎儿的活动水平，通常认为胎动次数应达到一定标准。胎儿肺部成熟度检查则可以通过胎儿羊膜腔注射试验或胎儿肺部超声波评估来确定胎儿的肺部成熟度。这些检查可以帮助医生评估胎儿是否已经达到足够的成熟度，以便做出适当的产前和产时管理决策。

【健康教育】

1. 饮食指导

(1) 急性发作期：为抑制胰腺的分泌并防止肠胀气，应禁食，同时可根据病情进行肠外营养。

(2) 临床缓解期：在急性发作期过后，孕妇进入缓解阶段，体温已恢复正常，血液中的白细胞和淀粉酶指标也恢复正常。此时，可以开始给予流质饮食，饮食内容应以纯糖类为主，不含脂肪和蛋白质，如米汤、稀藕粉、果汁、蔬菜汁等。进食应遵循少食多餐的原则，每日 5～6 餐，每餐量为 100～200ml。同时，禁止食用含脂肪较高的蛋白质食物，如牛奶、豆浆、肉汤等，以避免刺激胰腺分泌，引发疼痛。

(3) 疾病恢复期：在康复初期，经过一段时间适应无脂纯糖类膳食后，可逐步增加碳水化合物摄入。碳水化合物作为主要能量来源，可选择低脂肪和高膳食纤维的碳水化合物食品，如全麦面包、大米粥、糙米、水果、蔬菜等。同时，应避免高糖食物和精制碳水化合物，如糖果、甜点、白面包等。此外，还需确保充足的维生素供应。

对于蛋白质摄入，尽管其对修复受损组织和提供营养具有重要意义，但过量摄入可能增加胰腺负担。因此，建议适量摄入高质量蛋白质，如瘦肉、鱼类、蛋白质含量较低的奶制品等。

为防止急性胰腺炎复发，孕妇在痊愈后较长一段时间内，应避免进食高脂肪食物，如猪油、坚果、坚果酱、油炸食品、肥肉、动物内脏、汉堡、芝士、奶油芝士、芝士酱、黄油、植物油、人造黄油、酥油等。取而代之的是选择低脂肪或无脂肪食品，如鸡胸肉、鱼类、低脂奶制品等。

在日常饮食中，脂肪摄入（包括食物本身所含的脂肪和烹调用油）应控制在不超过 30g，同时，严禁饮酒。烹饪方式以蒸炖为主，减少煎炒，以利于食物的消化吸收。调味品应避免过酸、过辣，食盐的摄入也应适量。在选择水果时，可挑选无酸味的水果，如桃子、香蕉等。避免食用易引发胃肠道胀气的食物，如炒黄豆、蚕豆、豌豆、红薯等。同时，刺激性食物应尽量避免，如辛辣食品、烟酒、咖啡、碳酸饮料等。

保持适度的水分摄入至关重要，尤其是胰腺炎患者，因为胰腺炎可能导致脱水。孕妇应随身携带水杯或矿泉水，确保在白天至少饮用 8 杯水，以维持身体水分平衡。此外，咖啡因的摄入也应予以控制，因为咖啡因可能导致脱水。若需饮用咖啡或茶，建议每日仅饮用一杯，以防过度摄入咖啡因引发脱水或其他不良反应。

2. 运动指导

(1) 急性发作期：急性胰腺炎发作初期的孕妇，全身炎症反应致使孕妇除腹痛外，还伴有心悸、胸闷等症状。在此期间，若进行运动，将加重上述症状，并增加心脏负担，影响孕妇康复。因此，孕妇需保证充足睡眠与休息，有利于疾病恢复，并能有效改善身体症状。在卧床期间，医护人员应指导孕妇定时更换体位，家属可协助孕妇进行翻身，以防止长时间卧床导致皮肤压力性损伤。此外，家属可顺着孕妇肌肉方向进行按摩，刺激肌肉收缩，实现肌肉的被动锻炼。同时，协助孕妇进行各关节被动伸屈，以避免肌肉萎缩或关节僵硬等情况。

(2) 重症胰腺炎：重症胰腺炎孕妇长期卧床、咳嗽乏力、炎性渗出导致胸腔积液、肺部感染痰液黏稠等症状，可能引发膈肌运动减弱、肺泡通气不足乃至肺不张等严重并发症。在重症胰腺炎急性期，肺脏是最早且最容易受到侵害的器官。因此，医护人员应指导重症胰腺炎孕妇实施早期呼吸训练，以增强肺泡通气量，预防和改善肺部感染，这对孕妇的健康具有重要意义。

呼吸训练主要包括腹式呼吸法和缩唇呼吸法。

① 腹式呼吸法是在呼吸时使腹部凸出，吐气时腹部凹入的呼吸方式。孕妇可以采取半卧位或坐位，两膝半屈，膝下放置一个小枕头，以放松腹肌。两手分别放在前胸和上腹部，用鼻子缓慢吸气时，膈肌松弛，腹部手向上抬起；呼气时，腹肌收缩，腹部的手有下降感。腹式呼吸法能放松血管平滑肌，改善血供及子宫、胎儿的供氧情况，缓解紧张、焦虑等不良情绪。同时锻炼腹式呼吸运动，可以加强腹直肌等相关腹肌的锻炼，预防产后病（如腹直肌分离等）。

② 缩唇呼吸法是用鼻吸气、缩唇呼气，呼气时胸部前倾，口唇缩成吹口哨状，使气体通过缩着的口型缓缓呼出。吸气与呼气时间比为 1∶2 或 1∶3，深吸慢呼，缩唇程度以不感到费力为宜。每分钟 7~8 次，每天锻炼 2 次，每次 10~20min。

(3) 疾病恢复期：胰腺作为消化器官，适宜锻炼有助于胃肠消化，减轻胰腺负担，同时提高胰岛素敏感度，稳定血糖，增强免疫力，保持血脂水平平衡，对胰腺炎引发的糖尿病具有良好疗效。在规范治疗后，病情稳定，孕妇各项指标恢复正常，进入恢复期。此阶段，功能锻炼康复护理至关重要，医护人员应着重指导肢体运动康复锻炼，实现早期康复干预，提高孕妇预后恢复质量。孕妇应主动配合医护人员进行功能康复锻炼。

首先，在床上活动膝、肩、踝等大关节，通过将关节置于功能位，增加孕妇关节活动范围，逐渐从卧位转为坐位练习，刺激肌肉收缩，避免长时间卧床导致的肌肉萎缩或功能障碍。随着孕妇身体耐力和素质提升，可进行站立和行走练习，通过早期下床活动，预防肺不张、静脉血栓和肌肉萎缩等并发症。

(4) 居家锻炼：胰腺炎孕妇在痊愈出院后，仍需在医护人员的专业指导下进行锻炼，旨在控制血脂和血糖水平，这对于机体康复及预防疾病复发具有重大意义。然而，刚刚出院的胰腺炎孕妇不宜参与剧烈运动。

在第一个月内，应以散步、打太极等温和运动为主，避免过度劳累。随着身体功能的逐步恢复，可尝试进行步行、上下楼梯、游泳等有氧运动，但应在身体可承受范围内，选择适宜的运动方式，以防出现过度疲劳和心悸等症状。锻炼后需注意休息，补充水分，避免运动后立即进食或饱餐后立即进行运动。

3. 充分休息　在急性期，妊娠合并急性胰腺炎的孕妇应该卧床休息，保证充足的睡眠，以减轻胰腺的负担，并促进组织修复。

(1) 卧床休息：在急性期，孕妇应尽量保持卧床休息，减少活动，以减轻胰腺的刺激和压力。

(2) 睡眠保证：重视睡眠的质量和充足度，每日休息时间不少于10h。保持规律的睡眠时间，并尽量避免夜间的干扰和打扰。

(3) 采取左侧卧位：在休息和睡眠时，采取左侧卧位更为适宜。左侧卧位可减轻子宫对腹主动脉和下腔静脉的压迫，改善胎盘和子宫的血液供应。

(4) 避免干扰睡眠的食物和饮料：睡前避免摄入刺激性食物和饮料，如茶水、咖啡、巧克力、辣椒、洋葱、大蒜等。这些食物可能干扰睡眠质量。

(5) 采取放松和非药物方法促进睡眠：教导孕妇采取肌肉放松、深呼吸、冥想等方法来放松身心，帮助入睡。此外，听轻音乐、使用舒缓的香薰等方法也可以帮助孕妇放松和入睡。

(6) 提供舒适的环境：确保孕妇的休息环境安静、温暖和舒适。可以通过调整床铺、提供柔软的枕头和被子等方式来增加舒适感。

(7) 按摩和抚摸：可以采取适度的按摩、调整体位和有效的抚摸等方法来使孕妇感到舒适。按摩百会穴和太阳穴可能有助于放松身心，但按摩时间不宜过长，力度以有酸胀感为宜。

4. 产前检查指导

(1) 胎心监护：加强母儿监测措施，增加胎心监护的次数。

(2) 自数胎动：教会孕妇自我监测胎动的方法，以了解胎儿在子宫内的状况。通常在妊娠16~20周时可以察觉到胎动，而对于经产妇，则可能在16~18周就能感觉到胎动。随着孕周的增加，胎动的次数和幅度会逐渐增加，但在32周后趋于稳定。临近分娩时，由于子宫空间的限制，胎动可能会有所下降。在国内，一般推荐在28~30周以后开始监测胎动。有两种方法可用于计数胎动：标准法与改良法。

① 标准法：孕妇需要每天早、中、晚吃完饭后，坐下或侧躺下来放松观察，每次计数1h，将3次的胎动数加起来，再乘以4。如果结果在30次以上，则表示胎动良好，可以继续自我监测；如果结果在20次左右，第二天仍然如此，孕妇就需要到医院进行胎心监护；如果结果在10次以下，那就表示胎动减少，需要立即到医院进行检查。

② 改良法：对于不方便按时计数胎动的孕妇，也可以采用改良法数胎动。正常健康

胎儿的睡眠周期一般为20～40min，最长不超过90min。孕妇可以利用这一特点，选择在胎儿清醒周期内（也就是在宝宝胎动最活跃的时候）计数胎动。如果2h内胎动达到10次，那就是安全的。

请注意，胎儿连续的胎动只能计数为1次胎动。也就是说，宝宝连续胎动停下来数分钟之后又动才算第2次。打嗝也算胎动，但连续有规律的打嗝也只能算1次。

5. 预防 妊娠合并急性胰腺炎的高危因素包括高脂血症、胆石症、酒精、肥胖、高血糖等，针对诱因的预防可减少妊娠合并急性胰腺炎的发生。妊娠合并急性胰腺炎的预防措施包括以下几个方面。

(1) 饮食调整：均衡膳食，控制热量摄入，避免过量摄入高脂、高糖、高盐食物，增加膳食纤维的摄入，以降低血脂和血糖水平。同时，保持饮水充足，以助于预防胆石症的发生。

(2) 生活方式改变：戒烟限酒，减少油腻食物的摄入，增加运动量，保持良好的作息时间，以减轻胰腺的负担。每周至少进行150min中等强度的有氧运动，如快走、慢跑等。运动有助于减轻体重、改善血脂和血糖水平，降低妊娠合并急性胰腺炎的发生风险。

(3) 控制体重：肥胖是妊娠合并急性胰腺炎的高危因素之一，通过饮食调整和增加运动，保持适当的体重，BMI控制在18.5～24.9kg/m^{2}范围内，有助于降低妊娠合并急性胰腺炎的发生风险。

(4) 定期体检：对于高危人群，如高脂血症、胆石症患者，应定期进行血脂、血糖、肝胆超声等检查，及时发现并治疗相关疾病，降低妊娠合并急性胰腺炎的发生风险。

(5) 孕期保健：孕妇在孕期应定期进行产前检查，及时发现并处理妊娠合并症，如妊娠期糖尿病、妊娠高血压等，降低妊娠合并急性胰腺炎的发生风险。

(6) 健康教育：提高公众对妊娠合并急性胰腺炎的认识，普及相关预防知识，使高危人群能够了解并重视妊娠合并急性胰腺炎的预防，降低其发生风险。

通过以上预防措施，能够有效地降低妊娠合并急性胰腺炎的发生率，保障孕妇及胎儿的健康。同时，在孕期及产后过程中，孕妇及家人要密切关注身体状况，如有异常，要及时就医，确保母婴安全。

（蔡军红　侯　睿）

【自测题】

单项选择题

1. 预防急性胰腺炎的措施中，哪项不正确（　　）
   A. 积极治疗胆道疾病　　　　　　　B. 戒酒
   C. 常用抑制胰酶活性的药物　　　　D. 避免服用引起急性胰腺炎的药物
   E. 避免暴饮暴食

2. 妊娠合并急性胰腺炎的主要病因是（　　）
   A. 妊娠剧吐　　　　　　B. 高脂血症　　　　　　C. 胆道疾病
   D. 酒精中毒　　　　　　E. 低钙血症

3. 以下哪项提示重症胰腺炎预后不良（　　）
A. 代谢性酸中毒　　　　B. 代谢性碱中毒　　　　C. 低钾血症
D. 低镁血症　　　　　　E. 低钙血症

4. 初孕妇，28岁，既往有胆结石病史，此次怀孕，对其做的饮食指导不正确的是（　　）
A. 忌酒　　　　　　　　B. 少量多餐
C. 食清淡易消化食物　　D. 多食新鲜蔬菜水果
E. 高蛋白高脂饮食

5. 妊娠合并急性胰腺炎康复期间，正确的休息方式是什么（　　）
A. 长时间卧床休息　　　B. 长时间坐立不动
C. 适当休息与活动结合　D. 剧烈运动后休息
E. 以上都正确

九、妊娠合并性传播疾病

学习目标

1. 掌握妊娠合并性传播疾病的健康教育内容。
2. 了解妊娠合并性传播疾病的高危因素及临床表现。
3. 熟悉妊娠合并性传播疾病的健康评估。
4. 能够对妊娠合并性传播疾病的患者及家属进行健康教育。

情景案例导入

李女士，28岁，孕1产0，孕20^{+4}周，进行阴道分泌物检查时，放置窥阴器暴露出宫颈，可见宫颈光滑，宫颈口可见大小约3cm×3cm菜花样赘生物。进一步行阴道镜检查，局部涂3%～5%的醋酸，可见病变呈菜花样突起，基底部有蒂，表面布满毛刺或颗粒状凸起。

病史：平时月经周期正常，停经40多天时出现恶心、呕吐等早孕反应，尿妊娠试验（+），停经20周时出现胎动。既往无特殊疾病史。

查体：120/70mmHg，宫高20cm，腹围77cm，胎心148次/分。

请思考以下问题：

1. 李女士出现了什么问题？
2. 如何评估胎儿的宫内风险？
3. 李女士该掌握哪些健康教育知识？

性传播疾病（sexually transmitted disease, STD）俗称"性病"，是指可经性行为传播的疾病。病变主要部位发生在生殖器。近十余年来，性病谱逐渐增宽，现有30多种细菌、病毒、支原体、衣原体、螺旋体、真菌、原虫和寄生虫被列入性传播疾病范畴。

在我国，梅毒、艾滋病、淋病、衣原体和软下疳必须上报中国疾病控制预防中心，同时性伴侣需追踪治疗。目前，国家要求重点防治的性传播疾病有以下八种，梅毒、艾滋病、淋病、尖锐湿疣、生殖器疱疹、生殖道沙眼衣原体感染、软下疳、性病性淋巴肉芽肿。

【病因】

1. 有高危性行为者 高危性行为是指包括无保护性行为（即不能坚持使用避孕套）、多性伴（即同时有2个及以上的性伴侣）、临时性行为、商业性行为、群交等在内的可能导致性传播疾病感染的性行为。

2. 母婴垂直传播 母亲有性传播疾病时，可以在围生期通过胎盘、产道或者哺乳，由母亲传给胎儿或者新生婴儿。人类免疫缺陷病毒（HIV）、梅毒螺旋体通常经过胎盘和血液将病原体传给胎儿，引起宫内感染；单纯疱疹病毒从孕妇阴道到达绒毛膜或胎盘，引起胎儿宫内感染；在分娩过程中，由于胎儿经过感染的产道，而致黏膜、呼吸道或肠道感染，如淋球菌、疱疹病毒常通过这种方式传播。

3. 免疫功能低下者 免疫功能低下或免疫功能缺陷容易导致性传播疾病发生。

4. 吸毒者 吸毒者共用针头注射毒品时，会使血源性传播疾病通过血液途径传染给他人。此外，毒品会降低人的判断力，容易造成危险性行为。

【对母儿的影响】

1. 对母体的影响 病毒感染是否对妊娠不良预后有影响，当前仍存在争议。妊娠期免疫功能抑制会影响HIV感染病程，并加重艾滋病及其相关综合征的病情。

2. 对胎儿及新生儿的影响 病毒可以经过垂直传播导致宫内感染。还存在胎儿生长受限、胎儿畸形、早产的风险。梅毒也可以经过胎盘传播给胎儿，导致胎儿流产、早产、低出生体重儿、新生儿死亡和新生儿感染；感染梅毒的新生儿可能出现骨软骨炎、神经性耳聋、骨膜炎、肝脾肿大等症状，病死率及致残率明显增高。宫内感染HIV的产妇中，有25%~33%的新生儿会受到HIV感染。

【临床表现及分类】

1. 淋病 淋病由革兰氏阴性的淋病奈氏菌感染引起，在我国，它是最常见的一种性传播疾病。淋病是以侵袭泌尿、生殖系统黏膜的移行上皮和柱状上皮为特点。见于不同年龄组的女性，其中在20—30岁、有性生活史的女性中多见。成人淋病99%~100%为性传播；幼女主要是通过间接途径传播，包括接触被污染的衣物、床单、毛巾、浴盆等物品。

按病理过程，淋病分为急性和慢性两种。其中急性淋病以白带增多、白带呈黏液脓性伴排尿时烧灼样疼痛、尿频为特征；慢性淋病则以下腹部或腰骶部隐痛，并伴有不孕不育为特征。淋病潜伏期为 3~7d，大多数患者感染后无明显症状；初期病变通常局限于泌尿道和下生殖道，若病情发展可累及上生殖道。

(1) 急性淋病：急性尿道炎是急性淋病的常见症状和首发症状；急性生殖道炎包括白带增多、呈脓性，伴外阴部红肿，有烧灼样痛；相继出现前庭大腺炎和急性宫颈炎的表现。若病情发展至上生殖道时，则表现为急性盆腔炎、盆腔脓肿及弥漫性腹膜炎等严重症状，甚至出现脓毒性休克。

(2) 慢性淋病：急性淋病未经治疗及治疗不彻底时可转为慢性淋病。患者会出现慢性尿道炎、慢性宫颈炎、慢性输卵管炎等相应症状。淋菌通常会长期潜伏在尿道旁腺、前庭大腺或宫颈黏膜腺体深处，在免疫力低下时潜伏病灶可引起急性发作。

2. 梅毒 梅毒是由梅毒螺旋体引起，以侵犯多系统、多器官为特征的一种慢性性传播疾病。梅毒螺旋体几乎可侵犯全身各器官，引起全身多种症状和体征；还可通过胎盘传播给胎儿，从而导致自然流产、早产、死产和先天梅毒。梅毒传播主要有以下几种途径。

(1) 性传播：其是最主要的传播途径。未经治疗的患者在感染后 1 年内传染性最强；随病程延长，其传染性逐渐减弱，病程超过 4 年以上传染性基本消失。

(2) 非性传播：少数患者可能通过接吻、哺乳和医源性途径，从而接触感染患者的血液、体液而感染；少数患者则可能通过输入有传染性梅毒患者的血液而感染。

(3) 垂直传播：患有梅毒的孕妇，即使病程超过 4 年，其梅毒螺旋体仍可能通过胎盘感染胎儿，导致胎儿先天性梅毒。新生儿一般在分娩时通过软产道而感染。患者通常在感染 1~13 周后出现临床症状。

感染可以持续很多年。感染梅毒后，一般经过以下三期。

一期梅毒：主要表现为硬下疳。硬下疳可出现在口唇、乳房、外阴、阴道、宫颈、肛门等部位，初起为丘疹或小红斑，进而形成硬结，还可出现表面破溃形成溃疡。

二期梅毒：主要表现为皮肤梅毒疹。当一期梅毒治疗不规范或治疗不彻底，可进展为二期早发梅毒，皮肤黏膜会出现各种皮疹，甚至可能引起眼梅毒、神经梅毒等系统性损害。

三期梅毒：主要表现为永久性皮肤黏膜损害，并可侵犯多种组织器官，甚至危及生命。经 3~30 年潜伏期，未经治疗或治疗不规范的早期梅毒患者中，约 1/3 会进展到晚期梅毒。

3. 尖锐湿疣 尖锐湿疣又称性病疣或肛门生殖器疣，是一种由人类乳头瘤病毒（human papilloma virus, HPV）引起的性传播疾病。其中 90% 的尖锐湿疣由 HPV6 亚型或 HPV11 亚型感染引起。主要发生于性活跃人群，其中 20—30 岁是高发年龄段。发病与机体的免疫力和感染的病毒数量密切相关。

HPV 主要侵袭鳞状上皮。孕妇及免疫功能异常的患者，尖锐湿疣会迅速生长，且不容易控制。只有少数患者在免疫功能正常的情况下可能自行消退。

尖锐湿疣主要通过性交直接传播，也可通过污染的物品间接传播。HPV 感染的产妇可将病毒传染给新生儿，其主要传播途径为垂直感染或分娩时软产道感染。

临床上患者常因外阴赘生物就诊，也有部分患者因外阴瘙痒、性交后出血就诊。首发部位以性交时容易受损的皮肤黏膜为多见。初起为单个或多个小丘疹，呈淡红色，丘疹顶端尖锐、呈乳头状突起、质地脆，赘生物表面可有破溃或感染。多位于大阴唇、小阴唇、阴道前庭及肛门周围，少数患者可累及阴道及宫颈。

因妊娠期间疣体生长迅速且脆弱、易出血，一般在终止妊娠后才进行治疗。如果疣体阻塞产道或阴道分娩时可能导致大出血者，可选择剖宫产。

4. 获得性免疫缺陷综合征 获得性免疫缺陷综合征（acquired immunodeficiency syndrome, AIDS）是由人免疫缺陷病毒（HIV）引起的性传播疾病，又称艾滋病。HIV通过损害T淋巴细胞，从而导致持续性免疫缺陷，继而出现多器官机会性感染及罕见恶性肿瘤，甚至导致死亡。HIV潜伏期长短不一，短至几个月，长达十余年。从感染HIV至抗体形成的阶段，称为窗口期。窗口期HIV抗体检测通常为阴性，但窗口期患者仍具有传染性。HIV一般存在于患者的体液中，如血液、尿液、乳汁及阴道分泌物。

艾滋病的传播途径主要有以下三种：①性接触传播：包括同性及异性接触。既往同性恋是HIV的主要传播人群，目前异性传播也越来越常见。②血液传播：主要见于注射毒品的吸毒者；接受HIV感染患者的血液、血制品也是常见感染途径。③母婴传播：HIV能通过胎盘传染给胎儿；或在分娩时经软产道或出生后经母乳喂养感染新生儿。

艾滋病的临床症状多样化：①持续不规则低热超过1个月；②持续的全身淋巴结肿大（淋巴结直径＞1cm）；③慢性腹泻（每日超过4次），3个月内体重下降超过10%；④口腔鹅口疮感染、肺孢子菌肺炎、隐球菌脑膜炎、皮肤黏膜的Kaposi肉瘤、淋巴瘤、进展迅速的活动性肺结核等；⑤中青年患者出现认知障碍等。

5. 生殖器疱疹 生殖器疱疹由单纯疱疹病毒（herpes simplex virus, HSV）感染所致，是生殖器溃疡的常见病因。约80%的患者无症状或症状轻微。单纯疱疹病毒经破损的皮肤黏膜进入人体，并在神经节终生潜伏。当机体免疫力降低时沿神经下行至皮肤黏膜，引起疱疹。

单纯疱疹病毒分HSV-1和HSV-2亚型。既往认为多数生殖器疱疹由HSV-2感染所致，而口唇疱疹则由HSV-1感染所致。现因口交方式多见，HSV-1引起的原发性生殖器疱疹也很常见。HSV-1可同时引起口唇疱疹及生殖器疱疹，而HSV-2仅局限于生殖器。两种类型HSV引起的生殖器疱疹形态相同，很难从临床上区分。

原发性和复发性生殖器疱疹的临床表现和严重程度有很大差异。原发性生殖器疱疹潜伏期平均4天（2~12d），典型症状如下：疱疹出现前，病灶局部可有针刺感和感觉异常，紧接着出现单簇或多簇丘疹，继而形成水疱。水疱破裂后会导致局部病灶糜烂或溃疡，常伴疼痛。一般2~3周自愈，不留瘢痕。生殖器疱疹累及部位大小不一，严重者可能会累及整个会阴部和宫颈，并且因为疼痛，很难进行窥器检查。严重者可出现肺炎、肝炎、中枢神经系统并发症。复发性生殖器疱疹病情较轻、疱疹较少、病程较短，但根据临床症状很难区分原发和复发性生殖器疱疹。

6. 衣原体感染 衣原体感染主要是指生殖道沙眼衣原体感染，是最常见的性传播疾病之一，比淋病发病率高。常见感染部位是宫颈，所以部分患者可能会有宫颈炎。但大多数患者无明显症状，一般在筛查时才发现。并发症包括盆腔疼痛、盆腔炎、不孕，对有生育要求的女性影响较大。

衣原体感染的孕妇如果不及时治疗，可引起新生儿结膜炎和肺炎。高危孕妇首次产检时，需筛查衣原体。妊娠期衣原体感染治疗后3~4周需要再次检测，确保彻底治愈。

7. 腹股沟肉芽肿 腹股沟肉芽肿的病原菌是细胞内革兰阴性肉芽肿克雷伯菌，这种细菌很难培养。临床表现为无痛性溃疡，病灶部位血管丰富，外观呈牛肉样红色，多不伴有局部淋巴结肿大。

8. 性病性淋巴肉芽肿 性病性淋巴肉芽肿由沙眼衣原体L1、L2或L3型感染所致。临床表现为腹股沟和股部淋巴结肿大伴压痛、自限性生殖器溃疡、直肠结肠炎等。在同性恋中比较常见。

9. 软下疳 软下疳的病原菌是杜克雷嗜血杆菌，临床表现为患者有一个或多个痛性生殖器溃疡及典型的软下疳局部淋巴结病变。

10. 阴虱病 阴虱病是由寄生在肛门周围体毛上的阴虱叮咬附近皮肤，从而引起瘙痒的一种皮肤接触性传染性寄生虫病。一般通过性接触传播。常常为夫妇共患，但多以女性为主。发病部位常见于肛周附近和阴毛区，也可见于腋毛、胸毛区。患者自觉症状为剧烈瘙痒，夜间为甚。其配偶或性伴侣也可能出现类似症状。

【健康评估】

1. 母体评估

(1) 健康史：详细询问孕妇在孕前及妊娠期是否有阴道脓性分泌物增多、外阴瘙痒、尿频、尿痛、尿急等症状；是否有不洁性生活史、配偶感染史；仔细询问孕妇此次妊娠的经过、出现异常症状的时间及详细的治疗情况。

(2) 身心状况：产前检查时，需要常规评估孕妇的血压、心率、体重及孕期体重增长、睡眠状态及生化指标。妊娠合并性传播疾病，可能引起胎儿或新生儿感染，对孕妇身心造成巨大影响，因此，需要关注孕妇身心状况。

感染性传播疾病的孕妇，通常对疾病认识不足。除担心胎儿或新生儿感染外，还担心胎儿畸形、感染后遗症等不良结局发生。因此会出现焦虑及恐惧心理。医护人员需要对孕妇的精神心理状况进行充分的评估，并对异常状况进行及时干预。

(3) 辅助检查：评估血尿粪常规检查、心肝肾功能，以及自身免疫性疾病相关检查，准确判断孕妇病情。

2. 胎儿评估 孕妇一旦感染性传播疾病，可以通过母婴传播使胎儿感染，从而导致流产、胎儿生长迟缓、早产、死胎、死产或新生儿感染，严重影响下一代健康。因此，孕期除了常规评估胎儿的生长发育和宫内安危外，重点要关注胎儿是否存在宫内感染，以及胎儿是否存在结构畸形及发育异常。

(1) 生长发育情况：密切监测胎动及胎心监护，了解胎儿在宫内是否有缺氧。定期通过超声观察胎儿生长发育情况,并绘制胎儿生长曲线图,了解胎儿生长趋势是否正常。如果胎儿生长迟缓或生长受限,需要进一步了解胎盘功能;通过超声测定子宫动脉血流、脐动脉血流及 S/D 值,综合判断胎盘是否受累,是否需要及时终止妊娠,避免胎死宫内的情况发生。另外,需要通过超声仔细观察胎儿是否存在器官结构异常,必要时需进行产前诊断。

(2) 宫内感染的情况:只有在排除宫内感染的前提下,妊娠才可以继续。因此孕期需要密切观察并评估生殖道病灶的情况;密切观察阴道分泌物的气味、颜色、形状并进行阴道分泌物培养或常规检测;动态评估宫颈管的长度及宫颈管的形态;密切观察阴道有无羊水流出,从而判断是否存在胎膜早破。如果不能排除胎儿宫内感染,则需要羊水穿刺,行羊水病原体培养和炎症因子检测,以判断胎儿是否感染,有助于药物治疗和后续处理。

【健康教育】

1. 健康生活 治疗期间严禁性交。孕妇需掌握自行消毒隔离的方法。大多数性传播性病原体喜潮湿、怕干燥。病原体在潮湿的毛巾、衣裤、被褥中可以存活 10~17h;但离体后在干燥的环境下 1~2h 死亡。病原体对一般消毒剂敏感。指导患者将内裤、毛巾煮沸消毒 5~10min 后经太阳晒干,所接触的物品及用具可以用 1% 苯酚(石炭酸)溶液浸泡。

宣传普及性病的防治知识,避免两性关系混乱。及时治疗各种原因引起的外阴阴道炎症。疾病治愈前需禁止房事,以防病情加重或传染给性伴侣。指导孕妇正确面对已发生的疾病,解除思想顾虑及心理负担,及时到医院就医。关心、尊重孕妇,并替孕妇保守秘密。饮食以清淡、富于营养为主,忌辛辣、肥甘厚腻之品。局部湿敷、涂擦治疗时,需要注意保护健处皮肤和黏膜。

饮食推荐

① 主食选择:选择容易消化吸收的细软食物和杂豆食品,如各种粥、面条汤、蒸饼、软馒头、豆包等。

② 蛋白质类食品选择:选择细软和容易消化吸收的肉、蛋、奶及大豆类食物,尽可能保证食物的多样化。建议每日吃大约 100g 瘦肉、1~2 个鸡蛋、100g 豆制品、250~300g 奶制品。

③ 蔬菜水果选择:在热卡及蛋白质摄入充足的基础上,足量摄入蔬菜和水果,可以保证微量元素、维生素、矿物质和膳食纤维的摄入。建议每日摄入蔬菜 300~500g、水果 200g。重视绿色、黄色、紫色、红色等深色果蔬的应季选择。

④ 餐次安排:建议增加餐次,每日 5~6 餐;早、中、晚三餐选择细软的各种主食、优质蛋白质和蔬菜;加餐建议选择酸奶、细软面食、优质蛋白粉、水果等。

⑤ 情绪管理、生活习惯管理也是营养管理的重要内容。在良好稳定的情绪下进餐,有助于改善食欲,提高消化吸收能力;有效的管理情绪可以保持积极平和的状态,有利于改善机体免疫力。不良的生活方式可以削弱机体的免疫力,如久坐、久卧、熬夜、过劳、

不规律用餐、偏饮偏食、暴饮暴食等不良生活习惯都可能对人体的食欲、消化吸收能力、免疫力及机体代谢能力等造成不同程度的不良影响。所以，纠正孕妇的不良生活方式非常重要。

2. 运动指导 合理的运动不仅能够改善机体新陈代谢，增强食欲，还可以增加肌肉含量，提升机体免疫力，促进营养物质的代谢和利用。

(1) 评估体重：根据孕妇的体重和耐受性，制订适宜的运动计划，合理控制孕期体重增长，避免肥胖；开展运动干预方面的健康宣教，引导孕妇认识到孕期合理运动的重要性，提高孕妇的依从性；同时加强家属对孕期合理运动的认知，叮嘱家属做好日常监督工作。

(2) 运动干预：选择慢运动为主，包括饭后活动、散步、轻柔体操等；进行适当的有氧运动；切忌跑步等剧烈运动，以免影响胎儿。合理的运动有利于自然分娩，降低剖宫产的风险。

3. 保证休息 指导孕妇保证充足良好的睡眠，建议每日休息时间10h。推荐以下方法促进睡眠。

(1) 调整环境：减少环境刺激，创造舒适、整洁、安静、安全的睡眠环境，调整室内的温度为22～26℃，湿度为55%～65%，挂遮光窗帘使室内光线暗淡，避免声光刺激，保证通风良好。

(2) 饮食助眠：睡前避免食用干扰睡眠的饮料和食物，包括咖啡、茶水、巧克力、洋葱、辣椒、大蒜等刺激性食物；一些产气食物如红薯、豆类、玉米也会影响睡眠。适当吃优质蛋白质、优质碳水化合物以及富含B族维生素的食物，如牛奶、蛋类、小麦、白菜等；富含维生素B_6的食物可以在脑中帮助血清素的合成，维持神经系统的稳定，有助于消除焦虑及促进睡眠。

(3) 非药物助眠：指导孕妇采取肌肉放松和其他非药物引导的睡眠方法，如听轻音乐、香薰等；也可以采取按摩、有效抚摸、调整体位等方法使孕妇舒适，如按摩百会穴、太阳穴，按摩的时间不宜超过10min，力度适中，以酸胀感为宜。

4. 用药指导

(1) 药物选择：药物的选择应该遵循相关指南。单次大剂量治疗时，需要注意孕期用药的特殊性。用药前最好进行病原体培养及药物敏感试验。治疗时应注意评估孕妇是否同时患有其他性病；并追踪其性伴侣，必要时性伴侣同时进行治疗。

(2) 用药监测。

① 妊娠合并淋病：首选方案，头孢曲松250mg肌内注射1次，另外加用阿奇霉素1000mg顿服，此为最佳方案。次选方案，头孢克肟400mg顿服，另外加用阿奇霉素1000mg顿服。

② 妊娠合并衣原体感染：首选方案，阿奇霉素1000mg顿服。次选方案，①阿莫西林500mg，每天3次，连续口服7d；②红霉素500mg，每天4次，连续口服7d；③红霉素500mg，每天4次，连续口服14d；④琥乙红霉素800mg，每天4次，连续口服7d；⑤琥

乙红霉素 400mg，每天 4 次，连续口服 14d。

③ 妊娠合并梅毒：原则为早期、正规、足量、按计划完成整个疗程，并进行随访。

推荐方案：一旦发现孕妇感染梅毒，则即刻开始治疗，可以选择以下方案的任意一种。第一种方案：苄星青霉素，240 万单位，两侧臀部肌内注射，每周注射 1 次，连续 3 次为 1 个疗程。第二种方案：普鲁卡因青霉素，80 万单位，肌内注射，每日 1 次，连续注射 15 日为 1 个疗程。

替代方案：如果青霉素过敏，在无头孢曲松过敏史的情况下可以使用头孢曲松，1000mg/d，肌内注射或静脉点滴，连续 10 日为 1 个疗程。如果青霉素过敏，也不能使用头孢曲松时，则选择红霉素口服（禁用多西环素、四环素），每次 500mg，每天 4 次，连续口服 15 日为 1 个疗程。

④ 妊娠合并生殖器疱疹：有效药物有阿昔洛韦、泛昔洛韦、万乃洛韦等，但是孕妇抗病毒用药的安全性尚未得到完全肯定。因此，治疗孕妇生殖器疱疹时须权衡利弊。对威胁孕妇生命的 HSV 感染，如肺炎、脑炎及肝炎应选择阿昔洛韦静脉给药（剂量为每 8 小时给予 5mg/kg）；而对没有生命威胁的 HSV 感染，则不必考虑全身用药，选择局部涂喷阿昔洛韦软膏，或者结合微波、频谱照射即可。

⑤ 妊娠合并艾滋病：对艾滋病感染孕妇，应当给予抗病毒治疗，可以选择以下任意一种方案。方案一，替诺福韦（TDF）+ 拉米夫定（3TC）+ 洛匹那韦 / 利托那韦（LPV/r）；方案二，替诺福韦（TDF）+ 拉米夫定（3TC）+ 依非韦伦（EFV）；方案三，齐多夫定（AZT）+ 拉米夫定（3TC）+ 洛匹那韦 / 利托那韦（LPV/r）。

如果孕前已经接受抗病毒治疗，则需要根据病毒载量的检测结果来进行病毒抑制效果评估。如果病毒载量每毫升小于 50 拷贝，可以保持原治疗方案不变。否则，需要酌情调整抗病毒治疗的用药方案。

对于孕 28 周之后的孕晚期发现的 HIV 感染孕妇，在有条件的情况下，推荐使用：替诺福韦（TDF）+ 拉米夫定（3TC）/ 恩曲他滨（FTC）+ 整合酶抑制剂。

药物治疗的注意事项：分娩结束后，无须停药，继续进行抗病毒治疗；当孕妇血红蛋白低于 90g/L，或者中性粒细胞低于 0.75×10^9/L，建议不选择或者停用 AZT；在应用 TDF 之前，需进行肾脏功能评估。医务人员应当进行综合评估，对选择人工喂养和母乳喂养的孕妇，给予科学的母乳喂养指导。

5. 分娩前指导及监护

(1) 胎心监护：需加强胎儿宫内安危的监测，必要时增加超声评估及胎心监护的次数。

(2) 自数胎动：教会孕妇自数胎动的方法，通常妊娠 16~20 周可以觉察到胎动，最开始胎动每小时 3~5 次，随着孕周增加，胎动次数也逐渐增加，在妊娠 28~32 周时胎动达到峰值。妊娠 38 周后胎动又逐渐减少。胎动也有其昼夜变化及个体化规律，通常上午 8:00 至 12:00 胎动比较均匀，以后逐渐减少。下午 14:00~15:00 时，胎动比较少。晚上 20:00~23:00 胎动表现频繁。每位孕妇可以根据自己的观察，自然而然地摸索出胎动的规律，以自身的胎动规律来自行监测胎儿在宫内的安危。

6. 分娩期的护理 感染的孕妇承受着巨大的家庭、社会压力，同时不了解分娩知识，对分娩疼痛也有很深的担忧，分娩前孕妇常处于一种复杂的心理中。因此需要对孕妇进行分娩前、分娩期及产褥期的心理评估；助产士在分娩期对孕妇进行特殊观察及护理，可以帮助孕妇顺利度过分娩期。

(1) 心理护理：尊重孕妇，保护孕妇的隐私权；仔细给孕妇讲解正常分娩的方法和有关性传播疾病的知识，语调亲切，语言诚恳；助产士需要投入情感，通过柔和的语言交流，减轻孕妇的心理负担，增强战胜疾病的信心，增强顺产的信心，有效的心理护理也可以减少产后抑郁症的发生。

(2) 一般生活护理。

① 孕妇临产后需安排在隔离产房分娩，并由专人观察产程和接产。

② 助产士应指导孕妇进行减轻分娩疼痛的呼吸训练，帮助按摩孕妇腹部和腰骶部，可以减轻宫缩痛和腰酸的症状。各项操作做到尽量温柔熟练，必要时使用药物镇痛。

③ 尽可能给予孕妇舒适的体位，也可以由孕妇自己选择自由待产体位。帮助喂水、喂饭、擦汗等生活护理。

(3) 专科护理。

① 整个产程严密观察胎心音、宫缩及产程进展。由于病原体可以通过产道传染给新生儿，因此在第二产程时，应尽可能避免对胎儿有损伤的助产操作，如胎头吸引、产钳助产等。

② 可以适当提早行会阴侧切，以减少胎儿头皮与阴道壁之间的摩擦，尽可能避免胎儿通过产道时的母婴传播。给新生儿吸痰时，注意动作轻柔，避免新生儿呼吸道黏膜损伤性操作。新生儿娩出后要迅速擦干净其全身的血迹和羊水，产后将孕妇送回隔离病房观察。

7. 预防

(1) 提高孕妇对妊娠合并性传播疾病的认识，避免危险性行为，保持良好的卫生习惯。指导正确使用避孕套，可以有效预防疾病的传播。孕期加强对胎儿的监护，对可能发生胎儿宫内感染者进行羊水感染指标检查，以便早期诊断。

(2) 对于产道病原体检测阳性孕妇，应在产前进行积极的治疗；产时选择合理的分娩方式，可以减少新生儿感染的机会。

(3) 建议育龄妇女对部分性传播性疾病（如尖锐湿疣）进行预防接种；已感染者应当避孕，并进行系统的药物治疗。

(4) 由于妊娠期感染对胚胎和胎儿的影响较大，但是在治疗上还缺乏行之有效的药物，故在治疗之前，应充分向孕妇及其家属交代病情，同时交代目前治疗的局限性、治疗的利弊。经过充分有效的沟通后，取得孕妇的理解和同意。在其同意的前提下，孕妇选择继续观察或人工流产终止妊娠。在孕中、孕晚期感染时，必须谨慎排除胎儿感染和畸形以后才可以继续妊娠。

（任利容　陈小荷）

【自测题】

单项选择题

1. 淋病合并衣原体感染的发生率为（　　）

   A. 5%～10%　　　　　　　　B. 10%～20%　　　　　　　　C. 10%～30%

   D. 20%～40%　　　　　　　　E. 50%～60%

2. 妊娠合并梅毒治疗原则以下哪项不正确（　　）

   A. 早期确诊　　　　　　　　B. 疗程规范　　　　　　　　C. 及时治疗

   D. 用药足量　　　　　　　　E. 治疗期间不需禁止性生活

3. 妊娠合并尖锐湿疣的剖宫产指征为（　　）

   A. 阴道内有病灶　　　　　　B. 胎膜早破

   C. 病灶位于会阴侧切口附近　D. 病灶广泛易致产后出血或产道阻塞

   E. 患者及家属要求

4. 梅毒最主要的传播途径是（　　）

   A. 饮食　　　　　　　　　　B. 胎盘、生殖道传播　　　　C. 日常接触

   D. 输血、接吻　　　　　　　E. 性交传播

5. 治疗梅毒的原则以下哪项不正确（　　）

   A. 短期用药　　　　　　　　B. 及时治疗　　　　　　　　C. 用药足量

   D. 疗程规范　　　　　　　　E. 早期确诊

6. 对于淋病，以下哪项是恰当的（　　）

   A. 成人淋病的 80% 由性接触传播

   B. 60%～80% 感染后无症状

   C. 急性下生殖道感染的主要表现为急性宫颈炎

   D. 可以通过血行传播引起弥漫性腹膜炎

   E. 分泌物培养阳性才可确诊

7. 妊娠合并尖锐湿疣，下列哪项说法不恰当（　　）

   A. 多数感染发生在下生殖道

   B. 可以发生母儿垂直传播

   C. 孕期尖锐湿疣表现为数目多、病灶大、多形态

   D. 以病灶局部治疗为主

   E. 以全身用药治疗为主

8. 对于艾滋病的临床表现，下列哪项是恰当的（　　）

   A. 发病之前少数患者有前驱期症状

   B. 前驱期症状有发热、消瘦及淋巴结增大

   C. 潜伏期短，一般为 2 个月

   D. 病理特点为细胞免疫功能严重低下，易引起各种严重的条件性机会感染

   E. 四肢皮肤及胸腹腔有典型的玫瑰疹

9. 关于Ⅰ型生殖器疱疹的描述,以下哪项是错误的(　　)

A. 由单纯疱疹病毒(HSV)引起　　　B. 主要表现为上半身皮肤、黏膜或器官疱疹

C. 容易垂直感染胎儿　　　　　　　D. 约占生殖器疱疹的10%

E. 极少感染胎儿

10. 孕妇沙眼衣原体感染对胎儿及新生儿的影响,下列说法不正确的是(　　)

A. 可以发生宫内垂直传播

B. 新生儿主要通过衣原体感染的软产道被感染

C. 新生儿感染最常侵犯的部位是眼结膜

D. 新生儿感染可能引起全身感染性疾病

E. 口服红霉素可以预防衣原体肺炎的发生

11. 关于妊娠期尖锐湿疣的治疗,以下说法哪项正确(　　)

A. 妊娠期患尖锐湿疣,应终止妊娠

B. 具有自限性,不需要在妊娠期治疗

C. 妊娠期尖锐湿疣应选择剖宫产分娩

D. 病灶广泛且较大时,应择期剖宫产

E. 妊娠结束后,尖锐湿疣可以自行消失,不需要治疗

12. 下列何组为我国乙类传染病(　　)

A. 淋病、梅毒、软下疳　　　　　　B. 淋病、梅毒、艾滋病

C. 淋病、梅毒、艾滋病、沙眼衣原体　D. 淋病、梅毒、性病性淋巴肉芽肿

E. 淋病、梅毒、艾滋病、性病性淋巴肉芽肿

13. 对孕期生殖道衣原体感染,下列正确的是(　　)

A. 因衣原体感染可引起胎儿宫内发育异常,确诊后应立即终止妊娠

B. 因分娩时会引起新生儿感染,孕期应积极药物治疗

C. 因衣原体感染对胎儿并无严重威胁,所以孕期不必治疗,产后再行治疗

D. 在治疗过程中,药物对胎儿可造成不良影响,故不宜药物治疗

E. 足月时常规采取剖宫产结束分娩

第 3 章　胎儿附属物异常的健康教育

一、前置胎盘

学习目标

1. 掌握前置胎盘的健康教育内容。
2. 了解前置胎盘的病因及高危因素。
3. 及时评估、识别前置胎盘症状并配合治疗和护理。
4. 能够在临床中应用前置胎盘相关健康教育知识。

情景案例导入

郭女士，32 岁，孕 3 产 1，妊娠 30 周，阴道出血 2h。

病史：平素月经正常，停经 6 周出现恶心、呕吐及尿妊娠反应（+），停经 19 周自觉胎动。未规律产检。该孕妇 2h 前无明显诱因出现阴道出血，出血量多于月经量，色鲜红，无腹痛，急诊入院。否认出血性疾病及外伤史。

查体：一般情况较好，无明显痛苦面容，血压 125/80mmHg。子宫软，无压痛，无宫缩，大小与妊娠周数基本相符。胎位左枕前，胎心 150 次 / 分。

请思考以下问题：

1. 郭女士最可能出现了什么问题？
2. 郭女士需要的健康教育内容是什么？

正常妊娠时胎盘附着于子宫体部的前壁、后壁或侧壁。妊娠 28 周以后，若胎盘附着于子宫下段，其下缘达到或覆盖宫颈内口，位置低于胎先露部，称为前置胎盘（placenta previa）。前置胎盘是孕晚期阴道出血和早产的重要原因，也是妊娠期严重并发症之一，若处理不当可危及母儿生命安全。该病的发病率国外报道为 0.3%～0.5%，国内报道为 0.24%～1.57%。

【病因】

1. 子宫内膜损伤或病变　多产、流产、宫腔操作、产褥感染、既往剖宫产史或子宫手术史等均是前置胎盘的高危因素。这些情况造成的子宫内膜损伤或瘢痕可导致子宫内膜炎或萎缩性病变，再次受孕时由于子宫蜕膜血管形成不良，引起胎盘血供不足，胎盘为摄取足够营养而增大面积，延伸到子宫下段。尤其既往有剖宫产史的孕妇，由于子宫瘢痕影响了胎盘"移行"，会增加再次妊娠时前置胎盘的发生风险，且风险与剖宫产术的次数呈正相关。

2. 胎盘异常　多胎妊娠或巨大儿时，胎盘面积增大，伸展到子宫下段，前置胎盘的发生率较单胎妊娠及正常胎儿明显升高；出现副胎盘者其主胎盘位置可能正常，但有另一小胎盘与主胎盘连接，两者以胎膜相连，内有血管相通，副胎盘可位于子宫下段接近宫颈内口；膜状胎盘大而薄，功能性的绒毛覆盖全部胎膜，胎盘发育呈薄膜状结构，占据整个绒毛膜周边，也可扩展到子宫下段。

3. 受精卵滋养层发育迟缓　受精卵到达宫腔后，若滋养层尚未发育到可着床的阶段，可继续向下游走到达子宫下段，并在该处着床而发育成前置胎盘。

4. 宫腔形态异常　子宫肌瘤或子宫畸形等原因可导致子宫腔的形态发生异常改变，导致胎盘附着在子宫下段。

5. 其他　高龄是前置胎盘的危险因素，随着母亲年龄增长，前置胎盘的风险也会增大；吸烟和摄入可卡因可引起前置胎盘发生率增加，但机制尚不清楚，可能是缺氧导致胎盘代偿性增大；辅助生育技术和促排卵药物改变了体内性激素的水平，可能造成子宫内膜和胚胎发育不同步，引起前置胎盘的发生；既往有前置胎盘病史也是前置胎盘的高危因素。

【对母儿的影响】

1. 对母体的影响

(1) 产后出血：如果胎盘附着在子宫前壁，剖宫产时子宫切口不能避开胎盘，则会显著增加产后出血的可能性。另外，胎儿分娩后，子宫收缩力差，开放的血窦不易闭合，也容易发生产后出血。

(2) 植入性胎盘：部分胎盘侵入子宫肌层，成为植入性胎盘，使胎盘剥离不全而易发生产后出血。

(3) 产褥感染：由于前置胎盘的剥离面靠近宫颈的外口，细菌容易通过阴道侵入胎盘的剥离表面，导致产妇易发生产褥感染。

2. 对胎儿的影响

(1) 早产：出血可导致胎儿窘迫，甚至缺氧死亡，为了挽救孕妇和胎儿的生命，提前终止妊娠势必导致早产，早产率增加，新生儿死亡率增加。

(2) 胎位异常：可能导致胎儿出现臀位、横位。

(3) 低出生体重儿：由于其可能导致胎儿提前终止妊娠，引起分娩孕周明显提前，继而胎儿可能出生时体重低于正常。

【临床表现及分类】

1. 分类　由于胎盘下缘与宫颈内口的关系可因孕晚期和临产时宫颈管消失、宫颈口扩张而改变，前置胎盘类型也随之改变。因此诊断的时期不同，类型也不同。目前，临床上以处理前的最后一次检查结果来确定其类型。根据胎盘下缘与子宫颈内口的关系可分为两大类。

(1) 前置胎盘：胎盘完全或部分覆盖子宫颈内口。既往分类为：①完全性前置胎盘，即宫颈内口完全为胎盘所覆盖；②部分性前置胎盘，即宫颈内口部分为胎盘所覆盖。

(2) 低置胎盘：胎盘附着于子宫下段，胎盘边缘距子宫颈内口的距离＜20mm。既往分类包括①边缘性前置胎盘，即胎盘下缘延伸至宫颈内口边缘，未覆盖宫颈内口；②低置胎盘，即胎盘位于子宫下段，胎盘下缘距离宫颈内口＜20mm。

> **知识拓展**
> **不同妊娠月份胎盘位置的变化**
> 　　孕中期由于胎盘所占子宫壁面积的比例较大，可有5%左右的孕妇发现胎盘下缘接近或覆盖宫颈内口，但其中90%在妊娠30周后复查超声显示无异常。尤其是在孕中期胎盘接近宫颈内口但未覆盖内口者，其持续性胎盘前置的发生率较低，可能是由于子宫体和子宫下段的肌层随着妊娠进展，增长速度不同，导致胎盘附着部位逐渐远离宫颈内口。但是如果孕中期胎盘覆盖宫颈内口范围超过25mm，孕晚期或分娩时发生前置胎盘的可能性为40%～100%。

2. 临床表现　　典型症状是孕晚期或者临产时，发生无诱因、无痛性反复阴道出血。孕晚期由于子宫下段逐渐伸展延长，牵拉宫颈内口，宫颈管逐渐缩短，临产后的规律宫缩使宫颈管消失成为软产道一部分。宫颈口扩张时，附着于子宫下段及宫颈内口的胎盘部分因不能相应伸展而与其附着处发生错位分离，导致血窦破裂出血。

患者出血前往往无明显诱因，出血时间、出血量的多少与前置胎盘类型有关。前置胎盘首次阴道出血的孕周常难以预测，多发生在妊娠32周前。初次出血量一般较少，血液凝固后出血可停止，但也不排除初次即发生致命性大量出血导致休克的可能。由于孕晚期子宫下段不断伸展，前置胎盘出血可反复发生，量逐渐增多。低置胎盘阴道出血较晚，多发生于妊娠36周以后，出血量较少或中等。也有不到10%的孕妇到妊娠足月仍无症状。对于无产前出血的前置胎盘患者，应考虑到胎盘植入的可能性。

【健康评估】

1. 母体评估

(1) 健康史：详细询问患者年龄、生育情况，此次妊娠经过如何，有无辅助生殖技术受孕、多胎等高危因素，有无阴道出血，发生的时间及治疗经过等。

(2) 身心状况：对于妊娠20周以上且表现为阴道出血的女性均应考虑到前置胎盘的可能。对于潜在的前置胎盘孕妇，在没有备血或输液情况下不能做肛门检查或阴道检查，以免引起出血。前置胎盘的首要风险是阴道出血和早产，因此应及时评估阴道出血量及性状，有无伴发症状。患者一般情况与出血量及出血速度有关，反复出血者可呈贫血貌，急性大量出血者呈现面色苍白、四肢湿冷、脉搏增快且微弱、血压下降等休克表现。腹部检查：子宫软，无压痛，轮廓清楚，大小与妊娠周数基本相符。当前置胎盘附着于子宫前壁时，可在耻骨联合上方听到胎盘血流杂音。临产后，宫缩表现为阵发性，宫缩间歇期子宫完全松弛，无局限性压痛。

部分患者分娩前未诊断前置胎盘，但有产前出血，产后应仔细检查胎盘胎儿面边缘，若有血管断裂，则提示有副胎盘；若前置部位的胎盘母体面见陈旧血块附着，呈紫黑色或暗红色，或这些改变位于胎盘边缘，胎膜破口距胎盘边缘距离<7cm，则为低置胎盘。

孕妇及家属可能会因突然的阴道出血而对孕妇健康及胎儿预后担忧，产生忧郁、焦虑、恐惧等负面情绪。

(3) 辅助检查。

① 超声检查：可明确胎盘附着位置，胎盘边缘距子宫颈内口的距离或超出子宫颈内口的距离，覆盖子宫颈内口处胎盘的厚度，子宫颈的长度等。指导孕妇在膀胱半充盈的状态下检查，排空膀胱后再重复检查一次。过度充盈的膀胱可能会造成前置胎盘的假象。如果胎盘位于子宫后壁，由于胎儿先露部的遮挡可能会出现假阴性的结果，可指导产妇略微侧卧位后再进行超声检查。

阴道超声检查是诊断前置胎盘最主要的检查方法，准确性高于腹部超声检查，能更清楚地辨认宫颈内口与胎盘的关系，确定前置胎盘类型。若胎盘边缘未达到宫颈内口，需要测量胎盘边缘与宫颈内口的距离；若胎盘边缘覆盖了宫颈内口，则测量超过宫颈内口的距离。超声检查时须注意妊娠周数，孕中期胎盘约占子宫壁面积的一半，胎盘下缘贴近或覆盖宫颈内口的机会增多；孕晚期胎盘占据子宫壁面积减少到大约1/3或1/4。随着子宫下段的形成，宫颈内口与胎盘边缘的距离逐渐变大，原来附着在子宫下段的胎盘相对上移，可能改变为正常位置胎盘。所以孕中期超声检查发现胎盘前置者，不宜诊断为前置胎盘，而应称为胎盘前置状态。

② 磁共振：可以显示胎盘的位置以及胎盘与子宫肌层的关系，对前置胎盘合并胎盘植入有一定的辅助检查意义，可协助评估植入的深度、宫旁侵犯、与周围器官的关系等。但不能代替超声检查诊断和评估前置胎盘。

(4) 既往史：评估既往有无前置胎盘病史、刮宫史、剖宫产史、子宫手术史、子宫内膜炎等病史。

> **知识拓展**
>
> **前置胎盘超声随访的频率**
>
> 若孕中期发现胎盘前置，需超声随访胎盘的变化情况，根据孕妇的孕周、胎盘边缘距子宫颈内口的距离以及临床症状指导孕妇增加超声随访的次数。无症状者建议妊娠32周经阴道超声检查随访。妊娠32周仍为持续前置胎盘且无症状者，推荐于妊娠36周左右经阴道超声复查，以确定最佳的分娩方式和时机。

2. 胎儿评估 前置胎盘患者一般胎位清楚，由于子宫下段有胎盘占据，影响胎先露部衔接入盆，故先露部高浮，常并发臀位、横位等异常胎位。臀先露的孕妇在做腹部检查时宫底部会触及圆而硬的胎头，按压时有浮球感。腹部一侧触及宽而平坦的胎背，腹部对侧触及小肢体，耻骨联合上方触及不规则、宽而软的胎臀。若前置胎盘位于子宫前壁，胎体部位可能触诊不清。肩先露的孕妇子宫呈横椭圆形，宫底部触不到胎头或胎臀，耻骨联合上方空虚，宫体横径增宽，可于一侧触到胎头，另一侧触到胎臀。

若反复出血或一次出血量过多，子宫血供明显减少，可致胎儿宫内缺氧，胎动减少，胎心有异常甚至消失，严重者胎死宫内。前置胎盘常因出血而终止妊娠，因此早产率较高，新生儿呼吸窘迫综合征和贫血发生率也增高，产后应进行血常规检查。

【健康教育】

1. 饮食指导　指导前置胎盘孕妇注意饮食卫生，不吃可能变质的食物，以免腹泻诱发宫缩。建议多摄入高蛋白、高维生素及含铁丰富的食物，如动物肝脏、瘦肉、鸡蛋、绿叶蔬菜及豆类等，以纠正贫血，增强机体免疫力。部分常见食物的含铁量见表3-1。如因贫血服用铁剂治疗时，避免同时饮用浓茶和服用抗酸药物，以免影响铁剂吸收效果。

前置胎盘孕妇由于卧床时间较长，运动不足，肠蠕动减弱，加之床上排便习惯姿势改变，精神过度紧张，容易导致便秘。应指导患者饮食中摄入足够的膳食纤维。膳食纤维分为可溶性和不溶性，存在于谷类、蔬菜和水果等食物当中。不溶性膳食纤维具有吸水性，可增加粪便体积，刺激肠道蠕动，起到软化大便、预防便秘的作用。谷类纤维比水果、蔬菜类纤维能更有效地增加粪便体积和预防便秘，因此主食不宜吃得过于精细，可指导患者适量摄入燕麦、糙米、黑麦、荞麦、红豆、煮玉米等全谷类。蔬菜摄入量也要充足，尤其是富含膳食纤维的绿叶蔬菜、西兰花、甘蓝等，同时保证足量的水果摄入，例如苹果、

表3-1　部分食物每100g可食部含铁量

种　类	名　称	含铁量（mg）
谷类	青稞	40.7
	荞麦面	9.9
	小麦	5.1
	小米	5.1
薯类及淀粉	藕粉	17.9
	甘薯粉	10.0
	玉米淀粉	4.0
	土豆淀粉	2.3
豆类	豆腐干	23.3
	腐竹	16.5
	豆腐皮	11.7
	黄豆	8.2

（续表）

种　类	名　称	含铁量（mg）
蔬菜类	黄花菜	8.1
	水芹菜	6.9
	荠菜	5.4
	豌豆尖	5.1
菌藻类	苔菜（干，苔条）	283.7
	松蘑（干）	156.5
	木耳（干）	97.4
	紫菜（干）	54.9
水果类	桑葚（干）	42.5
	葡萄干	9.1
	桂圆肉	3.9
	枣（干）	2.3
坚果类	黑芝麻	22.7
	白芝麻	14.1
	西瓜子（炒）	8.2
	腰果	7.4
肉蛋鱼虾及动物制品类	蛏干	88.8
	猪肝	23.2
	羊血	18.3
	牛肉干	15.6
	海米	11.0
	猪血	8.7
	鸡蛋黄	6.5
	阿胶	4.7
乳类	奶酪干	18.7
	羊乳	0.5
	纯牛奶（全脂）	0.3

梨、西梅、火龙果、圣女果等。部分常见食物中不溶性膳食纤维含量见表3-2。预防便秘还需要指导孕妇多饮水，建议每日饮水≥1500ml。教会孕妇床上排便，有便意时不宜强加克制，无论能否排出均应尝试排便，以养成定时排便的习惯，保持大便通畅。

2. 活动与休息 如果孕妇没有出现阴道出血、宫缩等症状，处于安全平稳状态时，可居家休养。保证充足的休息，每日应有8h睡眠，午休1~2h，避免剧烈运动和可能导致腹压升高的动作，如深蹲、搬提重物等。避免性生活，以防刺激引起出血。对于有阴道出血或子宫收缩的孕妇，推荐住院治疗。嘱孕妇卧床休息，以侧卧位为宜，可间断吸氧。将日常用品放于患者方便可及之处，鼓励患者自我照顾的行为，住院期间做好日常生活护理，协助如厕、沐浴、穿衣、饮食等，尤其要加强夜间的巡回观察。

妊娠期女性由于雌、孕激素水平升高，凝血系统改变，血小板功能活化，血管损伤，增大的子宫压迫下腔静脉和盆腔静脉等因素，静脉血栓栓塞症的发病率是非妊娠期女性的4~5倍。而前置胎盘患者由于卧床时间较长，活动能力下降，血液瘀滞，更是具备了静脉血栓栓塞症发生的三要素：血液高凝状态、血流速度缓慢、血管壁受损，增加了疾病发生的风险。应在产前住院期间以及分娩后对血栓栓塞性疾病高危因素进行动态评估，有血栓栓塞性疾病史或家族史、剖宫产术后、长期卧床、高龄、肥胖、多胎妊娠、严重产后出血或大量输血等均是发病的危险因素。健康宣教和物理方法是预防前置胎盘孕产妇患血栓栓塞性疾病的首选方法，可向患者讲明疾病相关知识，合理饮食，避免摄入大量高脂肪饮食，多喝水，指导孕产妇在床上休息时做足背屈运动（图3-1）、穿戴防血栓梯度加压弹力袜，或者由家属给予肢体按摩。长时间卧床的患者可遵医嘱使用间歇充气加压装置或足底静脉泵。

3. 病情观察 注意观察阴道出血情况和出血时间。动态评估血常规和出凝血时间，测定血型，了解孕妇是否有贫血、感染等异常情况。告知孕妇在整个妊娠期有阴道出血症状时，不论出血量多少，都应立即到医院就诊。前置胎盘患者除了在孕晚期出现阴道出血，在行剖宫产终止妊娠时，若子宫切口无法避开位于前壁的胎盘，也会导致出血增多。另外分娩后，由于子宫下段肌组织菲薄，收缩力差，附着于此处的胎盘不易完全剥离，一旦剥离，开放的血窦不易关闭，常发生产后出血。多数前置胎盘产妇由于贫血、免疫力下降，加之胎盘剥离面靠近宫颈外口，细菌容易经阴道上行侵入胎盘剥离面，产褥感染机会也会增加。因此，应严密观察出血量和生命体征，尤其是大出血时，及时发现病情变化。

部分孕妇在妊娠期未作规律产检或未做超声检查，未能及时确诊前置胎盘。如果发现以下表现，提示可能存在前置胎盘，应进一步完善相关检查和评估以明确诊断：①胎位异常，由于胎盘占据了骨盆的一部分空间，影响胎儿先露部入盆，因此前置胎盘孕妇的胎先露常高浮，且容易并发臀先露、肩先露等异常情况。②胎体部位触诊不清，若前置胎盘位于子宫前壁，腹部四步触诊时刚好处于检查者的手与胎儿之间，可能会影响对于胎儿部位的识别。③脐下可闻清晰的

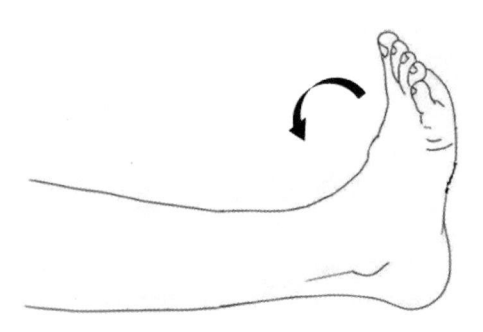

图3-1 足背屈运动

表 3-2 部分食物 100g 可食部中不溶性膳食纤维含量

种　类	名　称	不溶性膳食纤维含量（mg）
谷类	麸皮	31.3
	小麦	10.8
	玉米面	6.2
	燕麦	6.0
薯类及淀粉	魔芋精粉	74.4
	马铃薯全粉	3.5
	白薯干	2.0
豆类	黄豆	15.5
	蚕豆（带皮）	10.9
	黑豆	10.2
	红小豆	7.7
蔬菜类	竹笋（干）	43.2
	豆角	2.6
	蒜薹	2.5
	芹菜叶	2.2
	藕	2.2
菌藻类	松蘑	47.8
	冬菇（干）	32.3
	裙带菜（干）	31.1
	木耳（干）	29.9
水果类	枣（干）	9.5
	苹果	4.7
	梨	2.6
	香蕉	1.2
坚果类	黑芝麻	14
	松子	12.4
	腰果	10.4

母体脉搏，胎心听诊时可通过异常位置的胎盘听到响亮的与母体动脉搏动一致的胎盘血流杂音，而胎心音由于受到胎盘阻隔，很难听清楚，尤其当胎儿处于头位时。④胎动位置异常，由于前置的胎盘可能会缓冲一些胎儿在宫内的运动，孕妇可能会只感觉到胎儿在脐部上方的腹壁内运动。

应用多普勒听胎心，定期进行胎儿电子监护和超声检查，及时评估胎儿宫内安危和生长发育情况。指导孕妇每天计数胎动并作记录。胎动是孕妇自我监测胎儿宫内健康的最为简单易行的手段。孕妇多在18～20周开始自觉胎动，经产妇感觉到胎动的时间可能会早于初产妇。胎动随着妊娠周数增加而逐渐增强，于妊娠32～34周达到高峰，临近足月时孕妇可能感觉胎动略有减少。正常的健康胎儿睡眠周期20～40min，这期间胎动会暂时停止。每个胎儿的睡眠和胎动的习惯与规律都不同，一般胎动在夜间和下午比较活跃。可指导妊娠28～30周以后的孕妇每天在上午、下午和晚上三个时间段各计数一次胎动，或者在胎儿胎动频繁的时间段来计数。连续的胎动只算做一次，相隔3～5min后的胎动计为第二次。若2h内胎动不足10次，可变换体位，例如改为侧卧位后再数，若仍少于10次，应及时就医。胎动每2小时少于10次或比平时减少50%者，提示可能有子宫胎盘功能不足、胎儿宫内缺氧的可能，需要进一步检查后确定。

观察前置胎盘患者是否有深静脉血栓的表现，即血液在深静脉内不正常凝结引起的静脉回流障碍性疾病，常发生于下肢，若血栓脱落阻滞于肺动脉则引起肺栓塞，会对孕产妇的生命安全造成威胁。因前置胎盘产前长期卧床或剖宫产术后的产妇出现下肢疼痛、肿胀应高度警惕，约90%的妊娠期和产褥期深静脉血栓发生在左下肢，以髂静脉和股静脉为主，多数患者早期无症状或症状不典型。最早和最常见的临床表现是患侧下肢疼痛、肿胀，伴或不伴皮肤温度升高和红肿；髂静脉血栓除了下肢肿胀外，可伴或不伴腰腹部、臀部及背部疼痛。当发现患侧的小腿围比对侧腿围大2cm及以上时，应高度警惕深静脉血栓的发生。若出现颈部胀痛、意识淡漠、头疼呕吐等症状，需要考虑有无颈静脉和颅内静脉系统栓塞；若出现呼吸困难、胸痛、发绀等症状时，需要警惕肺栓塞的发生。

4. 心理支持 加强与孕妇及家属的沟通，耐心倾听孕妇的倾诉，了解其心理状态，解答相关问题，对情绪紧张者给予精神安慰，鼓励其做好长期治疗的心理准备。讲解本病的发病规律和配合要点，给予孕妇及家属所需要的知识和信息，例如部分孕妇可能会担心接受阴道超声检查的安全性，可解释行阴道超声检查时，探头观察宫颈内口的最佳位置是距宫颈2～3cm，因而前置胎盘患者进行该项检查是安全的，消除其顾虑，以便积极主动地配合治疗和护理。部分孕妇由于病情严重需要绝对卧床，在床上排便时存在心理顾虑，担心会污染病房空气，引起别人嫌弃或不愿给其他人增加麻烦而有意识地控制便意，未能及时排便，使直肠失去对粪便压力刺激的敏感性，造成排便困难。而前置胎盘并发便秘者用力排便时，腹压增高又容易诱发出血，造成恶性循环。因此要提前给予患者排便指导和心理疏导，讲明预防便秘的重要性，鼓励患者按时排便，消除心理顾虑。排便后及时完成清理与清洁工作，开窗通风，保持会阴清洁干燥。鼓励家属给予孕妇情感支持，精神放松，减少不必要的焦虑。

5. 期待疗法的配合 前置胎盘的处理原则为抑制宫缩、减少出血、纠正贫血和预防感染。对于前置胎盘孕妇强调分级诊疗，一旦确诊，建议其到有条件的医院行产前检查和分娩。期待疗法是在母儿安全的前提下延长孕龄，以降低围产儿病死率，适用于一般情况良好，妊娠<36周，胎儿存活，阴道出血不多，无须紧急分娩的前置胎盘孕妇。禁止做肛门检查和不必要的阴道检查；少做腹部检查，必要时应操作轻柔。遵医嘱行药物治疗，给予患者用药指导，注意观察各种药物的疗效和副作用。

(1) 宫缩抑制剂：可延长孕周，预防早产，防止因宫缩引起更严重的出血，赢得促胎肺成熟的时间。常用药物有硫酸镁、$β_2$受体激动剂、缩宫素受体抑制剂等，必要时给予地西泮等镇静剂。①硫酸镁可直接作用于子宫平滑肌细胞，拮抗钙离子对子宫的收缩活性，且对妊娠32周前早产胎儿的中枢神经系统有保护作用，使用中应注意观察膝腱反射存在，呼吸≥16次/分，尿量≥400ml/24h，同时备好10%葡萄糖酸钙作为解毒剂，镁离子中毒时停用硫酸镁并静脉缓慢推注10%葡萄糖酸钙10ml。合并肾功能不全、心肌病、重症肌无力时应慎用硫酸镁。②$β_2$受体激动剂药物直接作用于平滑肌细胞上的受体，与相应受体结合后，使平滑肌细胞中的环磷酸腺苷含量增多，抑制钙离子的释放，减少了细胞质内钙的含量，引起子宫肌松弛，但同时也可兴奋$β_1$受体，对心血管系统有副作用。例如常用的盐酸利托君，可能会导致心动过速、血钾下降、血糖升高、血压升高、恶心、呕吐、出汗、头疼等。使用时应注意倾听孕妇主诉并观察心率、血压和宫缩变化，必要时行心电监护。当孕妇心率>120次/分时，应调慢滴速；当心率>140次/分时，应立即停药。③钙通道阻滞剂的作用机制是抑制钙离子通过子宫平滑肌细胞膜上钙通道的重吸收，降低细胞质内钙含量，从而使子宫平滑肌松弛。药物使用中应注意观察孕妇心率及血压，防止血压过低，尤其已经使用硫酸镁的孕妇，慎用钙通道阻滞剂，以免血压骤降。④缩宫素受体抑制剂的作用机制是竞争性结合子宫平滑肌和蜕膜的缩宫素受体，减弱其对子宫平滑肌的作用，起效快，用药开始10min内宫缩就明显减少，常用的有阿托西班，使用时应严格按照要求配置浓度和控制滴速。

(2) 妊娠<37周，有阴道出血的前置胎盘孕妇，评估有早产风险者，可遵医嘱应用糖皮质激素，例如地塞米松、倍他米松等，以促进胎儿肺成熟，预防新生儿呼吸窘迫综合征的发生。

(3) 铁剂、叶酸及维生素C等用于纠正贫血。维持血红蛋白水平≥110g/L，红细胞压积≥30%，以增加母体储备。若血红蛋白<70g/L，可考虑输血。口服铁剂应指导孕妇在餐后或餐中服用。服用铁剂后，铁与肠内硫化氢作用形成黑色大便，为正常现象，停药后可恢复，应及时告知孕妇及家属，避免恐慌。

(4) 出血时间长者可应用抗生素预防感染。

6. 终止妊娠的配合 前置胎盘终止妊娠的时机取决于多种因素，包括妊娠周数、胎儿大小、阴道出血情况、胎盘植入情况、是否合并感染、是否临产、有无妊娠合并症或并发症等。对于无症状的前置胎盘孕妇，推荐妊娠36～38周终止妊娠；有反复阴道出血史，合并胎盘植入或其他高危因素者，可于妊娠34～37周终止妊娠。应充分与孕妇和家属就分娩方式及其风险进行沟通。

配合终止妊娠应建立静脉通道，配血，吸氧，保暖；遵医嘱进行输液、输血，补充血容量；胎儿娩出后及早使用宫缩剂，防止产后大出血的发生；做好新生儿复苏的抢救准备，严格按照高危儿护理。保持外阴清洁，常规给予抗生素预防感染。指导产妇出院后注意休息，加强营养，纠正贫血，增强免疫力。

(1) 剖宫产术：是前置胎盘终止妊娠的主要方式，首选择期剖宫产术。术前应完善检查，配合医师积极纠正休克，确保术中血制品及止血药物和用品备齐，并遵医嘱行预防性抗感染治疗，做好处理产后出血和抢救新生儿的准备。术前严密监测母胎情况，术后仍要严密监测心、肺等重要器官功能，观察腹腔、阴道出血情况、生命体征及精神状态。遵医嘱检查血常规、尿常规、凝血功能及电解质等。观察有无感染及电解质紊乱征象。

(2) 阴道分娩：无症状，无头盆不称的低置胎盘者，尤其是妊娠35周后经阴道超声测量胎盘边缘距子宫颈内口为11～20mm的孕妇，在严密监测下可阴道试产，同时应做好紧急剖宫产和输血的准备。

低置胎盘接产的关键是协助胎先露下降，宫口开大3cm以上时可行人工破膜，使胎先露压迫胎盘前置部分起到止血的作用，并可遵医嘱静脉滴注缩宫素以加强宫缩；严密观察宫缩、胎心、阴道出血情况和产程进展情况；胎儿娩出后及早遵医嘱使用宫缩剂预防产后出血；分娩后注意检查宫颈有无裂伤，如有裂伤及时缝合。若破膜后胎先露部下降不理想，仍有出血或分娩进展不顺利，应立即报告医生，配合行剖宫产术准备。如胎盘自娩困难或出血增多，需人工剥离胎盘，操作须轻柔，同时行子宫按压、宫腔填塞等止血。若出血仍不止，立即做好手术准备。

知识拓展
前置胎盘孕妇行紧急剖宫产的指征

前置胎盘孕妇一旦出现大出血甚至休克，危及孕妇生命安全时，无论胎龄大小均应立即剖宫产。另外在期待治疗过程中，若发现胎儿窘迫表现，评估胎儿已能存活，或临产后发现前置胎盘，阴道出血较多，估计短时间内不能经阴道自然分娩者，均应及时报告并配合医师行紧急剖宫产终止妊娠。

7. 预防

育龄女性应采取积极有效的避孕措施，避免意外妊娠造成的多次刮宫、引产，减少子宫内膜损伤的概率；宣传妊娠期健康知识，养成良好生活习惯，计划妊娠的女性应戒烟、戒毒，避免被动吸烟；做好月经期、妊娠期、分娩期和产褥期等女性特殊生理时期的保健，预防宫腔感染；减少非医疗指征的剖宫产。有前置胎盘高危因素者加强妊娠期管理，按时产前检查。提供正确的妊娠期指导，在妊娠期间若发生反复发作的无痛性阴道出血，及时到医院就诊，以便早期诊断，正确处理。

（侯　睿）

【自测题】

单项选择题

1. 诊断前置胎盘最主要的检查方法是（　　）

   A. 超声检查　　　　　　　B. 阴道检查　　　　　　　C. 宫腔镜检查

   D. 磁共振检查　　　　　　E. 腹腔镜检查

2. 某产妇产后胎盘检查时发现胎盘边缘有陈旧血块附着，可依据下列胎膜破口距胎盘边缘距离诊断低置胎盘的是（　　）

   A. 6cm　　　　　　　　　B. 8cm　　　　　　　　　C. 10cm

   D. 12cm　　　　　　　　 E. 14cm

3. 某孕妇，妊娠 31 周，因前置胎盘引起阴道出血而住院治疗，对该患者的健康教育中，不应包括的内容是（　　）

   A. 避免用力排便　　　　　B. 多下地活动

   C. 多食粗纤维食物　　　　D. 观察出血量

   E. 自数胎动

4. 某孕妇，妊娠 35 周，阴道有少量出血，检查发现宫颈内口完全为胎盘所覆盖，诊断为前置胎盘，对其进行产科检查时，可能的临床表现不包括（　　）

   A. 先露部高浮　　　　　　B. 胎方位清楚　　　　　　C. 胎头已入盆

   D. 胎心正常　　　　　　　E. 子宫大小与孕周相符

5. 某孕妇，32 岁，被确诊为前置胎盘，需要及时终止妊娠的情况是（　　）

   A. 妊娠 33 周　　　　　　 B. 估计胎儿体重小于 2300g

   C. 孕妇血红蛋白为 110g/L　D. 胎儿存活

   E. 阴道大量出血

二、胎盘早剥

学习目标

1. 掌握胎盘早剥的健康教育内容。
2. 及时评估、识别胎盘早剥症状并配合治疗和护理。
3. 了解胎盘早剥的病因及高危因素。
4. 能够在实践中应用胎盘早剥相关健康教育知识。

情景案例导入

叶女士，35 岁，孕 2 产 1，妊娠 35 周，持续性腹痛 1h 入院。

病史：患者平素月经规律，停经 35 周，1h 前车祸撞击到腹部，突感持续性剧烈腹痛，急诊入院。既往无高血压及肾病史。

查体：血压 105/60mmHg，脉搏 96 次/分。无阴道流血，子宫似足月大小，硬如板状，有明显压痛。胎位触诊不清，胎心 90 次/分。

问题：

1. 叶女士最可能发生的情况是什么？
2. 针对以上情况你应如何配合医生进行处理？
3. 如何为叶女士制订健康教育计划？

妊娠 20 周后，正常位置的胎盘在胎儿娩出前，部分或全部从子宫壁剥离，称为胎盘早期剥离，简称胎盘早剥。胎盘早剥是孕晚期严重并发症之一，起病急、进展快，若处理不及时将严重威胁母儿生命。国内报道其发病率为 0.46%～2.10%，围产儿死亡率为 20.0%～42.8%。

【病因】

胎盘早剥确切的病因与发病机制尚未完全阐明，其发病可能与下列因素有关。

(1) 血管病变：胎盘早剥的孕妇常并发妊娠高血压、慢性肾脏疾病或全身血管疾病。当底蜕膜螺旋小动脉痉挛或硬化，可导致远端毛细血管缺血、坏死甚至破裂出血，在底蜕膜和胎盘之间形成血肿，导致胎盘与子宫壁剥离。孕晚期或临产后，孕产妇若长时间仰卧，增大的妊娠子宫压迫下腔静脉，静脉血回流受阻，子宫静脉压升高，可导致蜕膜层静脉淤血或破裂，形成胎盘后血肿，也可引起部分或全部胎盘与子宫壁分离。

(2) 机械性因素：孕妇腹部受到猛烈撞击、挤压；脐带缠绕或脐带过短时，胎儿下降娩出过度牵拉脐带；外转胎位术矫正胎位时；羊膜腔穿刺时刺破前壁胎盘附着处血管，胎盘后血肿形成等均可引起胎盘早剥。

(3) 宫腔内压力骤减：未足月胎膜早破，羊水过多破膜时羊水流出过快或双胎妊娠分娩时第一胎娩出过快，均可引起子宫腔内压力骤然降低，宫腔体积突然缩小，导致胎盘与附着处子宫壁发生错位而剥离。

(4) 其他：高龄、多产、吸毒、吸烟、接受辅助生育技术助孕、孕妇有血栓形成倾向、子宫肌瘤等也是胎盘早剥的高危因素。

【对母儿的影响】

1. 对母体的影响 由于母体与胎盘之间形成开放的剥离面，羊水可以通过开放的剥离面进入血液循环，造成凝血功能障碍，进而导致肾衰竭、子宫收缩乏力、先兆子宫破裂、子宫胎盘卒中和产后出血等，严重者可能造成弥漫性血管内凝血、羊水栓塞等，危及孕产妇生命安全。

2. 对胎儿的影响 由于胎盘从宫壁上剥离，母体与胎盘之间无法进行血液交换，导致胎儿失去血液供应，引起胎儿出现缺氧的情况。如果剥离面较小，胎盘可以继续支持胎儿的生长发育。如果剥离面较大，可引起新生儿缺血缺氧性脑病、新生儿窒息等情况，严重时可能会造成胎儿在宫内死亡，远期可引起神经系统发育缺陷、脑性麻痹等严重后遗症。

【临床表现】

典型临床表现是阴道出血、腹痛，可伴有子宫张力增高和子宫压痛，尤其在胎盘剥离处最明显。出血特征为暗红色陈旧性不凝血，多发生在妊娠34周以后。胎盘早剥早期表现通常是胎心异常，宫缩间歇期子宫呈高张状态，宫底随胎盘后血肿增大而增高。严重时子宫硬如板状，压痛明显，胎位触诊不清，胎心异常或消失。随着剥离面增大，病情逐级加重，患者可迅速发生休克，凝血功能障碍甚至多器官功能损害。出现胎儿宫内死亡的患者胎盘剥离面积一般超过50%。

胎盘早剥的临床表现与其病理变化有关，即底蜕膜出血并形成血肿，使胎盘自附着处剥离，不同类型的剥离其临床表现也不同。

① 显性剥离：以外出血为主。胎盘剥离面积小，血液很快凝固而出血停止，临床多无症状或症状轻微，仅见凝血块压迫胎盘，在胎盘母体面上遗留一压迹，往往于产后检查胎盘时方发现；若继续出血，形成胎盘后血肿，血液可冲破胎盘边缘和胎膜，经宫颈管流出。

② 隐性剥离：以内出血为主。胎盘边缘或胎膜与子宫壁未分离，或胎头进入骨盆入口压迫胎盘下缘，使血液积聚在胎盘与子宫壁之间不能外流，胎盘后血肿逐渐增大，胎盘剥离面也随之扩大。隐性剥离内出血急剧增多时，胎盘后血液积聚，压力增加，可使血液浸入子宫肌层，引起肌纤维分离、断裂和变性。当血液浸入达浆膜层时，子宫表面呈现紫蓝色瘀斑，严重时整个子宫呈紫红色，尤以胎盘附着处明显，称子宫胎盘卒中。此时肌纤维受血液浸渍，收缩力减弱，有可能发生产后大出血。严重的胎盘早剥，大量组织凝血活酶从剥离处的胎盘绒毛和蜕膜中释放，进入母体血液循环，激活凝血系统并影响血供，在肺、肾等器官内形成微血栓，引起器官缺氧及功能障碍。随着促凝物质不断进入血循环，激活纤维蛋白溶解系统，产生大量的纤维蛋白原降解产物，引起继发性纤溶亢进，消耗大量凝血因子，最终会导致弥散性血管内凝血（DIC）。约有30%的胎盘早剥会出现凝血功能障碍。

胎盘早剥的严重程度与阴道出血量不相符，有可能阴道出血并不多，但大量的血液积聚在胎盘与子宫壁之间，患者也会很快出现失血性休克的表现。后壁胎盘的隐性剥离多表现为腰背部疼痛，子宫压痛可不明显。部分胎盘早剥伴有宫缩，但宫缩频率高、幅度低，间歇期不能完全放松。临床上可应用胎盘早剥分级标准（表3-3）对病情进行评估。

【健康评估】

1. 母体评估

(1) 健康史：询问孕妇一般情况和妊娠情况，有无外伤史，是否有接受辅助生育技术助孕、高龄、多产等。如果在孕晚期或临产时突然出现腹部剧烈疼痛，伴胎心异常和休克表现，应及时全面评估既往史与产前检查记录。妊娠女性如发生腹部外伤，均需排除胎盘早剥。外伤引起的胎盘早剥通常发生于受伤后24h内，病情一般较严重，需认真评估。若外伤后无阴道出血，无宫缩，无子宫压痛，持续电子胎心监护4h无异常发现，可回家观察。如果出现以上任何异常表现，必须留院观察24h以上。

(2) 身心状况：0级和Ⅰ级胎盘早剥临床表现不典型，Ⅱ级、Ⅲ级胎盘早剥症状和体征比较典型，应注意与前置胎盘、先兆子宫破裂的区别（表3-4）。要高度关注子宫张力和凝血功能的变化，子宫局部压痛及胎心改变。胎心异常是胎盘早剥的重要临床表现和征兆，尤其合并宫缩过频时，应高度警惕胎盘早剥。

胎盘早剥可增加孕妇凝血功能障碍、羊水栓塞、急性肾衰竭、失血性休克、产后出血发生的风险，应密切注意和及时评估。孕妇可出现恶心、呕吐、面色苍白、出汗、脉搏细弱、心动过速、不安、口渴等休克表现。应注意孕妇既往如有妊娠高血压病史，高血压往

表3-3 胎盘早剥分级标准

分级	临床特征
0级	胎盘后有小凝血块，但无临床症状；分娩后回顾性产后诊断
Ⅰ级	阴道出血；子宫软，宫缩有间歇但张力偏高，有时局部明显压痛；无胎儿窘迫和产妇休克的症状
Ⅱ级	可能有阴道出血；有胎儿窘迫；无产妇休克
Ⅲ级	可能有阴道出血；明显子宫强直性收缩，触诊呈板状；持续腹痛；产妇出现失血性休克，伴或不伴DIC；胎儿死亡

表3-4 胎盘早剥、前置胎盘和先兆子宫破裂的鉴别

类别	胎盘早剥	前置胎盘	先兆子宫破裂
病史	伴妊娠高血压、原发性高血压、外伤等	多次人流、分娩史	梗阻性分娩、剖宫产史
腹痛	突发剧烈腹痛	一般无腹痛	强烈宫缩、阵发性腹痛
出血	隐性或阵发性出血，贫血程度与阴道出血量不符	反复出血，贫血程度与阴道出血量一致	少量阴道出血或血尿
子宫	硬如板样、压痛，较孕周大，宫底不断上升	软、压痛，大小与孕周相符	子宫下段压痛，病理性缩复环
胎儿	胎儿窘迫或死亡	一般无胎儿窘迫	多有胎儿窘迫
胎盘	母体面有血凝块及压迹	母体面有血凝块及压迹，胎膜破口距胎盘边缘<7cm	无特殊变化
超声	胎盘后有血肿、位置正常	胎盘位于子宫下段或覆盖子宫颈口	无特殊变化
实验室检查	血红蛋白进行性下降、血小板减少、凝血酶原时间延长、血纤维蛋白原下降	血红蛋白正常或下降	无特殊变化

往会掩盖血容量不足。休克程度与阴道出血量不成正比，阴道可能有少量流血、无流血或表现为血性羊水，因此不能只根据阴道出血量来判断患者病情严重程度。

胎盘早剥孕妇一般入院时情况紧急，孕妇和家属常常表现为高度焦虑和恐惧，或不同程度的不安和无助。如果不幸发生胎儿死亡，孕产妇及其配偶起初可能会处于震惊和否认的状态，这种状态也许会持续数小时或数天。有些人会情绪失控、不停哭泣，也有些人表现得不知所措、虚弱和冷静，这其实是一种情感保护的状态，会随着产妇及其家庭逐渐接受事件的发生而消失。之后有的父母可能会感到内疚、愤怒或怨恨，例如把孩子死亡的原因归结到自己没能及早发现问题。在经历了哀伤的痛苦后，大部分产妇及其家庭会逐渐面对和接受现实。

(3) 辅助检查。

① 超声检查：可协助了解胎盘部位及胎盘早剥的类型，明确胎儿大小及存活情况，并可排除前置胎盘。典型的胎盘早剥超声图像显示胎盘异常增厚，胎盘内部回声增强或回声紊乱，胎盘后及边缘有血肿的，表现为胎盘局部与子宫壁之间底蜕膜回声带消失，可见不规则暗区或不均质强回声区。然而超声检查不是诊断胎盘早剥的敏感手段，准确率在25%左右，即使无异常发现也不能排除胎盘早剥，尤其是胎盘附着在子宫后壁时，但可用于前置胎盘的鉴别诊断及保守治疗的病情监测。

② 实验室检查：主要监测孕产妇的贫血程度、凝血功能、肝肾功能及电解质等。Ⅲ级胎盘早剥患者应检测肾功能和血气分析。DIC筛选实验结果可疑者进一步做纤溶系统确诊试验，包括凝血酶时间、优球蛋白溶解时间和血浆鱼精蛋白副凝试验等，以便及时发现弥散性血管内凝血。血纤维蛋白原<250mg/L为异常，若<150mg/L对凝血功能障碍有诊断意义。情况紧急时，可抽取肘静脉血2ml放入干燥试管中，7min后若无血块形成或只形成易碎的软凝血块，提示可能有凝血功能障碍。

(4) 既往史：评估既往有无胎盘早剥、子宫肌瘤、妊娠高血压、慢性肾脏疾病或全身血管疾病病史等。

2. 胎儿评估 胎盘早剥出血可引起胎儿急性缺氧，胎儿宫内死亡率、早产率、新生儿窒息率均明显增高。胎盘早剥新生儿还可遗留神经系统发育缺陷等后遗症。0～Ⅰ级胎盘早剥患者可自测胎动，若胎动每2小时≥10次为正常，若每2小时<10次或减少50%者，提示胎儿缺氧可能（图3-2）。严重胎盘早剥患者的子宫往往呈"板状腹"，胎儿触诊困难，一般应用持续电子胎心监护来判断胎儿宫内状况，可出现胎心基线变异减小或消失、胎儿心动过缓、频发的晚期减速（图3-3）和变异减速（图3-4）、正弦波形（图3-5）等。异常的胎心表现是胎儿预后不良的信号，有必要及时评估和迅速采取抢救措施。常用的电子胎心监护的评价指标及图形特点见表3-5及图3-2至图3-5。

【健康教育】

1. 营养与休息 指导孕妇取侧卧位卧床休息，以左侧卧位为宜。保持室内空气流通，给予面罩间断或连续性吸氧，以改善胎盘血氧供应情况。饮食上注意多吃高蛋白、高热

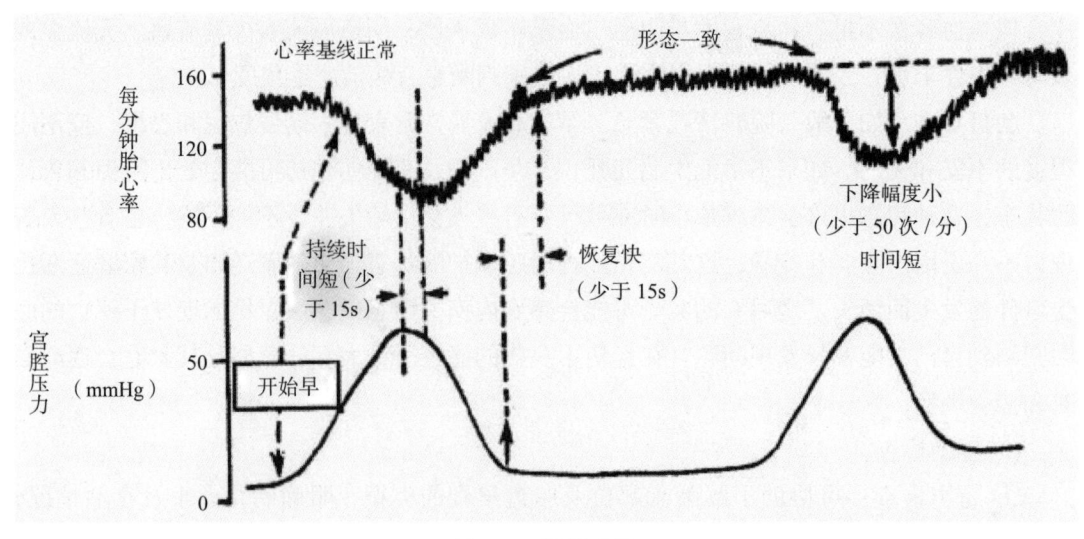

图 3-2 早期减速

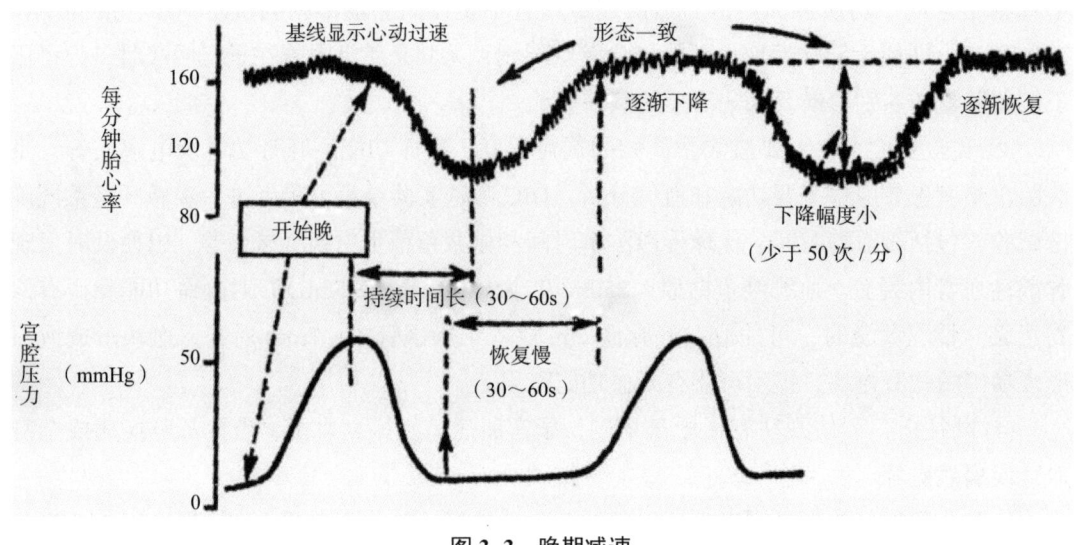

图 3-3 晚期减速

量、高维生素及含铁丰富的食物以纠正贫血,保证母儿营养需要。为其提供一切所需的生活护理。

2. 病情观察 当孕妇发生跌倒、腹部受伤、交通事故等情况时,要尽快去医院检查排除胎盘早剥的情况。有阴道出血时,为准确估计失血量,染血的衣服、床单或护垫等均需保留并带到医院。妊娠24周以上的孕妇腹部受伤之后,建议到医院行连续电子胎心监护,观察有无宫缩以及胎心变化情况。当孕妇出现胎盘早剥的症状时,例如突然发生的持续性腹痛和(或)腰酸、腰痛、阴道出血,应持续监测胎心,观察有无胎心监护图形异常以判断胎儿宫内情况。操作时注意动作轻柔,绑带压力适当,以免刺激加重出血或宫缩。当发现电子胎心监护图形出现胎心基线变异消失伴发频繁的晚期减速、变异减速,胎儿心动过

表3-5 电子胎心监护的评价指标

名称	定义
胎心基线	指在无胎动、无宫缩影响时，10min 以上的胎心平均值 正常胎心基线：110～160 次/分 胎儿心动过速：胎心基线＞160 次/分 胎儿心动过缓：胎心基线＜110 次/分
胎心基线变异	指胎心基线在振幅和频率上的不规则波动或小的周期性波动 变异消失：振幅波动完全消失，胎心基线平直 微小变异：振幅波动≤5 次/分 中等变异（正常变异）：振幅波动 6～25 次/分 显著变异：振幅波动＞25 次/分
加速	胎心突然显著增加，从开始到波峰时间＜30s，从胎心开始加速到恢复至基线水平的时间为加速时间。妊娠 32 周后胎心加速一般≥15 次/分，持续时间＞15s，但不超过 2min
早期减速	胎心曲线下降与宫缩曲线上升几乎同时开始，减速最低点的波谷与宫缩曲线高峰相一致，即"波谷对波峰"。一般是对称、缓慢地下降和恢复，从减速开始到胎心最低点的时间≥30s
晚期减速	胎心减速多在宫缩高峰后开始出现，即减速曲线最低点的波谷落后于宫缩曲线的波峰，图形与早期减速类似，也是对称、缓慢地下降和恢复，从减速开始到胎心最低点的时间≥30s
变异减速	胎心减速与宫缩无固定关系，突发的急速下降，下降幅度大，持续时间长短不一，恢复迅速
正弦波形	胎心基线呈平滑的类似正弦波样摆动，频率固定，3～5 次/分，持续≥20min

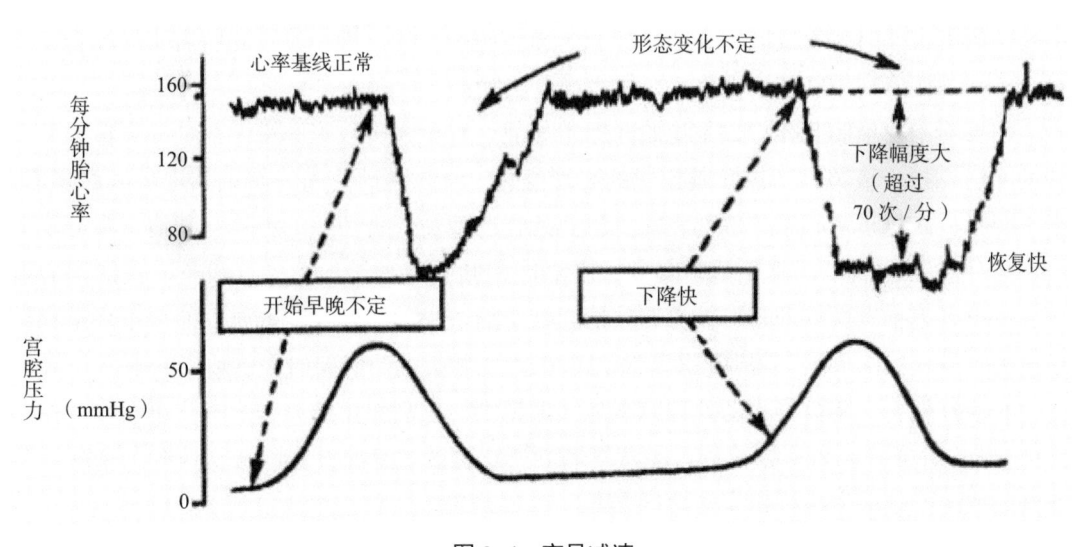

图 3-4 变异减速

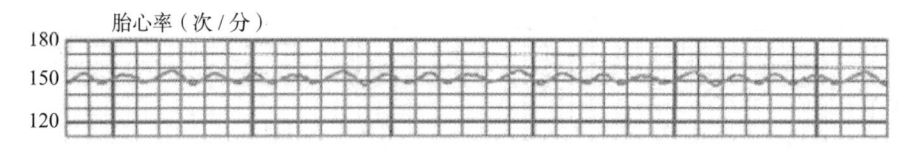

图 3-5 正弦波形

缓或正弦波形时，提示胎儿宫内缺氧，应立即报告医生并采取相应措施，协助孕妇改变体位为左侧卧位，吸氧，抑制宫缩，纠正孕妇低血压，同时做好紧急终止妊娠的准备。

严密观察孕产妇的体温、脉搏、血压、尿量、血氧饱和度及阴道出血情况，如果有持续出血，每5分钟记录一次，特别注意有无面色苍白、表情淡漠、出冷汗、脉率增加、血压下降等出血性休克征象，尤其对于既往有妊娠高血压病史的孕妇，此时"正常"的血压可能代表低血压，脉搏评估更能提示出血情况。注意观察宫底高度、子宫压痛、子宫壁的紧张度、阴道出血量及颜色，测量和记录腹围以观察隐性剥离引起的内出血。如出现腹痛剧烈、子宫硬如板状、宫缩无间歇、宫底上升、腹围增大、胎心音及胎位不清等表现，提示隐性出血，病情严重，应及时报告并配合医生紧急处理。胎盘早剥是妊娠期引发凝血功能障碍最常见的原因，尤其是胎死宫内时约有1/3患者发生DIC。注意观察有无皮肤、黏膜或注射针孔出血，子宫出血不凝或仅有软凝血块，同时也嘱孕妇加强自我观察，注意有无鼻出血、牙龈出血、咯血、呕血等出血倾向。观察有无少尿或无尿症状，是否存在急性肾衰竭。指导孕妇若自感胸闷气短时，及时告知医护人员。

胎盘早剥患者产后也应密切观察生命体征、子宫复旧、恶露和伤口愈合情况。更换消毒会阴垫，保持会阴清洁，防止感染。指导患者加强营养，纠正贫血，按摩子宫促进宫缩。根据产妇身体状况给予母乳喂养指导。死产者及时给予退乳措施。

3. 心理支持 胎盘早剥孕妇入院时通常情况危急，孕妇及其家属会表现出不同程度的焦虑、不安和无助，应允许孕妇及家属表达心理感受，稳定其情绪，做好沟通交流，用通俗易懂的语言及时解答疑问，介绍医疗和护理措施的目的、操作过程和所需要的配合，同时给予精神安慰，鼓励其增强信心，积极配合治疗。

如果不幸发生胎儿死亡，不论胎儿胎龄如何，对于大多数家庭来说都是一个重大而痛苦的经历。护士应关注产妇及其家属的心理变化，提供情感支持，帮助其逐步面对现实，走出阴影，恢复正常心态。例如可安排胎儿死亡或遭受子宫切除的患者与其他正常分娩的产妇居住在不同病室，避免精神刺激；多陪伴和倾听患者，运用语言和非语言的沟通技巧，对患者表示真诚的理解、关心和共情。处于痛苦中的产妇及其家属可能很难理解和记住医护人员交代的事项，需要态度温和地多次重复和提醒，必要时提供适当的书面资料。

4. 治疗配合 胎盘早剥的处理原则为早期识别，积极纠正休克，及时终止妊娠，控制DIC，减少并发症。可根据孕周、胎盘早剥的严重程度、有无并发症、宫口开大情况、胎儿宫内状况配合医生执行相应的治疗方案。

及时补充血容量是纠正失血性休克的关键，应监测产妇生命体征，积极输血、补液维持血液循环系统的稳定。迅速建立两条静脉通路，采血查血型及交叉配血，遵医嘱给予红细胞、血浆、血小板等，积极补充血容量，改善血液循环。根据血红白蛋量选择血制品类型，使血红蛋白维持在 100g/L，红细胞压积＞30%，尿量＞30ml/h，在改善休克状态同时配合医生终止妊娠，以阻止凝血物质继续进入血管内而发生消耗性凝血。

有 DIC 者尽早纠正凝血功能障碍，重点补充血容量及凝血因子，及时、足量输血是补充血容量及凝血因子的有效措施。如无法得到新鲜血时，可选新鲜冷冻血浆应急，1L 的新鲜冷冻血浆含纤维蛋白原 3g，且可提高凝血因子Ⅴ、Ⅷ因子至最低有效水平。若血纤维蛋白原低于 2g/L，应输纤维蛋白原，每 4 克纤维蛋白原可提高血纤维蛋白原 1g/L，常用量为 3~6g。当血小板低于 50×10^9/L 时，可考虑输新鲜血小板浓缩液。若妊娠已终止，而 DIC 由高凝阶段转入纤溶亢进阶段，出血不止，可遵医嘱应用抗纤溶药物。常用药物有氨基己酸、氨甲环酸、氨甲苯酸、抑肽酶等。

若发现患者在改善休克后仍然出现少尿（尿量＜17ml/h）或无尿，则遵医嘱给予利尿药，例如呋塞米注射液 20~40mg 静脉注射，必要时可重复用药。同时注意监测肾功能，维持电解质和酸碱平衡。若短期内尿量不增加，肾功能检查异常，提示肾衰竭者，做好血液透析治疗准备。

5. 不同分娩方式的处理 Ⅱ、Ⅲ级胎盘早剥应及时终止妊娠。0~Ⅰ级胎盘早剥的孕妇若妊娠 20~34^{+6} 周，一般情况良好，可保守治疗延长孕周，孕 35 周前应用糖皮质激素促胎肺成熟。密切监测胎盘早剥情况，权衡孕妇及胎儿的风险选择分娩时机。一旦出现明显阴道出血、子宫张力高、凝血功能障碍及胎儿窘迫时，立即终止妊娠。

阴道分娩适用于 0~Ⅰ级胎盘早剥患者，产妇一般情况较好，病情较轻，以外出血为主，宫口已开大，估计短时间内能结束分娩者。可行人工破膜使羊水缓慢流出，腹部包裹腹带压迫胎盘使其不再继续剥离，遵医嘱静脉滴注缩宫素以缩短第二产程。产程中密切观察产妇血压、脉搏、心率、子宫底高度、宫缩与阴道出血情况，建议全程行胎心电子监护监测胎儿宫内状况，并备足血制品。随时做好阴道助产和新生儿抢救准备。一旦发现产妇病情加重、胎位异常或出现胎儿窘迫征象，应配合医生行紧急剖宫产术。如胎儿已经死亡，在评价产妇生命体征的前提下首选阴道分娩。严重的胎盘早剥常导致胎儿死亡，且容易合并凝血功能障碍，抢救产妇是治疗的重点。应尽快实施人工破膜减压及促进产程进展，减少出血。慎用缩宫素，以防子宫破裂。

剖宫产适用于：①Ⅰ级胎盘早剥，出现胎儿窘迫征象者；②Ⅱ级胎盘早剥，孕 32 周以上，胎儿存活者；③Ⅲ级胎盘早剥，孕妇病情恶化，胎死宫内不能立即分娩者；④破膜后产程无进展者。当产妇病情加重危及生命时，无论胎儿是否存活，均应立即行剖宫产术。应迅速做好术前准备和术中配合。剖宫产取出胎儿与胎盘后，立即遵医嘱宫体注射强宫缩剂并按摩子宫。若发现子宫胎盘卒中，经上述处理同时配合医生给予热盐水纱垫湿热敷子宫，多数子宫收缩可转佳。若子宫仍不收缩，发生 DIC 或无法控制的大量出血，应遵医嘱快速输注血液和凝血因子，并配合医生做好子宫切除术准备。

6. 预防 健全孕产妇三级保健制度，重视孕期保健，定期产检，及时发现高危因素，妊娠期发现有阴道出血应及时到医院进行检查。避免吸烟、吸毒等不良嗜好。对于患有妊娠高血压、慢性高血压、慢性肾炎等疾病的高危孕妇应加强妊娠期管理和健康教育，积极配合医护人员进行治疗和护理。预防宫内感染，孕晚期避免长时间仰卧位及腹部外伤。胎位异常行外倒转术纠正胎位时，操作须轻柔。处理羊水过多或双胎分娩时，避免宫腔内压力骤然降低。行羊膜腔穿刺前做胎盘定位，穿刺时避开胎盘。为了预防胎盘早剥患者发生产后出血，在胎儿娩出后立即给予宫缩剂，促进胎盘剥离，持续按摩子宫。预防 DIC，若有不能控制的出血或无血凝块，按照凝血功能障碍处理。

（侯　睿）

【自测题】

单项选择题

1. 胎盘早剥的出血主要是发生在（　　）

    A. 底蜕膜　　　　　　　　B. 壁蜕膜　　　　　　　　C. 包蜕膜

    D. 真蜕膜　　　　　　　　E. 羊膜

2. 某孕妇，产检发现妊娠高血压，目前妊娠 35 周，2h 前突感剧烈持续性腹痛，伴少量阴道出血，面色苍白。最可能的情况是（　　）

    A. 先兆早产　　　　　　　B. 前置胎盘　　　　　　　C. 胎盘早剥

    D. 正常临产　　　　　　　E. 难免流产

3. 某孕妇，妊娠 36 周，因车祸引发胎盘早剥，查体：子宫硬如板状，胎心 100 次/分，阴道无流血。对该孕妇首要的处理是（　　）

    A. 尽量延长孕周　　　　　B. 紧急剖宫产　　　　　　C. 抑制宫缩

    D. 等待阴道分娩　　　　　E. 卧床休息

4. 以下叙述符合胎盘早剥出血特点的是（　　）

    A. 一般无腹痛　　　　　　B. 伴有阵发性腹痛

    C. 出血位置在壁蜕膜　　　D. 阴道出血量与休克程度成正比

    E. 陈旧性不凝血

5. 以下不属于胎盘早剥高危因素的是（　　）

    A. 先兆子痫病史　　　　　B. 子宫肌瘤病史　　　　　C. 腹部外伤

    D. 高龄孕妇　　　　　　　E. 经产妇

三、胎膜早破

学习目标

1. 掌握胎膜早破健康教育内容。
2. 熟悉胎膜早破的健康评估要点。

3. 了解胎膜早破的发病原因及临床表现。

4. 了解胎膜早破对母儿的影响。

5. 能够对胎膜早破孕妇及家属进行健康教育。

情景案例导入

陈女士，30岁，孕2产0，因"孕38周，阴道流液1h"入院。

病史：平时月经规则，经期5～6d，周期30d。停经40余天出现恶心呕吐及尿hCG（+），停经4个多月出现胎动。既往无高血压、心脏病、肝炎、肾病、生殖道感染史。

体格检查：体温36.9℃，脉搏80次/分，呼吸19次/分，血压：121/69mmHg。

专科检查：腹部膨隆，经腹未扪及宫缩。测量宫高33cm，腹围101cm，胎方位枕左前（LOA），宫口未开，胎心150次/分。阴道窥器下可见清亮液体自宫颈口流出，无异味。

请结合病史判断思考以下问题：

1. 陈女士出现了什么问题？

2. 如何对陈女士开展有针对性的健康教育？

3. 对这类情况，你应该如何应对？

胎膜早破（premature rupture of memberane, PROM）是指临产前胎膜发生自然破裂。如PROM发生在妊娠满37周后，称足月胎膜早破（term premature rupture of membranes, TPROM），发病率为8%；PROM发生在不满37周者称未足月胎膜早破（preterm premature rupture of membranes, PPROM），发病率为2%～4%。PROM的妊娠结局与破膜时孕周有关，孕周越小围产儿预后越差。

PROM是妊娠期常见的并发症，可引起早产、胎盘早剥、羊水过少、脐带脱垂、胎儿窘迫和新生儿呼吸窘迫综合征等并发症，使孕产妇及胎儿的感染率及围产儿死亡率显著升高。

【病因】

导致PROM的因素较多，往往是多因素相互作用的结果。

(1) 生殖道感染：完整的胎膜是羊膜腔的保护屏障，能防止致病菌侵袭。当孕期生殖道感染，致病菌可逆行感染胎膜，引起胎膜炎症反应。生殖道感染致病菌可以产生蛋白酶、胶质酶、弹性蛋白酶等产物。这些致病菌蛋白产物使羊膜、绒毛膜免疫力下降，并直接影响胎膜中的基质和胶质，从而使胎膜张力降低，引发胎膜破裂。其中B族链球菌结构特殊，对绒毛膜有较强的吸附力和穿透力，可沿生殖道逆行感染胎膜。B族链球菌从母体向胎儿垂直传播主要发生在胎膜破裂或分娩后。因此，当母体感染了B族链球菌，容易导致PROM。

(2) 羊膜腔压力升高：孕晚期，胎膜在形态、生化及组织学等方面发生改变，如弹性下降，胶原减少等导致胎膜薄弱。当多胎妊娠、羊水过多时，宫腔内压力过高，可使薄弱的胎膜发生破裂。

(3) 宫颈内口松弛或宫颈功能不全：一方面，先天性宫颈局部组织薄弱、产伤、手术机械扩张宫颈等原因，均可破坏宫颈内口的括约功能，使宫颈内口松弛，前羊膜囊受力不均易楔入松弛的宫颈内口导致 PROM；另一方面，宫颈扩张、宫颈管缩短，使阴道病原体逆行穿越胎膜屏障的物理距离缩短，且宫颈内抗菌因子数量减少使胎膜破裂，甚至导致早产。

(4) 胎膜受力不均：异常胎位、头盆不称等因素，使胎儿先露部不能与骨盆入口衔接，盆腔空虚导致前羊膜囊受压不均，引发 PROM。

(5) 营养因素：维生素 C 能提高胶原酶合成及活性，是维持羊膜韧性的主要因素；铜元素是维持胶原纤维与弹性硬蛋白的重要物质。如孕妇缺乏维生素 C、铜等营养素，导致胎膜抗张能力下降引起 PROM。

(6) 其他因素：如羊膜腔穿刺不当、孕晚期性生活刺激、过度负重、腹部受外力撞击等。

【对母儿的影响】

1. 对母体影响

① 感染：胎膜破裂后，容易导致阴道病原微生物上行性感染，感染的程度和破膜时间有关。PROM 除易导致产前、产时感染外，还是产褥期感染的常见原因。

② 胎盘早剥：PROM 后宫腔压力改变，易发生胎盘早剥。

③ 剖宫产率增加：PROM 后羊水减少导致脐带受压、胎儿窘迫需终止妊娠时引产不易成功，致使剖宫产率增加。

2. 对胎儿影响

① 早产：30%～40% 早产与 PPROM 有关。早产使新生儿呼吸窘迫综合征、新生儿颅内出血、新生儿坏死性小肠炎等并发症发生率增加，从而增加围生儿死亡率。

② 感染：母体 PROM 并发绒毛膜感染时，可引起胎儿及新生儿颅内感染、肺炎、败血症等。

③ 胎儿窘迫：如胎先露未衔接时胎膜破裂，则脐带脱垂的风险增加。因胎膜破裂继发羊水量减少，致使脐带受压，可导致胎儿窘迫。

④ 胎肺发育不良及胎儿受压综合征：胎膜破裂时孕周越小、引发羊水过少的可能性越早，胎儿胎肺发育不良的发生率越高。如破膜>4 周，羊水减少程度严重，可导致胎儿宫内受压，表现为铲形手、弓形腿、胎体粘连、扁平鼻等。

【临床表现】

PROM 典型症状为孕妇突感较多液体自阴道流出，增加腹压时阴道流液量增多。足月 PROM 时检查触不到前羊膜囊，上推胎先露部时阴道流液量增多，可见胎脂和胎粪。如并发羊膜腔感染时,阴道流液有臭味,可伴有母儿心率加快、子宫压痛、发热等感染相关症状。

【健康评估】

1. 母体评估

(1) 健康史。

① 了解孕产史,本次妊娠周数及发生胎膜破裂的时间。

② 详细询问孕妇孕期有无生殖道感染。

③ 详细了解胎膜破裂前身体有无过度负重、腹部是否受到外力撞击。

④ 评估孕妇营养状况。

⑤ 既往史:是否有 PROM 病史;有无宫颈手术;有无妊娠中晚期出血;有无吸烟、酗酒、吸毒等。

(2) 身心状况。

① 阴道流液性状:评估阴道流液量、颜色、是否有异味;评估在咳嗽、打喷嚏等腹压增加动作后流出液体是否增加;进行阴道液 pH 测定判断有无胎膜早破。

② 专科症状:评估有无宫缩、阴道出血、腹部或子宫有无压痛;有无脐带脱垂、胎盘早剥等征象。

③ 感染征象:监测心率、血压、体温、感染相关指标等。

④ 评估早产风险:PPROM 为早产的高危因素,对孕妇进行早产预测,可评估早产风险并及时处理。早产预测方法有经阴道超声宫颈长度测定和宫颈分泌物生化检测。

⑤ 评估孕妇的心理变化及家庭及社会支持情况。

2. 胎儿评估

(1) 胎儿宫内状况评估与监测。

① 定期产检:测量宫底高度,监测胎心。

② 胎动监测:孕妇可通过自我监测胎动评价胎儿宫内状况。妊娠 28 周后,胎动计数每 2 小时<10 次或减少 50%,则提示有胎儿缺氧可能。

③ 电子胎心监护:无应激试验(non-stress test, NST)检查评估胎动时胎心的变化,衡量胎儿宫内储备功能。NST 为无反应性则需进一步进行缩宫素激惹试验(oxytocin challenge test, OCT),若反复出现胎心晚期减速,提示胎盘功能减退,胎儿缺氧。如胎心出现变异减速,则提示胎儿脐带受压,多与羊水过少有关。

④ 超声检查:观察胎儿胎位、胎动、羊水量、胎儿呼吸运动及胎儿肌张力,监测胎儿生长情况。

(2) 胎儿成熟度检查:胎儿成熟度主要通过计算胎龄、测量宫高与腹围,以及超声测定胎儿大小来进行评估。

① 核对孕周:妊娠满 34 周(孕早期超声核对),胎儿肺发育基本成熟。

② 羊水卵磷脂与鞘磷脂比值(L/S)监测:妊娠 35~37 周测量羊水卵磷脂与鞘磷脂

比值（L/S）。L/S≥2.0 提示胎肺成熟，L/S≤1.5 提示胎肺不成熟，比值 1.6~1.9 为可疑值，可使用糖皮质激素促胎肺成熟。

③ 羊水磷脂酰甘油（phosphatidylglycerol, PG）值检测：妊娠 35 周以后 PG 检测能较准确可靠地提示胎肺成熟度。羊水中查出 PG，即表示胎盘成熟。

3. 辅助检查

(1) 阴道窥器检查：见液体至宫颈口内流出或后穹隆有液池形成。

(2) 阴道流液 pH 测定：pH 测定法诊断正确率可达 90%。阴道液 pH＞6.5（正常阴道液 pH 为 4.5~5.5，羊水 pH 为 7.0~7.5），提示可能发生 PROM。特别要注意，若血、尿、精液及细菌性阴道病所致的大量白带污染阴道液，pH 测定可产生假阳性。

(3) 阴道液涂片检查：阴道液涂片检查诊断正确率可达 95%。将阴道液置于干净玻片上，待其干燥后镜检，镜下如见羊齿植物叶状结晶即为羊水。

(4) 宫颈阴道液生化检查：生化指标检测诊断 PROM 具有较高的灵敏度及特异度，且不受血液、尿液、精液或阴道感染的影响。

(5) 羊膜镜检查：通过羊膜镜直视胎先露，如看不到前羊膜囊可诊断 PROM。

(6) 超声检查：通过羊水池最大垂直深度和（或）羊水指数（amniotic fluid index, AFI）判断羊水量是否较破膜前减少可帮助诊断 PROM。

> **知识链接**
>
> **PROM 预测**
>
> PROM 预测是一种具有特异性、准确性和实用性的方法，这种新的辅助检测技术可提高预测 PROM、早产的可行性，还能及时发现 PROM 导致早产的潜在机制，指导临床预防与治疗，对改善母婴预后至关重要。① 孕妇孕早期的血清糖基化终产物水平有助于预测 PROM；② 孕妇血清白介素 -6（interleukin-6, IL-6）浓度能够提前诊断是否存在宫内感染，成为孕妇宫内感染的检测标志物。③ 血小板与淋细胞比率（platelet lymphocyte ratio, PLR）可用于 PROM 的早期诊断中，有助于了解产妇和胎儿的健康状况。

【健康教育】

1. 饮食指导 孕期最为重要的生理学基础是营养。孕期营养均衡是满足母体需求、胎儿生长发育需求的基本条件；孕期的饮食安全是孕育生命、维持健康最基本的要求。

(1) 营养摄入。

① 评估孕妇的饮食习惯及口味，帮助孕妇制订详细、易操作的饮食计划，指导孕妇按计划进食，促进食欲，并保证营养均衡，饮食品种丰富。

② 助产士或护士应指导孕妇合理饮食，增加蛋白质、维生素 C 及富含铜元素的食物，如干果类、谷物类、海产品类、动物肝脏、豆类。根茎蔬菜水果等，可增加羊膜韧性，增

强胎膜抗张能力，对预防 PROM 有一定的作用。

③ 饮食品种应多样化，孕妇因 PPROM 致长期卧床，应多摄入粗膳食纤维的食物，保持大便通畅，预防便秘。

(2) 食品安全。

① 食物保持清洁：准备食品、进食前均应洗手，定期清洁、消毒烹饪用物及场所，避免老鼠、蟑螂等有害动物靠近食物和进入烹饪场所。

② 食物生熟分开：生熟食物分开储存放置，有专用的砧板和刀具。

③ 饮食煮透烧熟：食物加热要彻底，熟食在室温下存放不超过 2h。

④ 使用安全的食材：挑选新鲜食材，避免摄入超过保质期和霉变食物。

2. 体位与运动指导

(1) 体位。

① 妊娠期如发生 PROM，孕妇及家属应避免过于紧张，立即取平卧位或左侧卧位。有条件可在监测胎心的同时，尽快去医院就诊。PROM 孕妇需住院治疗。

② PROM 孕妇先露部已衔接者，可在护士或助产士帮助下开展自由体位待产，使舒适感提升，有效减少母婴并发症的发生。

③ 先露部未衔接或 PPROM 孕妇应卧床休息，以左侧卧位、抬高臀部为宜。

(2) 活动：评估病情后，护士或助产士可指导孕妇适当床上活动锻炼。

① 上肢运动：抬起双臂，与身体成直角，保持肘部平直；然后慢慢合掌，当两手接触时，慢慢放下两臂。每组 2 个 8 拍，每次做 4 组，每日 2 次（可根据病情增减频次）。

② 腿部运动：双手放平，轮流抬高双腿与身体成直角，膝部要挺直，亦可同时抬腿。每组 2 个 8 拍，每次做 4 组，每日 2 次（可根据病情增减频次）。

③ 腹式呼吸运动：嘴紧闭，用鼻子深呼吸，使腹部隆起后，再用嘴缓缓吐气并放松腹部，重复 5~10 次；每日 2 次。

> **知识链接**
>
> **PROM 孕妇体位管理新方法**
>
> 为避免 PROM 孕妇脐带脱垂情况发生，一直以来被要求破膜后若先露未衔接，孕妇应保持卧床休息。但是，临床中关于该体位仍然尚存争议，分析其局限性主要为胎儿在母体中处于蜷缩状，其重心集中在胎儿背部，长时间卧床因重力作用，胎儿背部易朝向孕妇背部，导致头与骨盆入口衔接时形成枕后位，且长时间卧床还易导致尿潴留、便秘及精神疲乏等，影响到产程进展，不利于胎头入盆衔接及胎儿下降。
>
> 新方法：取臀高头低位，胎头与骨盆入口衔接松动，脐带回落，经短时间内的膝胸卧位后再改为手膝卧位，时间延长至 20~30min，孕妇腹部悬空，保持胎儿处于较为充足的活动空间，同时配合臀部摆动动作，将胎儿重心移至孕妇腹部，促

进胎儿的头部和骨盆入口有效衔接。先露部衔接后再结合下床自由活动,可促进胎儿快速下降入盆。此方法充分尊重孕妇的个人意愿,使之作为分娩的主体,缓解 PROM 孕妇生理上的不适感,使之可以控制自己的行为,进而减轻其紧张和焦虑情绪。

3. 休息与睡眠 助产士或护士应指导孕妇保证充分的睡眠。在休息和睡眠时,以左侧卧位为宜。左侧卧位可减轻子宫对下腔静脉的压迫,增加血液回流,改善子宫胎盘的血流供应。

(1) 创造良好的环境促进睡眠,调整病房的温度 22～24℃,湿度 55%～65%,光线暗淡(挂遮光窗帘)保持安静,通风良好,尽可能地集中执行护理操作。

(2) 嘱孕妇睡前勿食用干扰睡眠的食物及饮料,如茶水、咖啡、巧克力、辣椒、洋葱、大蒜、豆类、红薯、玉米等。宜多摄入碳水化合物及含 B 族维生素丰富的食物,如动物肝脏、牛奶、蛋类等富含维生素 B_{12} 的食物,可维持神经功能的稳定,有助于消除焦虑;小麦、白菜等富含维生素 B_6 的食物,能在脑中帮助血清素的合成,有助于睡眠。

(3) 教会孕妇采取肌肉放松及其他非药物引导睡眠方法。

4. 心理指导 PROM 发生后,孕妇因担心胎儿状况及自身安全会产生焦虑、抑郁、消极、自责等负性情绪。应通过引导孕妇表达内心焦虑和担忧,并运用专业知识讲解,帮助孕妇调整自身心理状态,主动配合治疗及护理。

(1) 导致负性情绪的原因。

① PROM 往往事发突然,孕妇及家属缺乏对疾病认知,匆忙入院既未能做好入院物品准备,又缺乏思想准备,易被紧张焦虑等负性情绪困扰。

② 入院后孕妇需采取期待疗法防止羊水流出及脐带脱垂,需采平卧位或左侧卧位。孕妇因活动受限易引发负性情绪。

③ 使用药物治疗如硫酸镁可伴有头痛、发热、胸闷等不适感,加重孕妇负性情绪。严重的焦虑抑郁等负性情绪可造成妊娠结局改变和不良母婴结局。

(2) 助产士应动态评估孕妇及家属心理状况,及时给予心理辅导。

① 助产士应向孕妇及家属详细讲解 PROM 的发生原因,告知其治疗方案及注意事项,倾听并耐心解答孕妇及家属的疑问,为其讲解治疗成功案例,有助于孕妇及家属保持情绪稳定。

② 充分调动孕妇丈夫、亲戚朋友和病友间的支持资源,从心理韧性和社会支持两方面针对性提高 PROM 孕妇创伤后成长水平。

③ 为 PROM 孕妇定期组织孕妇间小组讲课,利用同伴教育完善其社会支持系统,让孕妇在互动中增加坚持治疗的信心。

5. 用药指导

(1) 药物介绍:治疗期间应向孕妇讲解药物的名称、目的、作用、用药方法、副作用及药物使用注意事项,以取得孕妇及家属的配合。用药过程中如出现不适及时告知医护人员。

(2) 用药监测及指导。

① 硫酸镁:妊娠小于 32 周有即将分娩风险的 PPROM 孕妇,可使用硫酸镁对胎儿进行神经保护治疗。助产士应明确硫酸镁的用药方法、毒性反应和注意事项。使用硫酸镁滴速以 1g/h 为宜,不超过 2g/h。用药时必须具备以下条件:膝腱反应存在;呼吸不少于 16 次 / 分;尿量每 24 小时不少于 400ml,或每小时不少于 17ml;用药期间应备好 10% 的葡萄糖酸钙注射液对抗镁离子中毒。

② 利托君:药物副作用包括心率增快、心肌耗氧量增加、血糖升高、水钠潴留、血钾降低等,严重时可出现肺水肿、心力衰竭,危急母婴生命。使用药物期间需密切监测生命体征和血糖情况,并重视孕妇主诉,监测心率、血压、宫缩变化,限制静脉输液量(每日不超过 2000ml),防止肺水肿。用药过程中如孕妇出现心率>120 次 / 分,则降低滴速;如心率>140 次 / 分,则停药;如出现胸痛,立即停药。长期使用该药物者应定期监测血钾、血糖、肝功能和超声心动图。

③ 阿托西班:是一种缩宫素的类似物,通过竞争子宫平滑肌细胞膜上的缩宫素受体,从而抑制由缩宫素所诱发的子宫收缩,此药抗早产的效果与利托君相似,但副作用轻微,无明确禁忌证。

④ 糖皮质激素:妊娠<35 周,一周内有可能分娩的 PPROM 孕妇,推荐使用糖皮质激素促胎儿肺成熟。方法:地塞米松注射液 6mg 肌内注射,每 12 小时 1 次,共 4 次。如用药超过 2 周,仍存在早产可能者,可重复一个疗程,但总疗程不能超过 2 次。

⑤ 抗生素:对妊娠小于 34 周的 PROM 孕妇仍可使用抗生素预防感染。

6. PROM 的预防 PROM 往往是多因素共同作用的结果,应积极发现并尽早处理高危因素。

(1) 助产士有计划地将孕期女性常见的健康问题和妊娠期常见并发症等相关知识,纳入助产士门诊和孕妇学校的系列课程,如关注生殖健康、计划妊娠、孕期检查、分娩计划、盆底康复等,从根本上提高女性疾病预防和优生优育的意识和知识储备。

(2) 助产士应帮助孕妇群体认识危害孕妇及胎儿的环境及不良生活方式,鼓励健康生活方式及行为。如告知孕妇及家属吸烟的危害,劝诫其主动戒烟;鼓励高龄孕妇、妊娠合并症孕妇尽早就医,规范产检,争取良好的妊娠结局。

(3) 整个妊娠期避免重体力劳动,以防过度疲劳。

(4) 教会孕妇识别突发情况的风险和应对方法,如产前出血、PROM 的识别、临产征兆的识别,以及急诊就诊导航线路等,从而缓解孕妇及家属的紧张情绪。

(5) 尽早治疗妊娠期下生殖道感染:妊娠期下生殖道感染可导致绒毛膜羊膜炎、胎膜早破、早产。及时治疗细菌性阴道炎、滴虫性阴道炎、淋病、宫颈沙眼衣原体感染至关重要。护士及助产士可在孕妇学校、助产士门诊开展针对性健康教育。

(6) 治疗宫颈内口松弛:孕期评估宫颈功能,如宫颈功能不全导致宫颈内口松弛,可于孕 14～16 周行宫颈环扎术。

(7) 避免增加腹压：对子宫过度膨胀，先露部高浮者，尽量休息，避免咳嗽、打喷嚏、用力排便或外力撞击导致腹压增加。

(8) 自我监测。

① 自数胎动：教会孕妇自测胎动的方法，监测胎儿宫内情况，一般妊娠 16～20 周可觉察到胎动。

② 症状识别：助产士应教会孕妇识别脐带脱垂征象，如发现阴道有条索状物脱出立即平卧，尽快就诊。

③ 保持会阴部清洁：大小便后做好清洁，勤更换内裤及会阴垫保持干燥。

(9) 静脉血栓栓塞症（venous thromboembolism, VTE）防控：PROM 孕妇因卧床增加了静脉血栓栓塞症的发生风险。妊娠相关血栓栓塞性疾病主要是静脉血栓栓塞症。妊娠是 VTE 的独立危险因素，妊娠期和产褥期 VTE 的发生风险是同龄非孕期女性的 4～5 倍。妊娠相关 VTE 的发病率约为 0.12%，其发生风险随孕周增加而增高，产后 1 周达到高峰，并持续至产后 12 周。妊娠期和产褥期 VTE 严重危及母儿生命安全，需特别重视。

① VTE 症状体征监测：动态监测 VTE 的症状体征，DVT 的症状包括单侧下肢疼痛、水肿、皮温升高等；PE 的症状包括呼吸困难、心悸、胸痛、咯血、低氧血症、心动过速、低血压和昏迷。

② 实验室检查：检查项目包括 D- 二聚体、动脉血气分析及血栓弹力图。

③ 影像学检查：检查项目包括血管加压超声检查（compression ultrasonography, CUS）、心电图及 CT 肺血管造影（computed tomographic pulmonary angiography, CTPA）。

④ 运动和避免脱水：根据孕妇身体情况，建议孕妇保持一定活动量，合理饮食，充分补充水分，避免脱水，建议孕妇每日至少摄入液体量约 2.3L，哺乳期产妇每日至少摄入 2.6L 液体，产后尽早下床活动。

⑤ 根据 VTE 风险评估表评估风险程度，积极开展"基础预防、物理预防、药物预防"三联预防措施，实施措施时需注意，物理预防前应行双下肢彩超排除双下肢 DVT；实施药物预防前应评估出血倾向，使用期间应特别关注出血情况。

基础预防：床上活动双下肢，坚持踝泵运动。

物理预防：使用弹力袜，术后可使用间歇充气加压治疗防血。

药物预防：对于高风险的孕产妇，在物理预防的基础上联合低分子肝素的使用。

（尚　剑　周燕莉）

【自测题】

单项选择题

1. 下列关于 PROM 的病因，正确的是（　　　）

A. 创伤　　　　　　　　　　B. 宫颈内口松弛　　　　　　C. 生殖道感染

D. 羊膜腔内压力升高　　　　E. 以上都对

2. 下列不属于 PROM 的健康教育内容的是（　　）
A. 对孕妇讲解 PROM 的影响　　　B. 嘱孕妇妊娠后期禁止性生活
C. 避免负重及腹部受伤　　　　　D. 补充足量的维生素、钙、锌等元素
E. 告知下床活动的重要性
3. 应给予抗生素预防感染的指征是胎膜破裂超过（　　）
A. 12h　　　　　　　　B. 10h　　　　　　　　C. 8h
D. 6h　　　　　　　　　E. 4h
4. PROM 预防性使用抗生素应在破膜后（　　）
A. 6h 以上　　　　　　B. 8h 以上　　　　　　C. 12h 以上
D. 16h 以上　　　　　　E. 24h 以上
5. 初孕妇，26 岁，孕 32 周，PROM，护士对其做的指导不包括（　　）
A. 每日自数胎动　　　　　　　　B. 教会踝泵运动预防血栓
C. 保持心情愉快　　　　　　　　D. 饮食营养均衡
E. 可适当下床活动

四、脐带异常

学习目标

1. 掌握脐带异常的健康教育内容，早期发现脐带先露，脐带脱垂等。
2. 熟悉脐带异常的健康评估。
3. 了解脐带异常的基本知识，脐带异常的临床表现及高危因素。
4. 能够认识脐带异常的危险因素并进行动态评估，做好孕期照护及自我管理。

情景案例导入

王女士，32 岁，初产妇，因孕 42 周无腹痛，要求入院行剖宫产。

病史：平素月经规则，停经 2 个月余出现恶心呕吐等早孕反应，持续至孕 12 周自行缓解。停经 4 个月余自觉有胎动。既往无高血压、心脏病及肾病史。

查体：体温 36.7℃，脉率 87 次 / 分，呼吸 20 次 / 分，血压 110/70mmHg。心肺未闻异常，腹软，腹部膨隆如足月妊娠，宫高 32cm，腹围 101cm，胎位枕前位，胎心 136 次 / 分，规律，子宫无压痛，无宫缩，先露头，入盆，估计胎儿 3300g。妇检：未产型外阴，阴道通畅，宫颈软，宫颈管消失，宫口开大 1cm，先露头，S-3。骨盆外测量：24-27-19-9cm，耻骨弓角度 90°。超声检查：胎位枕右前位（ROA），双顶径 9.7cm，股骨长 7.0cm，胎盘附着后壁，二级早 – 晚期，胎心 148 次 / 分，羊水指数 9.5cm，脐带绕颈 2 周。

请思考以下问题：
1. 王女士出现了什么问题？
2. 如何对王女士进行健康教育及下一步治疗？

脐带是连于胎儿脐轮与胎盘胎儿面的条索状结构，正常长度为30～100cm，是连接胎儿与母体的桥梁，通过脐带向胎儿输送营养物质、气体及代谢产物，是胎儿与母体进行物质交换的重要通道。脐带异常在临床上并不少见，包括脐带发育异常，脐带长度异常，脐带附着异常，脐带机械性疾病，脐带血管性疾病及脐带血管瘤。各种脐带异常均可对胎儿产生不利影响，可引起胎儿急性或慢性缺氧，甚至胎死宫内。脐带异常引起的死产占总发生率的2.5%～30.0%，脐带异常可以为急性或慢性，也可以是间歇性或持续性，这些异常会导致氧气和营养物质输送不足以及代谢产物清除不足，产前正确诊断将为临床处理提供有效依据。

【病因】

1. 脐带脱垂的原因 主要有异常胎先露、胎膜早破、早产、臀位、脐带绕颈、多胎、羊水过多等。异常胎先露是发生脐带脱垂的主要原因。臀先露中大多数发生于足先露，而单臀先露常能与盆腔密切衔接，发生脐带脱垂者较少。枕后位、颜面位等异常头先露或复合先露，常不完全填满骨盆入口，在破膜后胎头衔接，容易诱发脐带脱垂。骨盆狭窄或胎儿过度发育，胎头与骨盆入口不相适应（头盆不称），或经产妇腹壁松弛常在临产开始后胎头仍高浮，胎膜破裂，羊水流出之冲力也可使脐带脱出。尤其扁平骨盆，在先露部和骨盆入口之间常有间隙，且胎头入盆困难，胎膜早破，容易诱发脐带脱垂。如先露部与骨盆相称时，脐带长短并非脐带脱垂之主要原因，但当胎头不能衔接时，脐带过长即容易发生脱垂。据统计，每10例脐带脱垂中有1例脐带长度超过75cm。脐带长度大于75cm者，发生脱垂的风险较脐带正常的产妇高10倍。双胎妊娠易发生于第2胎娩出前，与胎儿过小、胎先露不能与骨盆入口严密衔接或胎位异常发生率高有关。其他因素，如胎膜早破、羊水过多。羊水过多在胎膜破裂时，因宫腔内压力过高，羊水流出太急，脐带可被羊水冲出而形成脐带脱垂。

2. 脐带缠绕发生原因 主要是脐带过长、胎儿小，脐带就比较容易绕颈；羊水过多，胎儿在母体中活动空间比较大，胎儿容易在自我运动的过程中绕颈。此外，胎儿运动频繁也会导致脐带绕颈。

【对母儿的影响】

脐带异常对母体的影响不大，但容易增加剖宫产率及手术助产率。脐带异常会直接影响胎儿的氧气和营养物质的交换。不同类型的脐带异常对胎儿的影响各有不同。一般脐带异常容易导致胎儿发生急慢性缺血、缺氧，从而导致不良妊娠结局，如羊水污染、胎死宫内、胎儿生长受限、胎儿窘迫或新生儿脑损伤等。

【临床表现及分类】

1. 脐带先露与脐带脱垂 胎膜未破时脐带位于胎先露部前方或一侧，称为脐带先露（presentation of umbilical cord）或隐性脐带脱垂。胎膜破裂时脐带脱出于宫颈口外，降至阴道内甚至于外阴部称为脐带脱垂（prolapse of umbilical cord）。脐带下降至先露部分以下的发生率为0.1%～0.6%，若为臀先露则增加至1%。

2. 脐带缠绕 脐带缠绕（cord entanglement）：脐带围绕胎儿颈部、四肢或躯干者。90%为脐带绕颈，以绕颈1周者居多，占分娩总数的20%左右，2周者2.8%，3周者占0.2%，3周以上者少见。脐带缠绕的临床表现与缠绕的松紧度和脐带的相对长度有关。绝大多数脐带缠绕不紧、相对长度足够，胎儿没有特殊临床表现。常见的临床表现有以下3方面。

(1) 胎先露部下降受阻：脐带缠绕使脐带相对变短，影响胎先露部入盆，可使产程延长或停滞。

(2) 胎儿窘迫：当缠绕周数多、过紧使脐带受牵拉或因宫缩使脐带受压，导致胎儿血液循环受阻，胎儿缺氧。

(3) 胎心变异：胎儿宫内缺氧时，可出现频繁的变异减速。

3. 脐带长度异常 脐带正常长度为30～100cm，平均为55cm。脐带的安全长度须超过从胎盘附着处达母体外阴的距离。若胎盘附着于宫底，脐带长度至少32cm方能正常分娩，故认为脐带短于30cm称为脐带过短（excessively short cord）；脐带超过100cm称为脐带过长（excessively long cord）。

妊娠期间脐带过短常无临床征象，临产后因胎先露部下降，脐带被牵拉过紧，使胎儿血液循环受阻，因缺氧出现胎心异常；严重者导致胎盘早剥。胎先露部下降受阻，引起产程延长，以第二产程延长居多。经吸氧胎心仍无改善，应立即行剖宫产结束分娩。脐带过长易造成脐带绕颈、绕体、打结、扭曲、栓塞，引起胎儿宫内缺氧，发育迟缓，分娩时影响产程的进展，脐带脱垂，导致死胎、死产等。

4. 脐带打结 脐带打结分真结（true knot）和假结（false knot）。胎儿脐带打结是妊娠期比较常见的一种现象，胎儿和脐带共生在羊水当中，不可避免就会出现缠绕打结的现象。脐带假结指因脐血管较脐带长，血管卷曲似结，或因脐静脉较脐动脉长形成迂曲似结，通常对胎儿无大危害。脐带真结较少见，孕早期（3～4个月）发生率为1.1%，多先为脐带缠绕胎体，后因胎儿穿过脐带套环而成真结。若脐带真结未拉紧则无症状，拉紧后胎儿血液循环受阻可致胎死宫内，多数在分娩后确诊。

5. 脐带扭转 脐带扭转（torsion of cord）是指胎儿活动可使脐带顺其纵轴扭转呈螺旋状，生理性扭转可达6～11周。如果脐静脉与静脉间的螺旋距离少于2cm时极有可能发生脐带过度扭转。脐带过分扭转在近胎儿脐轮部变细呈索状坏死，引起血管闭塞或伴血栓形成，胎儿可因血运中断而致死亡，临床上尚无有效的处理方法。

发生脐带扭转的位置大都是在靠近胎儿身体的部分，扭转处血管管径缩小，缺乏胶状物质包覆。脐带扭转属于一种突发的意外状况，导致扭转的原因主要是胎儿活动。胎儿在子宫内的活动是随机的，大部分胎儿的活动比较均衡，如向一个方向转动，然后再向另一个方向转动，这种情况下脐带通常不会发生扭转。但是有部分胎儿可能长时间沿着一个方向转动和翻身，这种情况下脐带也会相应地拧着一个方向，而无法向另外一个方向转回来，时间长了则可能形成螺旋脐带，属于比较危险的脐带扭转。

6. 脐带附着异常 脐带分别附着于胎儿处和胎盘处。脐带在胎儿处附着异常时可发生脐膨出，超声检查大多可明确诊断，根据胎儿有无结构异常及评估预后而选择继续还是终止妊娠。

正常情况下，脐带附着于胎盘胎儿面的近中央或侧方。若附着于胎盘边缘，称为球拍状胎盘（battledore placenta）。球拍状胎盘比较少见，胎盘娩出前诊断困难，分娩过程中对母儿无大影响，多在产后检查胎盘时发现。脐带附着于胎膜上，脐带血管通过羊膜与绒毛膜间进入胎盘者，称为脐带帆状附着（cord velamentous insertion），发生率为1%，双胞胎中较多见。若胎膜上的血管跨过宫颈内口胎先露部前方，称为前置血管（vasa previa）。由于前置的血管缺乏华通胶的保护，容易受到宫缩时胎先露的压迫或发生破裂时血管断裂，将导致脐血循环受阻、胎儿失血而出现胎儿窘迫，甚至突然死亡。

7. 脐血管数目异常 正常脐带有三条血管，一条脐静脉，两条脐动脉。若脐带只有一条动脉时，为单脐动脉（single umbilical artery）。大多数病例产前超声检查可以发现。

单脐动脉是在脐动脉的发育过程中，两条尿囊动脉变成脐动脉，因血栓等原因导致最初的1根正常脐动脉发育不良萎缩所致，并非原始发育不全。单脐动脉的胎儿1/4者伴有心血管畸形或其他部位畸形，流产、早产、死亡率也明显升高。由于只存在1根动脉和1根静脉，动脉因代偿而相对扩张增粗，从而影响胎儿血液循环，导致胎儿结构畸形，而与多种胎儿畸形、胎儿生长受限、早产、染色体异常有关，其合并其他结构异常的发生率明显高于正常胎儿。如果超声检查只发现单脐动脉这一因素，而没有其他结构异常，新生儿预后良好，如果同时有其他超声结构异常，染色体非整倍体以及其他畸形的风险增高，如肾脏发育异常、无肛门、椎骨缺陷等。

> **知识拓展**
>
> **时间-空间关联成像联合高分辨率血流显像**
>
> 时间-空间关联成像联合高分辨率血流显像的运用使得脐带打结及缠绕部位得以立体实时显示，二维切面上的脐带重叠可通过在三维图像后期处理中的旋转，从不同角度进行可视化评估清晰显示脐带真结及缠绕。
>
> 时间-空间关联成像联合高分辨率血流显像的应用提高了产前诊断脐带异常的可能，它可以多切面、多角度对于脐带进行评估，便于脐带真结及脐带缠绕的立体显示，时间-空间关联成像联合高分辨率血流显像中脐动脉压迹的出现高度提示发生病理性脐带扭转。

【健康评估】

1. 母体评估

(1) 健康史：询问孕妇的年龄、生育史、既往史（是否有妊娠期糖尿病、慢性高血压、妇科炎症疾病史、是否自然妊娠等）、本次妊娠经过、产程情况等，了解孕妇有无脐带异常的高危因素，如胎位异常（臀先露、肩先露、枕后位）、胎儿情况（胎儿过小）、骨盆狭窄、胎头未衔接时如头盆不称、胎头入盆困难。羊水异常（羊水过多）、多胎妊娠等。

(2) 身心状况。

如果怀疑脐带先露，应减轻任何可能使母亲感到潜在性压迫的操作并呼叫支援。采用左侧卧位，使用枕头或楔子抬高母亲的半侧臀部或整个臀部。行人工破膜前做好评估，避免头浮人工破膜，需人工破膜患者，在破膜前明确胎先露前方有无条索状物或搏动感，且应在宫缩间歇期进行。破膜后，检查者手指在阴道内缓慢放出羊水，有宫缩者观察1～2次宫缩后再撤出，破膜后需行胎心监护，如胎心监护异常，应再次阴道检查排除脐带脱垂。如发现显性脐带脱垂，胎儿存活，及时剖宫产往往能获得较好的新生儿预后结果。

脐带异常是引起胎儿窘迫、窒息、死亡较常见的原因之一，往往以剖宫产作为紧急终止妊娠的手段。孕妇及家属可因医生告知脐带异常而感到恐惧和焦虑，既担心孕妇健康，也担心胎儿的安危，显得恐惧、手足无措等。

孕妇的心理状态评估极其重要，心理状况与得知病情严重程度、病程、预后状况、孕妇对疾病的认识、自身的性格特点及社会支持系统的情况有关。不同的孕妇反应不同，有些孕妇对自身及胎儿预后过分担忧和恐惧而终日心神不宁，也有些孕妇则产生否认、愤怒、自责、悲观、失望等情绪。孕妇及家属均需要不同程度的心理疏导。

(3) 辅助检查。

脐带异常的超声检查：①形态学测量脐带直径、血管数量及直径，脐带螺旋卷曲度。脐带较长的孕妇，因互相缠绕有时分辨不清，往往注重胎儿结构的检查，而忽视了脐带的检查，异常单脐动脉容易漏诊、误诊。可在膀胱两侧检查，切面应选择脐血管游离段或近胎儿段，因为近胎盘处的两根脐动脉有可能融合成一根脐动脉，容易造成误诊。②超声检查评估脐带附着情况、胎盘位置、脐动脉血流情况。由于脐带帆状附着对胎儿危害较大，因此，超声检查时应注意脐带附着于胎盘的部位。尤其是孕晚期超声发现胎盘低于正常位置者，应进一步评价脐带的插入位置。对于有血管前置危险因素的孕妇，应仔细检查子宫颈上方或附近，若发现管状结构、可疑血管前置，推荐行经阴道超声检查。③脐带缠绕者可在胎儿颈部发现脐带血流信号。超声检查见脐带缠绕处皮肤有明显压迹，脐带缠绕1周呈U形压迹，内含一小圆形衰减包块，并可见其中小短光条；脐带缠绕2周呈W形；脐带缠绕3周或3周以上呈锯齿形，其上为一条衰减带状回声。出现上述情况应高度警惕脐带缠绕，特别是胎心监护出现频繁的变异减速，经吸氧、改变体位时不能缓解时，应及时终止妊娠。

(4) 既往史：既往是否有流产史、胎儿窘迫、胎死宫内史、早产史等不良孕产史、宫腔手术史、高血压、糖尿病、慢性肾炎、自身免疫性疾病或高凝等血液系统疾病病史。

2. 胎儿评估　脐带异常可引起胎儿窘迫、死胎、新生儿窒息、新生儿死亡等。因此在评估胎儿的健康状况时应涉及以下几个方面。

(1) 胎儿循环情况。

① 任何类型的脐带脱垂都可能危及胎儿循环，因为阴道和阴道内口温度相对较低，这会导致脱垂的脐带或血管发生间歇性痉挛或长期压迫和机械性闭塞，致使围生期缺氧。患者出现规律宫缩后，助产士应尽早行胎心监护，如发现胎心变异减速、胎心基线变异小或出现延长减速，应考虑脐带脱垂。可立即给予患者吸氧，抬高臀部，改变体位，及时床边超声或阴道检查，阴道检查时如摸到明显的一圈或几圈条索状物，有时可触及脐血管搏动，可明确诊断脐带脱垂，但有个别患者脐带位于胎先露一侧，则阴道检查时不能发现，往往在剖宫产术中才能发现隐性脐带脱垂。显性脐带脱垂时由于脐带血管受压或受冷引起脐血管痉挛，导致胎儿胎盘血液循环受阻，胎儿急性缺氧，一般认为脐血循环阻断超过 6～8min 可发生死产。因此，助产士应足够重视胎儿循环评估。

② 脐带绕颈对胎儿的影响与脐带缠绕松紧、缠绕周数及脐带长短有关。脐带过度紧绷压迫颈静脉回流，可造成胎儿宫内窘迫、脑膜充血、颅内出血、胎头不下降等并发症，严重者胎儿缺血缺氧而死亡。

③ 脐带长度异常容易使胎儿宫内缺氧、发育迟缓、血液循环受阻，因缺氧出现胎心异常；严重者导致胎盘早剥。经吸氧胎心仍无改善，应立即报告医生处理。

(2) 生长发育情况：定期监测胎儿胎心、胎动，观察胎儿生长发育情况。产时可使用电子胎心监护仪、多普勒胎心仪或听诊器监测胎心，以及行胎儿生物物理监测以了解胎儿情况。以下两种反应出现一种则可疑脐带异常：①催产素激惹实验（OCT）、宫缩应激实验（CST）中，胎心监护出现变异减速、晚期减速；②无应激试验（NST）无反应：胎儿无胎动或胎动时胎心无加速现象，手推、轻拍腹部时胎心无加速现象。

(3) 胎儿成熟度检查：脐带异常紧急情况的处理原则之一是及时终止妊娠，因此应定期监测胎儿成熟度，可通过以下几种方法进行监测：①测定胎肺成熟度：孕 35～37 周测量羊水卵磷脂与鞘磷脂比值（L/S）。L/S≥2.0 提示胎肺成熟度，L/S≤1.5 提示胎肺不成熟，比值 1.6～1.9 为可疑值，可用地塞米松促胎肺成熟。②羊水磷脂酰甘油（PG）值检测：孕 35 周以后 PG 检测能较准确可靠地提示胎肺成熟度，羊水中查出 PG，即表示胎盘成熟。

【健康教育】

1. 营养摄入

(1) 加强营养，给予高蛋白、高维生素的易消化的食物。

(2) 少食多餐，防止进食过饱而增加腹压。

(3) 食物中应富含膳食纤维，以促进肠蠕动，防止便秘而增加腹部压力。

(4) 禁忌烟酒。

2. 休息与睡眠

(1) 孕妇应保持心情舒畅，无自觉不适症状情况下，可在饭后进行适当地走动，促使胎儿活动。孕期避免久站久坐，若是很长一段时间都坐着不活动，会影响孕妇身体的血液循环，进而影响子宫内的血液循环。

(2) 若确诊脐带异常，应遵从医护人员的建议，必要时绝对卧床休息，减少活动，脐带先露的孕妇取头低臀高位，以减轻或消除脐带受压。

(3) 胎动、胎心良好的孕妇应避免精神过度紧张和疲劳，保证足够的休息和睡眠时间。

3. 心理护理

(1) 向孕妇解释病因、临床常出现的症状和体征，说明可能发生的风险和处理方法，指导孕妇配合医护人员，做好胎动、胎心等监测，采取积极的预防措施，将危险因素降到最低点。

(2) 指导孕妇学会自我调控情绪的方法，保持良好的心态，正确面对现实，增强战胜疾病的信心。

(3) 避免一切不良刺激，如有异常感觉及时沟通。积极配合检查、治疗和护理。

(4) 分娩的过程中应对产妇亲切关怀，消除其紧张情绪，取得产妇的信赖和配合。

4. 产前检查

(1) 提高孕妇自我监护能力，自我监测胎动、胎心，或行远程胎心监测。胎动过多、过少或胎心异常均表示胎儿可能有宫内缺氧，应及时去医院检查。计数胎动的方法有2种：①固定时间法：在早、中、晚各选择1h作为计数胎动的时间，最好是固定时间，采取侧卧位或是半坐位计数胎动。将3h胎动次数相加乘以4，是12h的胎动总数。正常情况下胎动每小时不少于3次，12h胎动次数在30次以上。②数十法：每天进行1次胎动计数，记录10次胎动所需时间。如果10次胎动所需时间小于2h，表示胎动次数没有异常；如果没有感觉到胎动，或10次胎动所需时间大于2h，则需进一步检查。怀孕中晚期，左侧卧位的睡姿更利于给胎儿提供充足的氧气，并给胎儿更大的活动空间，使胎儿运动自然解除脐带绕颈的现象。

(2) 定期产前检查，尽早筛选出高危孕妇，给予孕期保健指导。孕期保持大便通畅，防止咳嗽，孕晚期减少或禁止性生活，避免重体力劳动等增加腹压的因素。一旦发生胎膜早破，应立即采取平卧位，抬高臀部，并立即住院处理。对胎位不正孕妇尽早纠正，不能纠正者或骨盆狭窄者应提前入院待产，尽早确定分娩方式。

(3) 脐带先露孕妇应密切观察胎心变化，发现阴道大量流液立即通知医护人员。

(4) 孕晚期及临产后，超声检查有助于尽早发现脐带先露。对临产后胎先露部迟迟不入盆或胎位异常者，应卧床休息，尽量不做或少做肛查或阴道检查，检查的动作要轻，以防胎膜破裂。

5. 产时护理

(1) 产妇临产后要卧位休息，对有脐带脱垂高危因素的产妇取头低臀高位。但隐形脐带脱垂者，应立即吸氧、监测胎心变化。发现脐带脱垂的孕妇首先采取体位还纳法，解除脐带受压恢复血液循环。

(2) 胎头未入盆而须人工破膜者应在子宫收缩间歇时行高位羊膜囊穿刺，缓慢放出羊水以防脐带被羊水冲出,而破膜前后要听胎心。

(3) 指导孕妇不要因惧怕脐带意外而要求剖宫产手术,根据产次、胎心、胎儿体重、宫缩、宫口大小、骨盆径线选择分娩方式。

(4) 根据病情采取产钳术,胎头吸引术,臀牵引术或剖宫产术。胎心音消失超过 10min,确定胎死宫内,可经阴道分娩,可行穿颅术。

6. 产后护理

(1) 新生儿窒息抢救:接生前应准备好吸痰器、气管插管、新生儿喉镜及急救药品等,胎儿娩出后首先清理呼吸道,然后根据窒息程度分别给氧、气管插管、脐静脉注射等,必要时行胸外按摩及人工呼吸,同时注意保暖。

(2) 预防产后出血及感染:胎儿分娩出后按摩子宫,宫体注射缩宫素 20U,认真检查软产道有无损伤,如有裂伤应立即缝合,并遵医嘱给予抗感染药物。若会阴有伤口应嘱产妇侧卧位,保持外阴部清洁,每天用碘伏会阴擦洗 2 次。

(3) 产后密切观察子宫收缩和阴道出血情况,以防产后出血。严密监测生命体征,如有异常及时报告处理。

7. 预防 医护人员需及时发现并处理隐性脐带脱垂,以避免显性脐带脱垂的发生,从而减少围生儿病死率,改善围生儿预后。一旦发生显性脐带脱垂,应迅速解除脐带压迫,恢复脐带血液循环是能否抢救成功的关键。医生可戴手套后,两手指置于阴道内无宫缩时上推胎头缓解脐带受压。孕妇可用膝胸卧位、侧俯卧位(Sims 体位),或膀胱内充盈 500~700ml 生理盐水抬高胎先露缓解脐带受压。如宫缩不能抑制,可给予硫酸镁或者盐酸利托君等抑制宫缩,尽快剖宫产娩出胎儿。如产时发现脐带脱垂,宫口已开全、先露达坐骨棘下 3cm,可立即产钳助产、胎吸助产或臀位助产娩出胎儿,否则,建议剖宫产,以防胎儿窒息。

一旦发现有脐带绕颈的孕妇,需密切监测脐血流阻力是否增加。对疑似脐带先露的孕妇,应在临产前进行阴道超声检查。若确诊脐带绕颈圈数多、缠绕紧者,应尽早行剖宫产手术。对在胎头附近能听到脐带杂音者,应密切观察产程及胎心,及时处理避免发生胎儿窘迫。如胎心异常者,宫口已开全,胎头位置低,可迅速行阴道助产术终止妊娠。胎儿娩出时若绕颈脐带牵拉过紧,应立即钳夹、剪断脐带。

凡是在遇到有可能出现脐带脱垂的产妇,在待产的时候要多听胎心,注意胎心的变化状况,及时了解脐带异常的情况,进行相对应的处理。与此同时做好健康教育工作,指导产妇宫缩的时候不要过度用力。

脐带是连接胎儿与母亲的桥梁,脐带的千变万化可能导致各式各样的母儿不良结局。然而,针对这些脐带异常,目前仍然没有一个完善的预防和应对措施,临床中只能根据产检和胎心监护情况来监测母儿安全,适时终止妊娠,配合医生完成各项处理,如做好剖宫产术前准备。配合产后出血的抢救工作,以及配合新生儿窒息的抢救。胎盘娩出后协助医生检查胎盘、胎膜及脐带,并认真记录。

(刘 静 徐树霞)

【自测题】

单项选择题

1. 关于脐带异常，下列描述正确的是（　　）

A. 脐带长于 60cm 称为脐带过长

B. 脐带短于 40cm 称为脐带过短

C. 脐带脱垂易发生在胎先露不能衔接时

D. 脐带受压超过 3min 可导致胎死宫内

E. 若脐带附着于胎盘边缘，称为帆状胎盘

2. 王女士，孕 2 产 1，孕 39 周，胎膜未破，阴道检查时，在胎先露部前方触及有搏动的条索状物，应考虑（　　）

A. 脐带缠绕　　　　　　　B. 脐带先露　　　　　　　C. 脐带打结

D. 脐带扭转　　　　　　　E. 脐带脱垂

3. 关于脐带脱垂的预防措施，下列描述正确的是（　　）

A. 应采用高位破膜

B. 人工破膜应在宫缩期进行

C. 胎膜已破者应多下床活动促进产程进展

D. 增加阴道检查次数及早发现脐带脱垂

E. 注意胎心变化

4. 下列脐带异常最容易引起分娩时发生胎儿窘迫的是（　　）

A. 脐带过长　　　　　　　B. 脐带过短　　　　　　　C. 脐带脱垂

D. 脐带真结　　　　　　　E. 脐带先露

5. 当脐带脱垂发生时，孕妇该采用的体位是（　　）

A. 半坐卧位　　　　　　　B. 侧卧位　　　　　　　　C. Sims 体位

D. 头高足低位　　　　　　E. 仰卧位

6. 脐带先露或脐带脱垂病因不是由下列哪些情况引起（　　）

A. 胎头入盆困难　　　　　B. 胎位异常　　　　　　　C. 脐带过长

D. 羊水过多　　　　　　　E. 羊水过少

7. 有关脐先露和脐带脱垂，下列叙述正确的是（　　）

A. 脐带位于先露之前或一侧，胎膜未破时为脐带脱垂

B. 胎头衔接不良，不易发生脐带脱垂

C. 胎膜已破，脐带脱出于先露之下，为脐带先露

D. 脐带脱垂又称隐性脐带脱垂

E. 脐带脱垂的原因有头盆不称，胎位异常

8. 下列易发生脐带脱垂的是（　　）

A. 脐带过长　　　　　　　B. 部分性前置胎盘

C. 足先露，胎膜早破　　　　　　D. 双胎

E. 枕后位

9.脐带先露，胎膜未破时应考虑（　　）

A. 脐带位于胎头一侧　　　　　　B. 脐带位于胎头前方

C. 脐带位于胎头额部　　　　　　D. 脐带位于胎头枕部

E. 脐带位于胎先露前方或一侧

10.通常情况下，脐带附着于胎盘胎儿面的近中央或侧方。若脐带附着于胎膜上，脐带血管通过羊膜与绒毛膜间进入胎盘者，称为（　　）

A. 球拍状胎盘　　　　　　B. 帆状胎盘　　　　　　C. 正常情况

D. 以上都有可能　　　　　E. 以上都不正确

第4章 羊水量异常的健康教育

一、羊水过多

学习目标

1. 掌握羊水过多的健康教育内容。
2. 熟悉羊水过多的健康评估。
3. 了解羊水过多的概念、临床表现及高危因素。
4. 能够对羊水过多的风险因素进行动态评估,做好早期照顾和自我管理。

情景案例导入

王女士,32岁,初产妇,孕31周,胸闷、腹胀不适4d,无腹痛、阴道出血等不适。

病史:平素月经规则,4～5/30d,停经40d出现早孕反应及自测尿hCG(+),停经4个月余出现胎动。既往无高血压、糖尿病等病史,孕期未规律产检。

查体:身高160cm,体重73kg,血压129/80mmHg,心率91次/分,心律齐,未闻及杂音;呼吸20次/分,未闻及啰音,双下肢轻度水肿。宫高35cm,腹围120cm。子宫张力大,胎位触诊不清,胎先露似为头,高浮。胎心音弱,胎心148次/分,规律。

请思考以下问题:

1. 王女士存在哪些异常情况?
2. 王女士应该掌握哪些健康教育方面的知识?

正常妊娠时羊水的产生与吸收处于动态平衡中,若羊水产生和吸收失衡,将导致羊水量异常。羊水量异常不仅可预示潜在的母胎合并症及并发症,也可直接危害围产儿安全。妊娠期间羊水量超过2000ml称为羊水过多,发生率为0.5%～1%。羊水量在数日内急剧增多,称为急性羊水过多;羊水量在数周内缓慢增多,称慢性羊水过多。羊水过多合并妊娠期糖尿病者可高达20%。

【病因】

在羊水过多的孕妇中,约1/3原因不明,称为特发性羊水过多。明显的羊水过多可能与胎儿结构异常、妊娠并发症等因素有关。

(1) 胎儿自身疾病：胎儿自身疾病包括胎儿结构异常、胎儿肿瘤、神经肌肉发育不良、代谢性疾病、染色体或遗传基因异常等。明显的羊水过多常伴有胎儿结构异常，以神经系统和消化道异常最常见。神经系统异常主要为无脑儿、脊柱裂等神经管缺陷。神经管缺陷因脑脊膜暴露，脉络膜组织增殖，渗出液增加；尿激素缺乏，导致尿量增多；中枢吞咽功能异常，胎儿无吞咽反射，导致羊水产生增加和吸收减少。消化道结构异常主要是食管及十二指肠闭锁，使胎儿不能吞咽羊水，导致羊水积聚而发生羊水过多。此外还有腹壁缺陷、膈疝、心脏结构异常、天性胸腹囊腺瘤、胎儿脊柱畸胎瘤、新生儿先天性醛固酮增多症（Batter 综合征）等疾病。18-三体、21-三体、13-三体胎儿出现吞咽羊水障碍，也可引起羊水过多。

(2) 多胎妊娠：双胎妊娠羊水过多的发生率约为 10%，是单胎妊娠的 10 倍，以单绒毛膜性双胎居多。双胎妊娠还可能并发双胎输血综合征，两个胎儿间的血液循环进行交换，受血胎儿的循环血量多，尿量增加，导致羊水过多。

(3) 胎盘脐带病变：当胎盘绒毛血管瘤直径＞1cm 时，会有 15%～30% 合并羊水过多。另外，巨大胎盘、脐带帆状附着也可导致羊水过多。

(4) 妊娠合并症：当孕妇确诊为妊娠期糖尿病时，羊水过多的发病率 13%～36%。因为母体高血糖会导致胎儿血糖增高，产生高渗性利尿，并使胎盘胎膜渗出增加，导致羊水过多。当母儿 Rh 血型不合时，胎儿出现免疫性水肿、胎盘绒毛水肿时会影响液体交换，可导致羊水过多。

【对母儿的影响】

1. 对母体的影响 羊水过多时子宫张力增高，影响孕妇休息而使得血压升高，过高的宫腔、腹腔压力可引发类似腹腔间室综合征的表现，严重时可引起孕妇心力衰竭。子宫张力过高容易发生胎膜早破、早产，甚至胎盘早剥。子宫肌纤维伸展过度可导致产后子宫收缩乏力，产后出血发生率明显增高。

2. 对胎儿的影响 羊水过多也会造成胎位异常、胎儿窘迫、早产增多。破膜时羊水流出过快可导致脐带脱垂。羊水过多的程度越重，围产儿的病死率越高。孕中期重度羊水过多的围产儿死亡率超过 50%。

【临床表现】

1. 急性羊水过多 急性羊水过多较少见，多发生在妊娠 20～24 周。羊水迅速增多，子宫于数日内明显增大，导致腹压增加，从而产生一系列压迫症状。孕妇自觉腹部胀痛，行动不便，表情痛苦，因横膈抬高，胸部受到挤压，出现呼吸困难，甚至发绀，不能平卧。检查可见腹壁皮肤紧绷发亮，严重者皮肤变薄，皮下静脉清晰可见。巨大的子宫压迫下腔静脉，影响静脉回流，出现下肢及外阴部水肿或静脉曲张。子宫大小明显大于妊娠孕周，腹部张力过高，胎位不清，胎心遥远或听不清。

2. 慢性羊水过多 慢性羊水过多较多见，多发生在孕晚期。羊水在数周内缓慢增多，症状较缓和，孕妇多能适应，仅感腹部增大较快，临床上无明显不适或仅出现轻微压迫症状，如胸闷、气急。产检时宫高及腹围增加过快，宫底高度及腹围大于同期孕周，腹壁皮肤发亮、变薄。触诊时感觉子宫张力大，有液体震颤感，胎位不清，胎心遥远。

腹部四步触诊时，若宫高大于孕周、胎儿触诊困难或有胎儿漂浮感时，要考虑羊水过多的可能。

> **知识拓展**
> ### 羊水过多常合并的胎儿畸形
> - 消化道畸形：胎儿吞咽羊水在羊水回流中起重要作用，如吞咽功能受损则羊水过多。食管闭锁、十二指肠闭锁等常合并羊水过多。在超声扫描时前者不能发现胃泡，后者可在胎儿腹部看到"双泡征"。上消化道闭锁常合并染色体非整倍体异常，应行胎儿染色体核型分析。
> - 神经管畸形：妊娠20d左右胎儿神经管开始发育，一般在32d左右神经管完全闭合。如果在神经管前端闭合缺陷则导致无脑畸形、露脑畸形，在中后段或尾侧神经沟闭合缺陷则导致脊柱裂，脊膜脊髓膨出。
>
> 在胎儿神经管缺陷畸形时常合并有羊水过多。可能机制为：①过多液体从暴露的神经组织如脑膜流到羊膜腔内；②无脑儿时下丘脑抗利尿激素缺乏，胎儿产尿过多。

【健康评估】

1. 母体评估

(1) 健康史：详细询问孕妇孕期有无规律产检，是否有多胎妊娠、妊娠期糖尿病等病史。

(2) 身心状况：急性羊水过多时压迫症状明显，孕妇自觉腹部胀痛，行动不便，表情痛苦，因横膈抬高，出现呼吸困难，甚至发绀，不能平卧。慢性羊水过多孕妇多能适应，仅感腹部增大较快，临床上无明显不适或仅出现轻微压迫症状，如胸闷、气急。除评估孕妇一般健康状况外，需重点评估孕妇的自觉症状以及是否有压迫症状如胸闷、气急、呼吸困难、发绀等情况，但在评估过程中应注意与其他妊娠合并症相鉴别。

孕妇的心理状态与病情的轻重、病程的长短、对疾病的认识、自身的性格特点及社会支持系统的情况有关。有些孕妇因对自身及胎儿预后过分担忧和恐惧而终日心神不宁；有些孕妇则产生否认、愤怒、自责、悲观、失望等情绪。孕妇及家属均需要不同程度的心理疏导。

(3) 辅助检查：①超声检查。是重要的辅助检查方法，不仅能测量羊水量，还可了解胎儿情况，如无脑儿、脊柱裂、胎儿水肿及双胎等。超声诊断羊水过多的标准有：a. 羊水最大暗区垂直深度（amniotic fluid volume, AFV）≥8cm诊断为羊水过多，其中AFV 8～11cm为轻度羊水过多，12～15cm为中度羊水过多，15cm为重度羊水过多；b. 羊水指数（AFI）≥25cm诊断为羊水过多，其中AFI 25～35cm为轻度羊水过多，36～45cm为中度羊水过多，45cm为重度羊水过多。也有认为以AFI大于该孕周的3个标准差或大于第97.5百分位为诊断标准较为恰当。②胎儿疾病检查。部分染色体异常胎儿可伴有羊水过多。对于羊水过多的孕妇，除了超声排除结构异常外，可采用羊水或脐血中胎儿细胞进行细胞或分子遗传学的检查，了解胎儿染色体数目、结构有无异常，以及可能检测的染色体的微小缺失或重复。也可以通过超声测量胎儿大脑中动脉收缩期峰值流速来预测有无合并胎儿贫血。另外，用 PCR 技术检测胎儿是否感染细小病毒 B19、梅毒、弓形体、单纯疱疹病毒、风疹病毒、巨细胞病毒等。但是，对羊水过多孕妇进行羊水穿刺前一定要告知胎膜破裂的风险：由于羊水量多，羊膜腔张力过高，穿刺可能导致胎膜破裂而引起难免流产。③其他检查。母体糖耐量试验，Rh 血型不合者检查母体血型抗体的滴度。

(4) 既往史：既往是否有高血压、糖尿病、慢性肾炎、自身免疫性疾病或高凝等血液系统疾病病史；胎死宫内史、重度子痫史、不明原因羊水量异常史和早产史等不良孕产史。

2. 胎儿评估 在羊水过多的孕妇中，约 1/3 原因不明，称为特发性羊水过多。明显的羊水过多大多与胎儿畸形及妊娠合并症等因素有关。在评估胎儿的健康状况时应涉及以下几个方面。

(1) 生长发育情况：定期监测胎儿胎心、胎动，观察胎儿生长发育情况，以无应激试验（NST）观察胎动时胎心的变化，来评估胎儿宫内储备功能。

(2) 孕周的确定及终止妊娠的时机选择：羊水过多合并胎儿畸形者应及时终止妊娠。方法：①人工破膜引产，宫颈 Bishop 评分＞7 分者，破膜后多能自然临产，若 12h 后仍未临产，可静脉滴注催产素诱发宫缩。②经羊膜腔穿刺放出适量羊水后，可注入依沙吖啶引产。

【健康教育】

1. 专科护理

(1) 向孕妇介绍羊水过多的注意事项，指导孕妇减少增加腹压的活动，以防胎膜早破。

(2) 按时产检，定期为孕妇测量宫高、腹围和体重，超声监测羊水指数及深度，判断病情进展，及时发现并发症。

(3) 配合治疗：如为严重的胎儿结构异常，应及时终止妊娠；对非严重的胎儿结构异常，应评估胎儿情况及预后，结合当前新生儿救治水平，并与孕妇及家属充分沟通后决定处理方法。合并母儿血型不合的溶血胎儿，应在有条件的胎儿医学中心行宫内输血治疗。

羊水过多但胎儿正常者可根据其自觉症状与胎龄决定处理方式。①自觉症状轻者，注意休息，取侧卧位以改善子宫胎盘循环，必要时给予镇静剂。每周复查超声以便了解羊水指数及胎儿生长情况。积极寻找病因，积极治疗糖尿病、妊娠高血压等母体疾病。前列腺素合成酶抑制剂（如吲哚美辛）有抗利尿作用，可抑制胎儿排尿能使羊水量减少。用药期间每周行超声监测羊水量。由于吲哚美辛可使胎儿动脉导管闭合，不宜长时间应用，妊娠＞32 周者也不宜使用。②自觉症状严重者，可经腹羊膜腔穿刺放出适量羊水，缓解压迫症状，必要时利用放出的羊水了解胎肺成熟度。放羊水时应密切观察孕妇血压、心率、呼吸变化，监测胎心，酌情给予镇静剂和抑制子宫收缩药物，预防早产。腹腔穿刺放羊水时应避免速度过快,量过多,每小时约500ml,一次放羊水量不超过1500ml。放羊水时应协助固定胎儿为纵产式,严密观察宫缩、胎心及孕妇生命体征,重视孕妇主诉;放羊水后腹部放沙袋或加腹带包扎以防血压骤降。同时遵医嘱给予抗感染药物。必要时,3~4周后可再次放羊水,以降低宫腔内压力。若羊水量反复增长,妊娠孕周≥34周,胎肺已成熟,可考虑终止妊娠;若胎肺未成熟,可给予地塞米松促胎肺成熟治疗后再考虑终止妊娠。

(4) **分娩时的处理及护理**:应警惕脐带脱垂和胎盘早剥的发生。若破膜后子宫收缩乏力,可静脉滴注缩宫素加强宫缩,密切观察产程。胎儿娩出后及时应用宫缩剂,预防产后出血发生。对轻度羊水过多者,不建议提前引产,可等待自然分娩。如果没有其他早期分娩指征,计划引产应满39周,单纯羊水过多不是剖宫产指征。另外,羊水过多可引起胎先露部位异常,非枕先露(nonvertex fetal presentation)者可行外倒转术。重度羊水过多的孕妇应到三级医疗中心分娩,以便及时处理新生儿畸形。产程中如果需要进行人工破膜,尽量用腰穿针缓慢排出羊水,以免发生脐带脱垂。羊水过多孕妇发生产程异常和胎心异常的概率可能增高,阴道助产和剖宫产的风险也相对较高。分娩时新生儿也可出现异常情况,新生儿抢救团队应该在场。

产后密切观察子宫收缩和阴道出血情况,以防产后出血。严密监测生命体征,如有异常及时报告处理。

2. 饮食护理 孕妇应合理饮食,预防相关妊娠合并症。具体饮食指导如下。

(1) 低盐饮食,除饮食中少放食盐外,还应考虑的海产品、味精调味品等的食物含钠量。

(2) 宜进食高蛋白、高热量、高维生素及富含矿物质的饮食,少食多餐。

(3) 在放腹水期间,应增加各种维生素的摄入,以补充过多的消耗。

(4) 适当减少水的入量,饮食中减少汤类及饮料。

3. 休息与睡眠

(1) 适当卧床休息,注意胎动,左侧卧位,减少子宫对腹主动脉及下腔静脉的压迫。

(2) 尽量避免增加腹压的体力劳动或便秘、咳嗽等,以免发生胎膜早破。

(3) 应禁忌烟酒,以免引起早产征兆。

4. 心理护理 羊水过多合并胎儿畸形或并发其他疾病时,需立即终止妊娠,医护人员应耐心向孕妇及家属解释,抚慰他们因得知突然的负面消息而出现过激的心理反应,帮助他们正确看待此次疾病的原因,减少对下次妊娠的恐惧。羊水过多但胎儿正常者,也要重视其主诉,注意休息,取左侧卧位以改善子宫胎盘循环。

5. 卫生宣教 指导孕妇注意清洁卫生,孕期前后3个月禁止性生活,预防感染。

6. 产前检查指导 羊水过多一般无法预防,最好的预防措施就是定期产检。自我监测方面做到以下几点。

(1) 自数胎动。教会孕妇自数胎动的方法,监测胎儿宫内情况。一般妊娠16~20周可自觉胎动,最初胎动每小时3~5次,随着妊娠进展,胎动次数逐渐增加,在妊娠28~32周时达到高峰,至怀孕38周后又逐渐减少。胎动也有昼夜变化规律,通常上午8:00至

12：00 胎动均匀，以后逐渐减少。下午 14：00 至 15：00 时，胎动最少。至晚上 20：00 至 23：00 胎动频繁。孕妇应根据自己的观察，摸索出规律，以此为标准来自行监测胎儿在宫内的安危。

(2) 做好胎心监护。定期产检，必要时可使用远程胎心监护仪随时监测胎儿宫内情况。

（张　晶　翟巾帼）

【自测题】

单项选择题

1. 某孕妇，30 岁，孕 1 产 0，孕 37 周，因羊水过多行羊膜腔穿刺，术后为该孕妇腹部放置沙袋的目的是（　　）

    A. 减轻疼痛　　　　　　　B. 减少出血　　　　　　　C. 预防休克
    D. 预防血栓形成　　　　　E. 预防感染

2. 孕妇，25 岁，孕 24 周，近日来子宫急剧增大，孕妇自觉呼吸费力、不能平卧。体检：口周紫、下肢水肿，经辅助检查排除胎儿畸形。此时，最佳的处理是（　　）

    A. 及时终止妊娠　　　　　B. 人工破膜引产
    C. 经腹穿刺放羊水　　　　D. 控制饮食和水分
    E. 单纯利尿消肿

3. 孕妇，27 岁，单胎，孕 26 周，手测子宫高度为脐上三横指，尺测子宫高度 26cm，此时孕妇状态为（　　）

    A. 羊水过少　　　　　　　B. 羊水过多
    C. 子宫高度与妊娠周数相符　　D. 子宫高度小于妊娠周数
    E. 子宫高度大于妊娠周数

4. 关于羊水过多，下列描述不正确的是（　　）

    A. 超声是重要的辅助检查手段　　B. 孕妇易发生妊娠高血压
    C. 胎儿染色体异常可以出现　　　D. 不影响围产儿的死亡率
    E. 可分为急性羊水过多和慢性羊水过多

5. 以下羊水过多处理的方法，正确的是（　　）

    A. 高位破膜后无须行缩宫素引产　　B. 羊膜腔穿刺放羊水一次量为 2000ml
    C. 较长时间服用吲哚美辛治疗　　　D. 确诊胎儿畸形，应及时终止妊娠
    E. 一经发现应立即终止妊娠

二、羊水过少

学习目标

1. 掌握羊水过少的健康教育内容。

2.熟悉羊水过少的健康评估。

3.了解羊水过少的概念、临床表现及高危因素。

4.能够对羊水过少的风险因素进行动态评估,做好早期护理和自我管理。

> **情景案例导入**
>
> 李女士,28岁,初产妇,现孕28周。无腹痛、阴道出血等不适。
>
> 病史:平素月经正常,停经38d自测尿hCG(+),停经4个多月出现胎动。既往无高血压、糖尿病等病史,孕期规律产检。昨日在当地区级医院产检。超声检查发现羊水减少(羊水深度25mm),今日自行转诊来我院复查。
>
> **请思考以下问题:**
>
> 1.李女士存在哪些异常情况?
>
> 2.羊水过少的孕妇该掌握哪些健康教育方面的知识?

孕晚期羊水量少于300ml者,称为羊水过少。羊水过少严重影响围产儿预后,羊水量少于50ml,围产儿病死率高达88%。羊水过少与其生成不足或吸收、外漏增加有关。孕中期的羊水过少应排除胎儿畸形所致的羊水生成不足;孕晚期应排除胎盘功能障碍、胎儿慢性窘迫所致的羊水产生不足。无论在孕中期还是孕晚期的羊水过少,均应排除胎膜早破。

【病因】

羊水过少主要与羊水减少或羊水外漏增加有关。部分羊水少原因不明,常见原因有以下几种。

(1)胎儿结构异常:以胎儿泌尿系统畸形为主,如Meckel-Gruber综合征、Prune-Belly综合征、胎儿肾缺如(Potter综合征)、肾小管发育不全、输尿管或尿道梗阻、膀胱外翻等引起少尿或无尿,导致羊水过少。染色体异常、脐膨出、膈疝、法洛四联症、水囊状淋巴管瘤、小头畸形、甲状腺功能减低等也可引起羊水过少。

(2)胎盘功能减退:过期妊娠、胎儿生长受限和胎盘退行性变均能导致胎盘功能减退。胎儿慢性缺氧引起胎儿血液重新分配,为保证胎儿大脑和心脏血供,肾血流量降低。胎儿尿液生成减少,导致羊水过少。

(3)羊膜病变:某些原因不明的羊水过少与羊膜通透性改变、炎症、宫内感染有关。胎膜破裂,羊水外漏速度超过羊水生成速度,可导致羊水过少。

(4)母体因素:妊娠期高血压疾病可致胎盘血流减少。孕妇脱水、血容量不足时,孕妇血浆渗透压增高,使胎儿血浆渗透压相应增高,尿液形成减少。孕妇服用某些药物,如前列腺素合成酶抑制剂,血管紧张素转化酶抑制剂(angiotensin-converting enzyme inhibitor, ACEI)等有抗利尿作用,使用时间过长,可发生羊水过少。一些免疫性疾病如系统性红斑狼疮、干燥综合征、抗磷脂综合征等,也可导致羊水过少。

【对母儿的影响】

羊水过少时孕妇的手术分娩率和引产率均增加，围产儿病死率明显增高。羊水过少若发生在孕早期，胎膜与胎体粘连造成胎儿结构异常，甚至肢体短缺；若发生在妊娠中、晚期，子宫外压力直接作用于胎儿，引起胎儿肌肉骨骼畸形，如斜颈、曲背、手足畸形等；先天性无肾所致的羊水过少可引起Potter综合征（肺发育不全、长内眦赘皮、扁平鼻、耳大位置低、铲形手及弓形腿等），预后极差，多数患儿娩出后即死亡。羊水过少往往伴有胎儿生长受限，甚至出现胎死宫内。

【临床表现】

羊水过少的临床症状多不典型。孕妇胎动时自觉腹痛，胎盘功能减退时常有胎动减少。测量宫高腹围较同期孕周小，合并胎儿生长受限更明显，有子宫紧裹胎儿感。子宫敏感，轻微刺激易引发宫缩。临产后阵痛明显，且宫缩多不协调。胎膜破裂者，阴道漏出清亮或者血性液体。阴道检查时，发现前羊膜囊不明显，胎膜紧贴胎先露部，人工破膜时羊水流出极少。

> **知识拓展**
> **羊水过少常并发的胎儿畸形——泌尿系统畸形**
>
> 双侧肾缺如在孕中期表现为羊水严重减少。多普勒超声检查肾动脉有助于确定双肾是否存在。婴儿型多囊肾超声表现为肾体积增大、回声增强，羊水过少/胎儿膀胱中无尿。严重的泌尿道梗阻也可出现羊水过少。最常见的是后尿道瓣膜，典型征象是膀胱扩张，膀胱壁增厚，同时出现钥匙孔征，并伴羊水过少。
>
> 以上异常多为某些遗传综合征的表型，故应做胎儿核型分析或基因诊断。

【健康评估】

1. 母体评估

(1) 健康史：详细询问孕妇孕期有无规律产检，产检结果有无异常，如是否有妊娠高血压、妊娠期糖尿病、妊娠合并慢性肾炎、过期妊娠、胎儿生长受限等。

(2) 身心状况：胎动时，羊水过少的孕妇会感受到明显的腹痛感，子宫敏感，轻微刺激易引发宫缩。因羊水过少会导致胎盘功能减退，孕妇自觉胎动减少。除评估其一般身体健康状况外，需重点评估孕妇的自觉症状以及是否有腹部发紧，胎动减少或阴道流液的现象发生。

(3) 辅助检查：①超声检查：超声检查是最重要的辅助检查方法。孕晚期羊水最大暗区垂直深度（AFV）≤2cm为羊水过少，≤1cm为严重羊水过少。羊水指数（AFI）≤5cm诊断为羊水过少。超声检查还能及时发现胎儿生长受限，以及胎儿肾缺如、肾发育不全、输尿管或尿道梗阻等畸形。②羊水量直接测量：破膜时以容器置于外阴收集羊水，或者剖宫产时用吸引器收集羊水。本方法缺点是不能早期诊断。③电子胎儿监护：羊水过少胎儿的胎盘储备功能减低。NST 可呈无反应性。分娩时可威胁胎儿，子宫收缩致脐带受压加重，可出现胎心变异减速和晚期减速。④胎儿染色体检查：排除胎儿染色体异常时可做羊水细胞培养，或采集胎儿脐带血细胞培养。做染色体核型分析，荧光定量 PCR 法快速诊断。

(4) 既往史：既往是否有高血压、糖尿病、慢性肾炎、自身免疫性疾病或高凝等血液系统疾病病史；胎死宫内史、早发或重度先兆子痫史、不明原因羊水量异常史和早产史等不良孕产史。

2. 胎儿评估 在评估胎儿的健康状况时应涉及以下几个方面。

(1) 生长发育情况：定期监测胎儿胎心、胎动，观察胎儿生长发育情况，以无应激试验（NST）检查观察胎动时胎心的变化，来评估胎儿宫内储备功能。

(2) 根据胎儿有无畸形和孕周大小选择治疗方案：①羊水过少但胎儿畸形者，若已确诊胎儿畸形应尽早终止妊娠。可选用超声引导下经腹羊膜腔穿刺注入依沙吖啶引产。②羊水过少但胎儿正常者，应积极寻找与消除病因，增加补液量，改善胎盘功能，抗感染。指导自行计数胎动，进行胎儿生物物理评分。超声动态监测羊水量及脐动脉收缩期最高血流速度与舒张期最低血流速度的比值（S/D），必要时远程胎儿电子监护，严密监测胎儿宫内情况。

【健康教育】

1. 专科知识宣教

(1) 向孕妇及其家属介绍羊水过少可能的原因，指导孕妇休息时及时取左侧卧位改善胎盘血液供应；遵医嘱积极配合治疗方案的实施；教会孕妇自我监测宫内胎儿情况的方法和技巧，同时避免使用腹压，积极预防胎膜早破的发生。胎儿出生后，应认真全面进行体格检查及身体评估，识别畸形。

(2) 观察孕妇的生命体征，按时产检，定期为孕妇测量宫高、腹围和体重，超声监测羊水指数及深度，判断病情进展。根据胎盘功能测定结果、胎动、胎心监测和宫缩情况的变化，及时发现并发症。发现羊水过少者，严格定期进行超声监测羊水量，并注意观察有无胎儿畸形。

(3) 配合治疗：发现羊水过少时若妊娠已近足月，应指导孕妇在短期内重复测定羊水量并监测胎心、胎动变化。若合并有过期妊娠、胎儿宫内发育迟缓等需及时终止妊娠者，应遵医嘱做阴道助产或剖宫产的准备。若羊水过少合并胎膜早破或产程中发生感染，应遵医嘱给予抗感染药物。确诊胎儿为严重致死性结构异常应尽早终止妊娠。超声可明确胎儿结构异常，染色体异常检测应依赖于介入性产前诊断，结果经评估并与孕妇及家属沟通后，胎儿无法存活者可终止妊娠；羊水过少但胎儿正常者应寻找并去除病因，动态监测胎儿宫内情况，包括胎动计数、胎儿生物物理评分、超声动态监测羊水量及脐动脉收缩期峰值流速与舒张末期流速（S/D）的比值、胎儿电子监护。

(4) 分娩时的注意事项：对妊娠已足月、胎儿可宫外存活者，应及时终止妊娠。合并胎盘功能不良、胎儿窘迫或破膜时羊水少且严重粪染，估计短时间不能结束分娩者，应采用剖宫产术终止妊娠，以降低围产儿死亡率。对胎儿储备功能尚好，无明显宫内缺氧，可以阴道试产，并密切观察产程进展，连续监测胎心变化。对于因胎膜早破导致的羊水过少，按照胎膜早破处理。对妊娠未足月，胎肺不成熟者，可针对病因对症治疗，尽量延长孕周。根据胎儿及宫内情况，必要时终止妊娠。

产后密切观察子宫收缩和阴道出血情况，以防产后出血。严密监测生命体征，如有异常及时报告处理。

2. 饮食护理

(1) 适当增加水的摄入，饮食中应注意汤类及食物中的含水量，尽量减少干性食物。指导孕妇合理饮食。孕妇平时应多喝豆奶、牛奶、果汁等营养价值高的饮品，一日三餐中的汤品也不能少。如果孕妇需要在短时间内增加羊水，也可以在 2h 内喝豆浆 1000ml、牛奶 500ml 或水 1500ml。

(2) 多食水果、蔬菜以增加维生素及矿物质的摄入。但应少吃西瓜、冬瓜等利尿的食物，以免流失水分严重。

(3) 减少摄入引起宫缩的食物，如桂圆、山楂、荔枝等。

(4) 禁烟酒，以免引起早产征兆。

3. 休息与睡眠

适当卧床休息，左侧卧位，注意胎动，减少子宫对腹主动脉及下腔静脉的压迫。

4. 心理护理　因羊水过少，缓冲有限，宫缩时胎儿的耐受程度降低，分娩时可能出现新生儿窒息。若孕妇的情况良好，可先进行试产，同时密切监护胎心变化，确保母儿安全。如果羊水过少合并胎儿生长发育迟缓，必须考虑提早生产，因为此时已存在某种程度的胎儿窘迫，继续怀孕无法确保安全。对于孕妇而言，最重要的还是听从医生的分析，根据医生的分析和具体情况而做出选择，孕妇及家属应耐心听取医生的建议，指导孕妇学会自我调控情绪的方法，保持良好的心态，正确面对现实，增强战胜疾病的信心。

5. 生活宣教　指导孕妇清洁卫生，禁止性生活，预防感染。尽量避免增加腹压的体力劳动或便秘、咳嗽等，以免发生胎膜早破。

6. 产前检查指导　羊水过少一般无法预防，最好的预防措施就是定期产检。

(1) 自数胎动：详见羊水过多章节自数胎动的方法。

(2) 胎儿监护：自我监测胎动。自计胎动，过多或过少均表示胎儿可能有宫内缺氧。定期产前检查，加强营养，注意休息，接近预产期提前住院待产。

（张　晶　翟巾帼）

【自测题】

单项选择题

1. 下列哪项不是羊水过少的原因（　　）

A. 胎盘功能不良　　　　　　　　　　B. 胎儿泌尿系统畸形

C. 羊膜病变　　　　　　　　　　D. 糖尿病

2. 与羊水过少有关的因素是（　　）

A. 胎儿消化道闭锁　　　　　　　B. 胎儿泌尿道畸形

C. 妊娠期糖尿病　　　　　　　　D. 胎儿无脑畸形

3. 诊断羊水过少的主要方法（　　）

A. 超声　　　　　　　　　　　　B. 测量宫高、腹围

C. 胎心监护　　　　　　　　　　D. 自数胎动

4. 羊水量少于多少时考虑羊水过少（　　）

A. 300ml　　　　　　　　　　　B. 200ml

C. 100ml　　　　　　　　　　　D. 400ml

5. 关于孕妇羊水过少的处理，下列选项不正确的是（　　）

A. 妊娠足月时羊水过少伴基线变异小，应选择剖宫产结束妊娠

B. 妊娠未足月时羊水过少，未发现胎儿畸形，可保守期待

C. 妊娠未足月时羊水过少，要立刻终止妊娠

D. 妊娠中期发现羊水过少，合并胎儿畸形应考虑终止妊娠

第 5 章　胎儿异常的健康教育

一、胎儿生长受限

学习目标

1. 了解胎儿生长受限的高危因素。
2. 掌握胎儿生长受限的临床表现及分类。
3. 能够对胎儿生长受限的孕产妇进行健康评估并开展健康教育。

情景案例导入

张女士，38 岁，初产妇。因"停经 34 周，彩超提示胎儿偏小 1 周"入院。

病史：平时月经正常，身体健康，停经 40 多天出现恶心呕吐及尿 hCG（＋），停经 4 个月出现胎动。既往无疾病史。长期素食，有吸烟史 5 年。早中期唐氏筛查结果示：低风险。

查体：胎心 140 次/分，左枕前单活胎，头先露高浮，胎膜未破。中期Ⅲ级彩超提示：胎儿偏小 1 周。

请思考以下问题：
1. 张女士最可能出现了什么问题？
2. 如何对张女士进行健康教育？

胎儿生长受限（fetal growth restriction, GFR），是指胎儿大小异常，在宫内未达到其遗传的生长潜能。胎儿出生体重低于同孕龄平均体重的 2 个标准差，或低于同龄正常体重的第 10 百分位数。近年来，对于胎儿生长受限的定义有了更加明确的规范。小于孕龄儿（small for gestation, SGA）是指出生体重低于同胎龄儿体重第 10 百分位数以下或低于同胎龄儿平均体重 2 个标准差的新生儿。并非所有的小于孕龄儿均为病理性的生长受限，其中有 25%～60% 是因为种族、产次或父母身高体重等因素而造成的"健康小样儿"，这部分胎儿除了体重和体格的发育较小外，各器官无功能障碍，无宫内缺氧表现。胎儿生长受限是小于孕龄儿其中的一种情况，是指无法达到其应有生长潜力的小于孕龄儿。严重的胎儿生长受限被定义为胎儿的体重小于第 3 百分位，同时伴有多普勒血流的异常。

【病因】

导致胎儿生长受限的常见病因为母体因素、胎儿因素、胎盘及脐带因素等。

(1) 母体因素：①产次：女性第一胎胎儿生长受限的发生率为12.4%。若第一胎是胎儿生长受限，则第二胎发生胎儿生长受限的风险可高达20.1%，且第一胎胎儿生长受限情况越严重，第二胎胎儿生长受限的风险就越高。若第一胎未发生胎儿生长受限，则第二胎发生胎儿生长受限的风险为8.2%。②营养不良：孕妇偏食，妊娠剧吐，摄入蛋白质、维生素及微量元素不足等容易产生小样儿，胎儿出生体重与母体血糖水平呈正相关；孕前低体重。③孕期合并症：如高血压、糖尿病、肾病、甲状腺功能亢进、自身免疫性疾病、发绀型心脏病和抗磷脂综合征等，因微循环障碍从而引起胎儿缺氧、血管收缩或灌注不足。

(2) 胎儿因素：①多胎妊娠：与正常单胎相比，多胎妊娠更容易发生其中一个或多个胎儿生长受限。②染色体异常：21-三体综合征、18-三体综合征或13-三体综合征、Turner综合征、猫叫综合征、染色体缺失、单亲二倍体等常伴发胎儿生长受限。21-三体综合征胎儿生长受限一般是轻度的，18-三体综合征胎儿常有明显的生长受限。③胎儿结构畸形：如先天性成骨不全和各类软骨营养障碍、无脑儿、脐膨出、腹裂、膈疝、肾发育不良、心脏畸形等可伴发胎儿生长受限，严重结构畸形的婴儿有1/4伴随生长受限，畸形越严重，胎儿生长受限越容易发生。④内分泌因素：脐血中生长激素、胰岛素样生长因子等调节胎儿生长的物质水平下降。

(3) 胎盘和脐带因素：①胎盘因素：胎盘病变导致子宫胎盘血流量减少、胎儿血供不足，如帆状胎盘、轮廓状胎盘、副叶胎盘、小胎盘、胎盘嵌合体等。②脐带因素：单脐动脉、脐带过长、脐带过细（尤其是近脐带根部过细）、脐带扭转、打结等。③不明原因的产前出血和胎盘早剥也是胎儿生长受限的危险因素。

(4) 其他因素：①宫内感染：弓形虫、风疹病毒、巨细胞病毒、单纯疱疹病毒、梅毒及艾滋病等；②母体暴露于污染环境或滥用药物，如苯妥英钠、丙戊酸、华法林、烟草、酒精、可卡因、毒品等。某些降压药由于降低动脉压，降低子宫胎盘的血流量，也影响胎儿宫内生长。

【对母儿的影响】

1. 对母体的影响 发生胎儿生长受限的孕妇通常患有妊娠期并发症及合并症，可能导致产程延长，通常需要手术助产，因而使产褥感染、产后出血、软产道损伤发生的概率升高。

2. 对胎儿的影响

(1) 对围产儿的影响：胎儿生长受限的围产儿发生宫内胎儿窘迫、胎死宫内的风险增加，新生儿窒息等的发病风险增加，新生儿预后不良，围产儿患病及病死率显著增加，医疗负担增加。

(2) 对神经发育的影响：宫内生长受限围产儿神经发育水平达不到同胎龄正常胎儿水平，危害胎儿脑发育，并可导致神经行为异常及儿童认知障碍，远期智力、行为发育可受到影响。

(3) 其他方面的影响：有宫内生长受限史的围产儿，其远期、成人期疾病发病风险增加，如肥胖、2型糖尿病、心血管疾病、脑卒中、肾脏疾病等。

【临床分类及表现】

根据发生胎儿生长受限的时期，可分为早发型（≤34周）和晚发型（>34周）。早发型胎儿生长受限占胎儿生长受限发病率的20%～30%，与妊娠高血压相关性高达70%；晚发型胎儿生长受限占胎儿生长受限发病率的70%～80%，约10%与妊娠高血压相关。根据胎儿头围与腹围的比例又可分为均称型胎儿生长受限和非均称型胎儿生长受限。发生胎儿生长受限的孕周越早，胎儿越小，多为均称型，通常为胎儿因素；而非均称型胎儿生长受限通常与胎盘疾病、母体疾病相关。根据致病因素，又可分为内因性胎儿生长受限和外因性胎儿生长受限。

1. 内因性匀称型胎儿生长受限　为原发性胎儿生长受限，于受孕或胚胎早期，某些有害因素导致胎儿在体重、头围和身长方面的生长受到抑制。因头围和腹围均小，故为匀称型胎儿生长受限。常见原因多为遗传物质（如基因染色体异常）或外界有害因素（如病毒感染、中毒、放射性物质）影响。其临床表现为：①胎儿体重、身长及头径均相称，但与孕周不相符；②外观无营养不良状态，器官分化和成熟度与孕周相称，但各器官的细胞数均减少；③脑重量低，神经功能不全和髓鞘形成延缓；新生儿生长发育有困难，常伴有脑神经发育障碍；④半数胎儿有严重先天性畸形；⑤胎盘偏小，组织无异常，除非胎盘受到感染。

2. 外因性不匀称型胎儿生长受限　孕早期胚胎发育正常，晚期才受到有害因素影响，因而胎儿内部器官发育正常，头围、身高不受影响，但体重较轻，显得胎头较大，故为不匀称型胎儿生长受限。常见病因多为妊娠高血压、慢性高血压、慢性肾炎、糖尿病、双胎、过期妊娠等。其临床表现为：①身长和头径与孕周相符，而体重偏低；胎儿各器官细胞数量正常，但体积缩小，尤其是肝脏内细胞数目减少；②外观有营养不良或过熟情况，新生儿特点为头大；③常伴有胎儿缺氧现象及代谢不良；④新生儿出生后躯体发育正常，但由于在围产期缺氧，常有神经损伤；⑤由于肝脏较小，要供应葡萄糖给相对大的大脑，故出生后常发生新生儿低血糖；⑥胎盘体积正常，但常有病理变化，DNA含量基本正常。

3. 外因性匀称型胎儿生长受限　为以上两种类型的混合型。由于重要生长因素如叶酸、氨基酸或其他营养物质缺乏引起，因致病因素在整个妊娠期发生作用，所以生长特点与内因性胎儿生长受限类似。其特点为：①体重、身长、头径发育均相称，但偏小与孕周不相符；各器官体积小，各器官的细胞数目可减少15%～20%，尤以肝脾为著。②外观有营养不良表现。③胎儿无缺氧表现。④新生儿期还受到营养不良的影响，60%的患儿脑细胞数目也减少。

> **知识拓展**
>
> ## 胎儿生长受限孕妇终止妊娠的时机
>
> 胎儿生长受限孕妇终止妊娠的时机必须综合考虑孕周、病因、类型、严重程度、监测指标和当地新生儿重症监护的技术水平等决定（推荐等级：专家共识）。
>
> ● 对于＜孕24周或估测胎儿体重＜500g的胎儿，如果存在明确生长受限的表现，应建议到当地的产前诊断中心接受专业咨询和评估，排除胎儿遗传疾病。如伴发胎儿多普勒血流异常，建议和孕妇仔细沟通胎儿的预后，明确孕妇对胎儿的态度（是否继续妊娠），帮助决定进一步诊疗计划（推荐等级：专家共识）。
>
> ● 对于孕24~28周或估测胎儿体重500~1000g的胎儿，在出现明确的脐动脉多普勒血流异常（舒张末期血流缺失或反向）时，如果孕妇和家属要求积极救治，则建议在具备一定的极低出生体重儿救治能力的医疗中心进行产前监护和分娩。（推荐等级：专家共识）。
>
> ● 对于孕28~32周的胎儿生长受限，如脐动脉血流出现异常（舒张末期血流缺失或反向）同时合并静脉导管α波异常（缺失或反向），建议尽快完成糖皮质激素促胎肺成熟后，积极终止妊娠。如果是单纯脐动脉血流舒张末期反向，而没有其他胎儿窘迫的证据（如异常电子胎心监护图形、静脉导管α波异常等），可期待妊娠至不超过孕32周（推荐等级：专家共识）。对于孕32周之前分娩的胎儿生长受限，应使用硫酸镁保护胎儿和新生儿的中枢神经系统（推荐等级：A）。
>
> ● 对于孕32~34周的胎儿生长受限，如存在单纯的脐动脉舒张末期血流缺失，而没有其他胎儿窘迫的证据（如异常电子胎心监护图形、生物物理评分＜4分、静脉导管α波异常等），可期待妊娠至不超过孕34周（推荐等级：专家共识）。对于预计在孕34周之前分娩的胎儿生长受限，建议产前使用糖皮质激素（推荐等级：A）。
>
> ● 对于孕34~37周的胎儿生长受限，单次脐动脉多普勒血流升高不应作为立即分娩的指征。应考虑完善对胎儿健康情况的系统评估，密切随访病情的变化。如胎儿监护情况良好，可期待至孕37周以后分娩。＞34周的胎儿生长受限胎儿如果出现停滞生长＞2周、羊水过少（最大羊水池深度＜2cm）、生物物理评分＜6分、无应激试验频发异常图形或明确的多普勒血流异常，可考虑积极终止妊娠（推荐等级：专家共识）。对于孕34~37周，预计7d内有早产风险，且孕期未接受过糖皮质激素治疗的，也建议产前使用糖皮质激素（推荐等级：A）。
>
> ● 对于＞孕37周的胎儿生长受限，可以考虑积极分娩终止妊娠。如果继续观察，需要和家属沟通观察与积极分娩的利弊（推荐等级：专家共识）。

【健康评估】

1. 母体评估

(1) 健康史：详细询问患者病史，评估是否存在导致胎儿生长受限的高危因素，既往史中有无慢性高血压、慢性肾病、自身免疫性疾病、严重贫血、自身免疫性疾病、发绀型心脏病和抗磷脂综合征等。有无胎儿生长受限家族史,有无接触有毒有害物质、滥用药品或毒品;有无吸烟、酗酒等。过去是否有先天畸形或宫内生长迟缓的分娩史,是否出现营养不良孕期出血等异常现象,出现时间及治疗经过。

(2) 身心状况:不同临床类型的患者有相应的临床表现,除评估患者一般健康状况外,需准确判断孕周,重点评估推测胎儿的大小和增长速度,在评估过程中应注意以下内容。

① 宫高、腹围增幅:随着胎儿的生长,宫高和腹围都会相应增大,如果宫高和腹围的增长幅度小于同期标准,则有可能是胎儿生长受限。妊娠26周后宫高测量值低于对应标准3cm以上,疑似胎儿生长受限;宫高低于对应标准4cm以上,高度怀疑为胎儿生长受限。

② 胎儿发育指数:胎儿发育指数 = 子宫长度(cm) − 3 × (月份 + 1),指数在 − 3 和 + 3 之间为正常,小于 − 3 可能为胎儿生长受限。

③ 体重增长情况:不同孕前 BMI 的女性在孕晚期每周体重增加的速率范围不同。根据孕妇情况,若体重增长停滞或增长缓慢时,可能为胎儿生长受限。

④ 心理 - 社会评估:孕妇对自身及胎儿预后过分担忧和恐惧而终日心神不宁;也有些孕妇则产生否认、愤怒、自责、悲观、失望等情绪。孕妇及家属均需要不同程度的心理疏导。

(3) 辅助检查:评估胎儿双顶径、胎儿头围、胎儿腹围、胎儿小脑横径、胎儿股骨长度、头围与腹围比值、羊水量与胎盘成熟度、脐动脉多普勒监测、大脑中动脉多普勒监测、静脉导管多普勒、测量子宫动脉的血流(搏动指数及是否存在切迹)相关指标等检查结果判断孕妇病情变化。同时建议行 TORCH 筛查,必要时可行特定的羊水病毒 DNA 检测。病毒感染的超声影像标志通常没有特异性,但包括脑部和(或)肝脏的强回声和钙化,以及积水。超声检查胎儿生长发育指标参考标准见表5-1。

(4) 既往史:平素健康状况良好,长期素食主义者,有吸烟史5年。

2. 胎儿评估 胎儿生长受限是指胎儿体重低于同胎龄应有胎儿体重第10百分位数以下,未达到其应有的生长潜力的胎儿。由于多胎妊娠、宫内感染、染色体异常、胎儿结构畸形等高危因素威胁胎儿的安全,在评估胎儿的健康状况时应涉及以下几个方面。

(1) 生长发育情况:定期监测胎儿胎心、胎动,观察胎儿生长发育情况,以无应激试验检查观察胎动时胎心的变化,来量度胎儿宫内储备功能。

(2) 胎儿结构检查:因为重大先天性异常通常都与无法维持胎儿正常生长相关,所以推荐对所有病例进行详细的胎儿解剖结构检查。

(3) 染色体检查:当胎儿生长受限为早发匀称型(中期妊娠)、较严重(胎儿体重<第3百分位数)或伴随有羊水过多(提示18- 三体)或结构异常时,建议进行胎儿染色体核型分析。孕妇的心理状态与病情的轻重、病程的长短、孕妇对疾病的认识、自身的性格特点及社会支持系统的情况有关。

(4) 胎儿成熟度检查:治疗胎儿生长受限疾病的原则之一是适时终止妊娠,因此应定期监测胎儿成熟度。

表 5-1 超声检查胎儿生长发育指标参考标准（均数 ± 标准差）

孕　周	双顶径平均值（cm）	腹围平均值（cm）	股骨长平均值（cm）	头围平均值（mm）
13 周	2.52 ± 0.25	6.90 ± 1.65	1.17 ± 0.31	72
14 周	2.83 ± 0.57	7.77 ± 1.82	1.38 ± 0.48	89
15 周	3.23 ± 0.51	9.13 ± 1.56	1.74 ± 0.58	105
16 周	3.62 ± 0.58	10.32 ± 1.92	2.10 ± 0.51	120
17 周	3.97 ± 0.44	11.49 ± 1.62	2.52 ± 0.44	135
18 周	4.25 ± 0.53	12.41 ± 1.89	2.71 ± 0.46	149
19 周	4.52 ± 0.53	13.59 ± 2.30	3.03 ± 0.50	162
20 周	4.88 ± 0.58	14.80 ± 1.89	3.35 ± 0.47	175
21 周	5.22 ± 0.42	15.62 ± 1.84	3.64 ± 0.40	187
22 周	5.45 ± 0.75	16.70 ± 2.23	3.82 ± 0.47	198
23 周	5.80 ± 0.44	17.90 ± 1.85	4.21 ± 0.41	209
24 周	6.05 ± 0.50	18.74 ± 2.23	4.36 ± 0.51	220
25 周	6.39 ± 0.70	19.64 ± 2.20	4.65 ± 0.42	230
26 周	6.68 ± 0.61	21.62 ± 2.30	4.87 ± 0.41	239
27 周	6.98 ± 0.57	21.81 ± 2.12	5.10 ± 0.	249
28 周	7.24 ± 0.65	22.86 ± 2.41	5.35 ± 0.55	258
29 周	7.50 ± 0.65	23.71 ± 1.50	5.61 ± 0.44	266
30 周	7.82 ± 0.62	24.88 ± 2.03	5.77 ± 0.47	275
31 周	8.06 ± 0.60	25.78 ± 2.32	6.03 ± 0.38	283
32 周	8.17 ± 0.65	26.20 ± 2.33	6.43 ± 0.49	290
33 周	8.50 ± 0.47	27.78 ± 2.30	6.52 ± 0.46	298
34 周	8.61 ± 0.63	27.99 ± 2.55	6.62 ± 0.43	305
35 周	8.70 ± 0.55	28.74 ± 2.88	6.71 ± 0.45	312
36 周	8.81 ± 0.57	29.44 ± 2.83	6.95 ± 0.47	319
37 周	9.00 ± 0.63	30.14 ± 2.83	7.10 ± 0.52	326
38 周	9.08 ± 0.59	30.63 ± 2.83	7.20 ± 0.43	333
39 周	9.21 ± 0.59	31.34 ± 3.12	7.34 ± 0.53	339
40 周	9.28 ± 0.50	31.49 ± 2.79	7.40 ± 0.53	345

> **知识拓展**
>
> - 胎儿发育分三阶段
>
> 第一阶段（孕17周之前）：主要是细胞增殖，所有器官的细胞数目均增加。
>
> 第二阶段（孕17~32周）：细胞继续增殖并增大。
>
> 第三阶段（孕32周之后）：细胞增生肥大为其主要特征，而突出表现为糖原和脂肪沉积。
>
> - 胎儿的体重增长经历四个阶段
>
> 缓慢增长期：孕16周前，平均每周增加10g。
>
> 加速增长期：孕16周~27周，平均每周增加85g。
>
> 最快增长期：孕28~38周，平均每周增加200g。
>
> 减速增长期：孕38周后，平均每周增加70g。

【健康教育】

1. 专科护理

(1) 定期产检，测量子宫长度、腹围、体重，做好记录。孕期体重增长值及增长速率参考范围见表5-2。

(2) 无高危因素者在孕早期明确孕周，准确判断胎龄，并监测孕妇体重和宫高的变化，初步筛查胎儿生长受限。进一步经超声检查进行胎儿生长测量，进行确诊。

(3) 有高危因素的孕妇需从孕早期开始进行超声检查，根据各项衡量胎儿生长发育指标及其动态情况，结合子宫胎盘灌注情况及孕妇的产前检查结果，尽早诊断胎儿生长受限。

(4) 记录胎动计数，了解胎儿宫内生长情况。

(5) 胎儿状况良好、胎盘功能正常、妊娠未足月、孕妇无合并症及并发症者，指导定期产检直到足月，但不应超过预产期。

表5-2 孕期体重增长值及增长速率参考范围

类 别	孕前 BMI（kg/m²）	孕期总增重范围（kg）	孕中晚期每周增重速率（kg/w）
低体重	<18.5	12.5~18	0.51（0.44~0.58）
正常体重	18.5~24.9	11.5~16	0.42（0.35~0.50）
超重	25.0~29.9	7~11.5	0.28（0.23~0.33）
肥胖	≥30.0	5~9	0.22（0.17~0.27）

体重增加与胎儿数量有关，以上参考数据仅仅是针对怀一个宝宝的孕妇而言

(6) 胎儿生长受限儿对缺氧耐受性差，胎儿储备功能不足，难以耐受分娩过程中子宫收缩时的缺氧状态，应适当放宽剖宫产指征。

2. 饮食指导

(1) 孕前低体重的女性，孕期可适当增加热量摄入以增加体重，规律产前检查。

(2) 增加富含优质蛋白、维生素的食物，如鸡蛋、鱼、瘦肉、牛奶、豆制品、新鲜蔬菜及水果等，促进胎儿的生长发育。

(3) 禁烟、酒、茶等刺激性食物。

3. 健康良好的生活习惯

(1) 卧床休息时以左侧卧位为宜，可改善子宫胎盘的血流，促进胎儿生长发育。

(2) 经常到户外活动，呼吸新鲜空气，有利于缺氧的改善。

(3) 休息时环境安静，避免噪音，每日保证充足的睡眠，可适当增加午休时间。

(4) 睡前用热水泡脚，促进血液循环。

(5) 孕妇需戒烟、戒酒，避免接触有毒有害物质。

4. 用药指导

(1) 尽早补充铁、锌、钙、维生素 E 及叶酸，静脉点滴复方氨基酸、能量合剂及葡萄糖，改善胎儿营养供应。通常孕 38 周以后胎盘绒毛间隙的血管逐渐关闭，无法再通过胎盘传递营养物质改善和纠正胎儿生长受限，故宜及早治疗。

(2) β受体激动剂可舒张血管、松弛子宫，改善子宫胎盘血流，促进胎儿生长发育。硫酸镁能恢复胎盘正常的血流灌注，需注意可能引起镁中毒和低钙血症，孕妇会出现膝腱反射抑制或消失、呼吸受抑制等不良反应，密切观察硫酸镁中毒反应，指导孕妇和家属不得自行调整输液速度。

(3) 改善胎盘绒毛间隙的供血，可用低分子右旋糖酐和丹参注射液静脉滴注，疏通微循环，降低血液黏稠度，改善胎盘血液供应。有眼底出血、溃疡病出血或其他出血倾向者禁用。

(4) 口服小剂量阿司匹林抑制血栓素 A2 的合成，提高前列环素与血栓素 A2 的比值，扩张血管、促进胎盘循环，但不能提高出生体重，且有发生胎盘早剥的风险。孕期长期服用可能增加产后出血的发病率，因此孕期服药不宜超过 6 周。

5. 分娩方式 胎儿生长受限并不是剖宫产的绝对指征，但存在脐动脉血流异常（舒张末期血流消失或反向）时，建议剖宫产终止妊娠。

(1) 阴道产：若胎儿情况良好，胎盘功能正常，胎儿成熟，Bishop 宫颈成熟度评分≥7 分，羊水量及胎位正常，无其他禁忌者，可经阴道分娩；若胎儿难以存活，无剖宫产指征时，则予以引产。

(2) 剖宫产：胎儿病情危重，产道条件欠佳，阴道分娩对胎儿不利，应行剖宫产结束分娩。

6. 新生儿护理

(1) 做好新生儿窒息抢救的准备。

(2) 胎儿娩出后注意保暖，密切关注新生儿，防止低血糖、低钙和酸中毒的发生。

(3) 指导母乳喂养的方法，对新生儿实施早期皮肤接触、早吸吮、早开奶。

7. 产后护理

(1) 做好母乳喂养工作，做好保暖、预防感染的护理。

(2) 为生长受限的儿童建立健康档案，按体弱儿进行专案管理。

(3) 给家长讲解婴幼儿运动和智力发育规律及常见疾病的预防知识，如预防性补充维生素 D，晒太阳预防佝偻病。

(4) 定期随访，进行生长发育、营养状况及神经运动的检查；指导家长出院后要对婴儿进行全面的早期教育，如听舒缓音乐、抚触、捏脊，按照婴幼儿运动发育规律做俯卧抬头、坐、翻身、站立、走的全身锻炼；若发现异常发育，建议转上级医院进一步诊治。

8. 心理护理

(1) 孕妇担心胎儿发育而产生焦虑情绪时，应指导孕妇保持愉悦心情，情绪稳定，告知及早对症治疗的重要性，解除孕妇的思想顾虑，增强自信，积极配合治疗，有助于纠正胎儿生长受限。

(2) 出现胎儿窘迫等情况需要立即手术时，应及时讲解手术的必要性，知晓危害程度。

9. 预防

(1) 注意营养摄入，忌偏食：注重优质蛋白质和微量营养素的补充，孕早期针对高危因素，如肥胖、年龄＞40岁、孕前高血压、孕前糖尿病等，给予一对一科学孕期营养、运动、休息睡眠等生活方式指导。单纯增加饮食、补充孕激素或静脉补充营养时，需遵循以少量多样为原则，避免某些身体必需的营养素缺乏，确保胎儿提供充足的养分。但注意不能矫枉过正，造成营养过剩，对胎儿产生不利的影响。

(2) 劳逸结合，适量运动，保证充足睡眠：孕期科学合理的运动，能够减少某些疾病的发生，选择散步、瑜伽、游泳等低中等强度运动为宜，能够调整孕妇的身体素质。

(3) 重视产前检查：遵医嘱规律产检，关注母胎的各项指标是否正常，通过测量宫高、腹围、体重等推测胎儿大小，或通过超声检查测量胎儿双顶径、股骨长度、腹围、胸围、头围以及羊水量及胎盘成熟程度等指标来判断胎儿的生长发育情况。一旦发现胎儿可能出现生长受限，应综合分析原因，尽早采取治疗措施。美国母胎医学学会（SMFM）推荐的胎儿生长受限孕期管理流程见图5-1。

(4) 积极治疗妊娠期并发症或合并症：在关注胎儿的生长发育的同时，应关注孕妇是否伴有慢性高血压、慢性肾病、自身免疫性疾病、严重贫血等疾病，应及时就诊，积极治疗。

(5) 孕妇戒烟可预防胎儿生长受限发生。

(6) 我国专家共识针对阿司匹林的应用，对于既往有胎儿生长受限或先兆子痫病史的孕妇，建议从孕12～16周开始应用低剂量阿司匹林至36周，存在≥2项高危因素的孕妇也建议此方案（高危因素如肥胖、年龄＞40岁、孕前高血压、孕前糖尿病、辅助生殖技

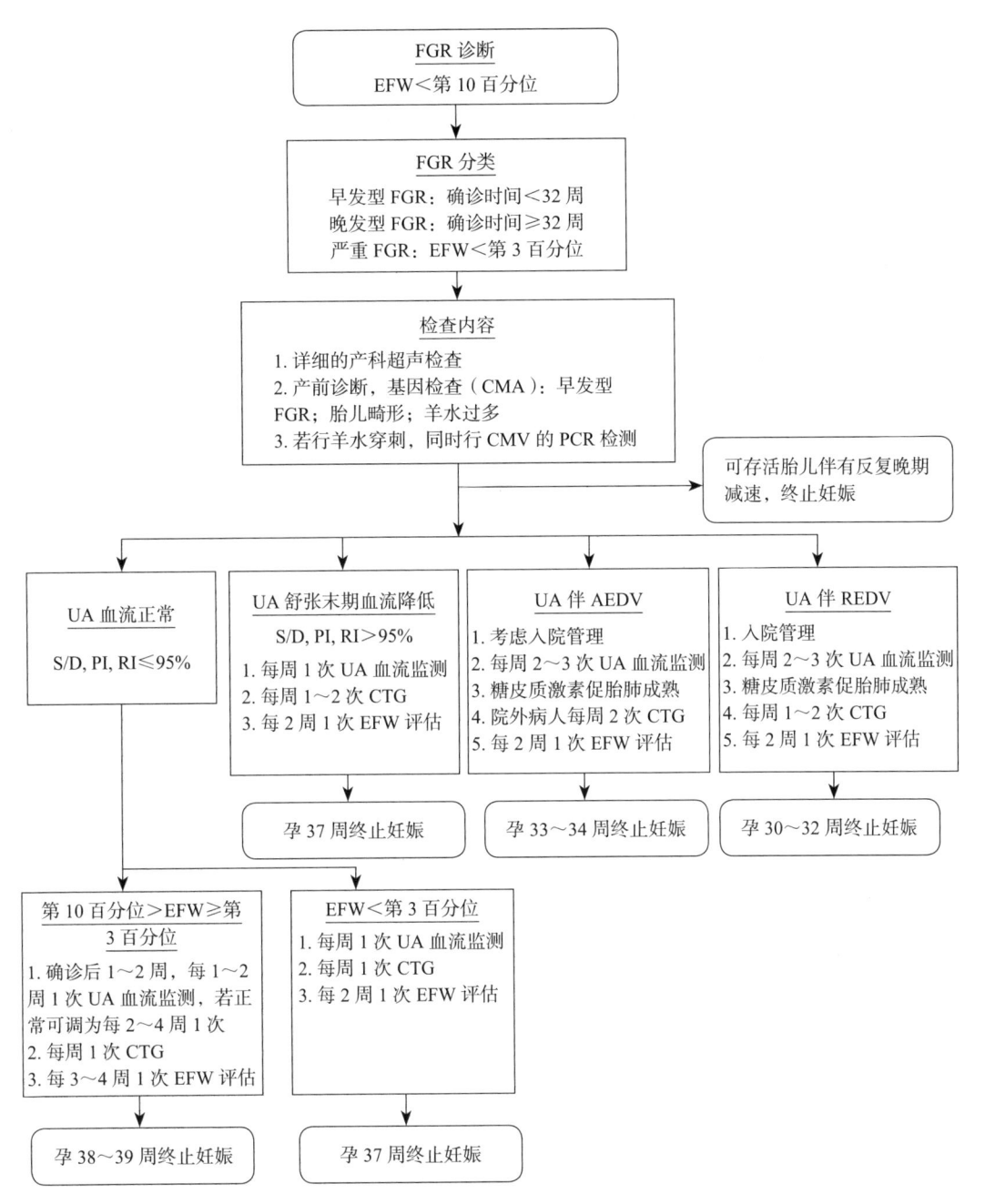

```
                    ┌─────────────────────┐
                    │   FGR 诊断          │
                    │ EFW<第 10 百分位    │
                    └──────────┬──────────┘
                               ▼
                    ┌─────────────────────────────┐
                    │        FGR 分类             │
                    │ 早发型 FGR：确诊时间<32 周  │
                    │ 晚发型 FGR：确诊时间≥32 周  │
                    │ 严重 FGR：EFW<第 3 百分位   │
                    └──────────┬──────────────────┘
                               ▼
                    ┌──────────────────────────────────────┐
                    │            检查内容                  │
                    │ 1. 详细的产科超声检查                │
                    │ 2. 产前诊断，基因检查（CMA）：早发型 │
                    │    FGR；胎儿畸形；羊水过多           │
                    │ 3. 若行羊水穿刺，同时行 CMV 的 PCR 检测 │
                    └──────────────────────────────────────┘
```

图 5-1 美国母胎医学学会推荐的胎儿生长受限孕期管理流程

术受孕史、多胎妊娠、胎盘早剥史、胎盘梗死病史等）。

(7) 低分子量肝素的使用：对于胎儿生长受限高危人群，低分子量肝素不能有效预防胎儿生长受限的发生，但对于抗磷脂综合征孕妇可能有预防作用。

(8) 注意保持积极愉悦的心情：心情舒适平和也能够很好地减少疾病的发生或是对于疾病的控制，孕妇的情绪会受自身激素分泌及周围环境等的影响，因此，孕妇应保持以平和愉悦的心态。

(9) 科学合理做出选择：如胎儿存在染色体异常或严重先天畸形，做好解释沟通及风险告知，指导患者进而家属做出科学合理的选择，必要时终止妊娠。

(10) 预防再发风险：有过小于胎龄儿生育史的女性，再次妊娠时更容易发生小于胎龄儿。

（方慧苹）

【自测题】

单项选择题

1. 胎儿生长受限体重标准（　　）
   A. 体重低于平均体重两个标准差或第 10 百分数
   B. 体重高于平均体重两个标准差或第 10 百分数
   C. 体重低于平均体重一个标准差或第 10 百分数
   D. 体重高于平均体重一个标准差或第 10 百分数

2. 胎儿生长受限的分型不包括（　　）
   A. 内因性匀称型胎儿生长受限　　B. 外因性匀称型胎儿生长受限
   C. 外因性不匀称型胎儿生长受限　D. 内因性不匀称型胎儿生长受限

3. 根据超声哪项指标可疑评价是否存在匀称型胎儿生长受限（　　）
   A. 头臀径　　　　　　　　　　　B. 双顶径
   C. 股骨长度　　　　　　　　　　D. 腹围与头围比值

4. 关于胎儿生长受限处理哪项是错误的（　　）
   A. 积极寻找病因，如及早发现妊娠高血压
   B. 行 TORCH 感染检查，抗磷脂抗体测定
   C. 超声检查排除胎儿先天性畸形，必要时采用介入性产前诊断技术进行胎儿染色体核型分析
   D. 立即终止妊娠

5. 胎儿生长受限以下情况无须立即终止妊娠的是（　　）
   A. 孕 36 周若胎儿状态良好，胎盘功能正常，妊娠未足月、孕妇无合并症者
   B. 治疗后胎儿生长受限无改善，胎儿停止生长 3 周以上
   C. 胎盘老化，伴羊水过少等胎盘功能低下表现，NST、胎儿生物物理评分及胎儿血流测定等提示胎儿缺氧
   D. 妊娠合并症、并发症病情加重

6. 关于胎儿生长受限错误的是（　　）
   A. 新生儿体重低于第 10 百分位数
   B. 不伴有营养不良
   C. 围产儿常无不良结局
   D. 多与母亲种族、产次、体重和身高等因素有关

E. 围产儿死亡率为正常儿的 4~6 倍

多项选择题

1. 引起胎儿生长受限的病因可能有（　　）

A. 染色体异常　　　　　　　　　B. 孕妇合并肾脏疾病

C. 胎儿感染风疹病毒　　　　　　D. 孕妇合并子宫肌瘤

E. 孕妇吸烟

2. 关于内因性匀称型胎儿生长受限的特点（　　）

A. 常因某些染色体异常

B. 胎儿体重、身长及头径均相称

C. 常伴有神经发育障碍，多伴智力障碍

D. 半数有先天畸形

E. 产后生长发育较好

3. 超声检查胎儿生长受限的关键步骤有哪些（　　）

A. 头臀径　　　　　　　B. 双顶径　　　　　　　C. 股骨长度

D. 腹围　　　　　　　　E. 腹围与头围比值

二、巨大儿

学习目标

1. 掌握巨大儿的健康教育内容。
2. 熟悉巨大儿的健康评估。
3. 了解巨大儿的临床表现及高危因素。
4. 能够对巨大儿的孕产妇及家属进行健康教育。

情景案例导入

王女士，32 岁，身高 157cm，体重 75kg，体重指数（BMI）30.43kg/m^2，血压 126/80mmHg。

现病史：患者因"停经 39^{+1} 周"于 2022 年 2 月 21 日 9：12 入院。

专科情况：宫高 36cm，腹围 108cm，胎位左枕前，胎心 142/min，先露头，预计胎儿体重（3700±500）g，宫缩无，胎膜早破无。

辅助检查：彩超胎儿双顶径（BPD）9.53cm，腹围（AC）33.65cm，大腿骨长度（FL）5.71cm，羊水指数 17.33cm，胎儿体重估计（3781±300）g，胎盘成熟度 Ⅱ度，脐带绕颈 1 周，宫内妊娠单活胎头位。

入院诊断：妊娠合并子宫瘢痕，孕 39^{+1} 周，孕 4 产 1，单活胎。

诊治经过：入院后胎儿足月，考虑胎儿较大，有剖宫产术史瘢痕子宫，阴道试产有增加子宫破裂风险，建议剖宫产术分娩。于2022年2月22日腰麻下行子宫下段剖宫产术，产时出血200ml，胎儿体重4460g。

请思考以下问题：
1. 如何诊断巨大儿？
2. 巨大儿对母儿有哪些影响？
3. 如何避免巨大儿的发生？

【概述】

巨大儿是指出生体重≥4000g的新生儿。据估计，全球每年有超过7%的新生儿是巨大儿。这些新生儿通常需要更多的医疗护理和关注，因为他们可能会经历更高的死亡率和健康问题。10万中有2.5~3名新生儿属于巨大儿，其主要原因是母体孕期营养摄入过多、胎儿生长过快以及胎次多等因素引起的。对于巨大儿的分娩方式，一般需要进行剖宫产手术。巨大儿导致难产的发生风险较高，因此需要采取特殊的生产方式以降低并发症的风险。

【病因】

1. 妊娠期体重增加过大。
2. 妊娠次数过多或过期妊娠。
3. 年龄过大的女性生育，也就是高龄产妇。
4. 母亲患有糖尿病等代谢性疾病时也会对胎儿造成不良影响。
5. 其他：种族、民族因素、父母身体高大等。

需要注意的是，并不是所有孕妇都会发生巨大儿，而且许多孕妇会在怀孕期间控制体重并避免过量进食。有人可能会出现其他异常情况，如羊水过多症或其他疾病，这可能会导致新生儿的巨大化。如果孕妇发现自己出现了异常症状，请及时咨询医生进行诊断和治疗。一般认为巨大儿出生风险较高，可能会引发一些并发症，因此需要密切监测和注意。

【对母儿的影响】

1. **分娩并发症**：巨大儿可能导致分娩难产，如胎头无法通过骨盆等情况。这可能需要采取手术干预（如剖宫产），增加了分娩风险和成本。

2. **新生儿低血糖**：巨大儿在出生后易患低血糖，因为他们在母体内接受了大量的胎儿营养物质。低血糖可能导致新生儿昏迷、呼吸困难或癫痫发作等严重后果。

3. **新生儿黄疸**：由于胆红素代谢不足，巨大儿易受到新生儿黄疸的影响，可能导致肝脏损伤和其他并发症。

4. **出生缺陷**：一些研究表明，巨大儿可能面临更高的出生缺陷风险，这可能与母亲妊娠期糖尿病和其他相关因素有关。出生缺陷可能会对新生儿的健康和生活产生近期和远期影响。

5. 妊娠合并症：巨大儿的出现可能与母亲患有许多妊娠合并症，包括高血压、妊娠期糖尿病和胎盘早剥等，有关这些并发症可能需要紧急医疗干预，并增加孕妇死亡风险。

【临床表现及分类】

1. 巨大儿的临床表现

(1) 出生时体重超过 4000g 或其他测量指标超过正常范围。

(2) 分娩难度增加，如难产、胎头嵌顿等情况。

(3) 新生儿低血糖，表现为烦躁、不安、哭闹、抽搐等症状。

(4) 呼吸窘迫综合征，表现为呼吸急促、氧饱和度下降、发绀等症状。

(5) 肩难产，表现为肩部卡住、分娩进展停滞等情况，需要紧急处理。

(6) 产后出血风险增加，由于巨大儿胎盘较大，容易导致分离不完全或产后出血等情况。

(7) 其他并发症，如新生儿低钙血症、低镁血症、黄疸等。

对于巨大儿，医护人员需要密切监测孕妇和胎儿情况，采取相应的预防措施，并在分娩时做好准备，及时处理并发症，保证母婴安全。

2. 分类

(1) 临床上将巨大儿根据不同的体重标准进行分类，巨大儿可以分为以下三类。

① 轻度巨大儿：出生体重为 4000～4499g。

② 中度巨大儿：出生体重为 4500～4999g。

③ 重度巨大儿：出生体重超过 5000g。

(2) 根据患者的不同病因和临床表现，巨大儿也可以分为以下两类。

糖尿病性巨大儿：由于孕妇患有糖尿病，导致胎儿过度营养，出生时体重较大。

非糖尿病性巨大儿：由于其孕期营养过度、胎盘功能异常等，导致胎儿过度营养，出生时体重较大。

知识拓展

孕期体重管理的目的和意义

● 孕期体重管理的目的

保护母亲身体健康：孕妇在怀孕期间需要提供足够的营养给胎儿，但过度增重或者肥胖会给母亲带来不利影响，如高血压、妊娠期糖尿病等。适当的控制体重有助于避免这些健康问题的发生。

促进胎儿的健康发展：孕妇的营养状况直接影响到胎儿的健康发育，而过度增重或肥胖的孕妇可能导致胎儿宫内环境的紊乱，增加新生儿的出生缺陷、低体重、早产等风险。适度控制体重可以降低这些不良后果的发生率。

降低分娩难度和手术风险：孕妇如果超重或肥胖，可能会增加分娩的难度和顺产的失败率，同时也增加了剖腹产和其他手术的风险。适当控制体重可以降低这些风险，提高分娩成功率和产妇的安全性。

预防孕后肥胖：如果孕期体重控制不当，可能会导致孕后肥胖的发生，对母亲的身体健康带来长期影响，如心血管疾病、糖尿病等。适当控制孕期体重可以预防孕后肥胖的发生，维护母亲身体健康和生活质量。

● 孕期体重管理的意义

为了保障母婴的身体健康，提高分娩成功率和产妇的安全性，预防孕后肥胖等长期健康问题的发生。

【健康评估】

1. 母体评估

(1) 母体孕期巨大儿评估方法。

① 体格检查：通过测量头围、腹围、股骨长度、胸围等参数，判断巨大儿的身体生长状况和发育情况。

② 超声检查：超声检查可以更加精确地评估胎儿的大小和生长情况，确定巨大儿的程度和影响范围。

③ 糖耐量试验：对孕妇进行糖耐量试验，了解孕妇是否存在妊娠期糖尿病，因为妊娠期糖尿病是导致巨大儿的主要原因之一。

④ 羊水穿刺：在必要时对羊水进行采样，检测羊水中的胎儿胰岛素和葡萄糖水平，以确定巨大儿病因和危险程度。

⑤ 分娩前心电图监测：评估为巨大儿产妇，应该在分娩前进行心电图监护，了解胎心情况和产程进展。

对于巨大儿的评估方法应该综合运用多种医学手段和技术手段，早期发现、早期干预，以确保孕妇和胎儿的安全和健康。

(2) 母体巨大儿的产时评估方法。

① 产程监测：对于巨大儿产妇，应该密切监测分娩进程和产程情况，了解宫缩强度和胎儿的反应，及时发现和处理异常情况。

② 心电图监护：对于巨大儿，产前和产时都应该进行心电图监督，以了解胎儿的心率变化和胎盘功能情况。

③ 体格检查：对于巨大儿新生儿，需要进行全面身体检查，包括测量身长、体重、头围等指标，评估新生儿出生应激反应和身体健康状况。

④ 评估分娩方式：在医生的指导下做出决策，评估分娩方式，如顺产或剖宫产，处理并发症：巨大儿产妇在产程中可能会出现并发症，如产钳分娩、产钳助产、侧切、紧急

剖宫产等。医生根据具体情况，采用适当的处理方法。

⑤ 巨大儿产时评估需要综合考虑孕妇和胎儿的身体情况、分娩进程等因素，及时监测并处理异常情况，确保母婴安全，减少分娩风险。

2. 巨大儿产时处理原则

(1) 定期监测分娩进程：对于巨大胎儿，需要对母亲进行严密的产前检查，以了解其分娩进程和胎儿健康状况。在分娩过程中，要进行定期产程监测和胎儿监护，以及同时观察母亲和胎儿的生命体征。

(2) 考虑剖宫产：如果巨大胎儿无法通过自然分娩通道，或者孕妇有高危因素（如妊娠期糖尿病、胎盘早剥等），则可能需要实施剖宫产。剖宫产可以有效地降低分娩难产和胎儿窒息的风险，同时也可以保护母亲和胎儿的安全。

(3) 加强团队合作：对于巨大胎儿分娩，需要多学科医疗团队合作，包括产科医生、麻醉师、新生儿科医生等。他们可以共同制订个性化的产时方案，并在分娩过程中提供必要的支持和干预，以确保母婴安全。

(4) 观察新生儿健康状况：出生后，巨大儿需要密切观察其健康状况。鉴于巨大胎儿易患低血糖，医生可能会在出生后对其进行严密监护和血糖检测，并提供必要的处理。

综上所述，对于巨大胎儿分娩需要特别关注母婴安全，并制订个性化的产时方案。同时，在进行产前检查时，孕妇需积极采取措施预防巨大儿的发生，如合理饮食、适当运动等。如果出现分娩难产或其他紧急情况，应及时就医并接受专业医生的指导和治疗。

3. 母体产后健康评估

(1) 出血情况：产后出血是一种常见的现象，但如果出血量过多或时间过长，可能会导致贫血和其他并发症。产后女性需要密切监测自己的出血情况，并及时就医。

(2) 伤口愈合情况：如果通过剖宫产分娩，则需要密切关注切口的愈合情况，以避免感染和其他并发症。阴道顺产巨大儿可能会对产妇的阴道和会阴造成一定的创伤，产妇需要密切关注伤口的愈合情况，以避免感染和其他并发症。

(3) 子宫收缩情况：产后子宫需要通过收缩来恢复到正常大小，防止大出血和感染等风险。产后妈妈需要密切观察自己的子宫收缩情况，特别是在哺乳期间。

(4) 心理健康状态：分娩带来的身体和心理压力对产妇的影响可持续数月，甚至数年之久。因此，产妇的心理健康状态也需要得到关注。

(5) 哺乳情况：哺乳是保证新生儿成长和发育的重要方式，产妇需要密切观察自己的哺乳情况，特别是是否存在乳房堵塞、乳头裂伤等情况。

综上所述，巨大儿分娩后，产妇需要注意以上方面的身体状况，如果有任何不正常的情况或症状出现，应及时就医并接受专业医生的治疗和建议。此外，产妇还需要注意营养摄入和适当的休息，以促进恢复和健康。

4. 新生儿巨大儿健康评估

(1) 气道通畅情况：巨大儿容易受到窒息和呼吸困难的威胁，因此需要密切观察其呼吸情况和气道通畅度。

(2) 体温和体重：巨大儿可能面临新生儿低血糖等风险，因此需要监测体温和体重，以及定期进行血糖检测。

(3) 黄疸情况：巨大儿易患新生儿黄疸，因此需要密切关注其黄疸指数，并采取必要的处理措施。

(4) 产伤情况：巨大儿分娩时容易造成产伤，要注意观察是否有锁骨骨折、臂丛神经损伤、产瘤情况等。

(5) 其他身体状况：除了上述因素，还需要注意新生儿的皮肤、眼睛、舌头、手脚等部位的状况，以及是否存在异常体位、惊厥等情况。

总之，无论是巨大儿的产妇还是新生儿都需要被密切监测和观察，以确保母婴健康和安全。如果有任何不正常的情况或症状出现，应及时就医并接受专业医生的治疗和建议。

【健康教育】

1. 饮食指导

(1) 孕前肥胖女性饮食指导：孕前肥胖女性需要合理调整饮食，控制体重，以确保胎儿的健康发育和母亲的健康。

① 控制总能量摄入：孕前肥胖女性应该控制整体能量的摄入，以减少体重增加。通常建议每天摄入的总能量应在1800~2200kcal。具体的摄入量应根据个体情况、体重、年龄、身高和活动水平等因素而定。

② 增加蛋白质的摄入：蛋白质对于孕期的胎儿生长和母亲的身体修复都非常重要。建议孕前肥胖女性增加蛋白质的摄入量，选择瘦肉、鱼类、家禽、豆类、坚果和低脂乳制品等富含蛋白质的食物。

③ 优先选择膳食纤维丰富的食物：膳食纤维可以帮助肠道蠕动，促进排便，并减少体内脂肪的吸收。孕前肥胖女性可以选择水果、蔬菜、全麦面包、燕麦、糙米等富含膳食纤维的食物。

④ 控制脂肪和糖的摄入：孕前肥胖女性应该控制脂肪和糖的摄入，特别是饮料和加工食品中的脂肪和糖分。建议选择低脂肪乳制品、去皮家禽和鱼类、橄榄油、坚果和种子等健康脂肪，同时尽可能避免食用高糖食品，如糖果和甜点等。

⑤ 补充维生素和矿物质：孕期需要的维生素和矿物质包括叶酸、铁、钙、维生素D和维生素B_{12}等。这些营养素对于孕期胎儿发育和母亲身体的健康都非常重要。建议通过日常饮食或补充剂来获得足够的维生素和矿物质。

⑥ 增加饮水量：孕前肥胖女性需要增加水的摄入量，以帮助维持体内的代谢和排泄。建议每天饮用至少8~12杯水，并避免过度饮用咖啡因和含糖饮料。

综上所述，孕前肥胖女性需要通过合理的饮食调整来控制体重、保障胎儿健康发育和母亲身体健康。在孕前或孕期中应尽可能选择天然、新鲜、健康的食物，限制高脂肪和高糖食品的摄入，同时注意补充足够的维生素和矿物质。此外，饮水量的增加也是很重要的。

(2) 妊娠期膳食指导：妊娠期间，膳食应包括足够的蛋白质、维生素和矿物质，以支持胎儿的健康发育。建议增加额外的蛋白质摄入，如瘦肉、鸡蛋、豆类和坚果等。此外，新鲜水果、蔬菜和全谷类也应成为膳食的主要组成部分。妊娠期间应避免食用生的或未煮熟的鱼、肉和禽类，以减少感染风险。同时应限制咖啡因和含糖饮料的摄入。具体的膳食需求应根据个体情况和医生建议进行调整。

举例：请计算出一名身高 163cm，体重 75kg 的怀孕女性体质数，并制订个性化饮食食谱和运动方案。

公式为：$BMI = 体重 (kg) \div [身高 (m)]^2$。

根据提供的身高和体重数据，可以计算出这位怀孕女性的 BMI 如下：

$$BMI = 75/(1.63 \times 1.63) \approx 28.2$$

根据国际卫生组织（WHO）的标准，BMI 在 25~29.9 属于超重范围。因此，这位女性处于超重状态，需要采取措施来控制体重。

提供个性化饮食方案。建议每天膳食中碳水化合物的摄入量占总能量的 50%~60%。蛋白质摄入量应适当增加，建议每天摄入 100g 左右蛋白质。优质蛋白质包括鱼类、豆类、低脂肉类等。脂肪摄入量应满足每天总能量 20%~30%，其中可适量补充不饱和脂肪酸，如菜籽油、橄榄油。确保每天摄入足够的维生素和矿物质，特别是叶酸、钙、铁、锌和维生素 D 等。可以适当增加含叶酸的食物和补充剂的摄入量。建议每日食用新鲜水果和蔬菜，以及全谷物、豆类等高膳食纤维食物，有助于控制体重并提供身体所需营养。避免过度饮酒和咖啡因饮料，以减少孕妇的神经系统刺激。避免吃油炸、高糖、高盐、高脂肪的食物，如糖果、蛋糕、甜饮料、炸鸡等，这些食品通常都含大量不健康的脂肪和糖分。例如，孕 30 周的孕妇一周健康食谱，见表 5-3。

2. 运动指导

(1) 孕妇预防巨大儿的运动：适当的孕期运动可以帮助预防巨大儿的发生，同时也对孕妇自身的身体健康有益。下面介绍几种适合孕妇的预防巨大儿的运动。

① 散步：散步是一种简单而有效的孕期运动方式，它可以促进血液循环、增强心肺功能、控制体重、改善睡眠等。建议孕妇每天至少进行 30min 的散步，可以选择在室内或室外进行。

② 游泳：游泳是一种低冲击性的运动方式，可以帮助孕妇锻炼肌肉、提高心肺功能、缓解压力、改善睡眠等。游泳还可以帮助消除浮肿和减轻周围神经痛等症状，并且有助于保持身材。但是，孕妇在游泳前需要咨询医生，并避免潜水和长时间泡在水中。

③ 瑜伽：瑜伽是一种轻度的孕期运动方式，可以帮助孕妇放松身心、减轻压力、增强肌肉和平衡。瑜伽还可以提高孕妇的灵敏度和集中注意力的能力，并且有助于促进静态和动态的呼吸。

④ 水中产前课程：水中产前课程是一种在水中进行的产前课程，旨在通过低冲击性的水中活动来帮助孕妇锻炼肌肉、放松身体并预防巨大儿的发生。在这个环境中，孕妇可以更容易地练习深呼吸、放松技巧和改进姿势等。必须要有专业人士指导，不能盲目自行锻炼。

表 5-3　孕 30 周时，孕妇一周健康食谱

	星期一	星期二	星期三	星期四	星期五	星期六	星期天
早餐	全麦面包片配煮鸡蛋、半个香蕉和一杯脱脂牛奶	草莓酸奶杯配坚果麦片和一杯柠檬水	全麦面粉薄饼配果酱、草莓和一杯脱脂牛奶	芝士烤面包片配西红柿和一杯酸奶	全麦面包片配煮鸡蛋、半个香蕉和一杯柠檬水	玉米片配新鲜水果、坚果和一杯柠檬水	荷包蛋配烤面包、水果沙拉和一杯脱脂牛奶
中餐	清蒸（红烧）鱼肉配糙米饭、炒胡萝卜和花椰菜	烤鸡胸肉沙拉配意大利面和谷物面包	豆腐炒青菜配糙米饭和番茄鸡蛋羹	香菇汤配糙米饭、炒土豆丝和水煮鲈鱼	炒年糕配白菜肉丸汤和糙米餐包	煎牛排配番茄吐司、烤玉米和沙拉	清炖鸡肉配糙米饭、炒豆角和紫菜汤
晚餐	野菌汤，炒鸡肉蘑菇，糙米饭	红豆蛋花汤配糙米粥、清炒西兰花和水煮鸡胸肉	红烧或清蒸海鱼配糙米饭、炒蘑菇和青豆	清炒虾仁配糙米粥、凉拌黄瓜和花菜	糖醋排骨配糙米饭、蒸鸡蛋和炒空心菜	番茄蛋饭配烤茄子、蒸鱼和葡萄干	川式红烧肉配糙米粥、凉拌黄瓜和西兰花

这些食谱中有营养均衡的蛋白质、碳水化合物、脂肪、维生素和矿物质，能够提供足够的能量，并满足孕期所需的各种营养成分。同时，建议孕妈妈在饮食中遵循适度多样和少量多餐原则。如有妊娠期糖尿病或其他妊娠合并症，请参照本书相关内容

⑤普拉提：普拉提是一种集中精力的孕期运动，它可帮助孕妇加强核心肌群、提高灵活性和平衡感、缓解背部疼痛、改善姿势和增强心肺系统功能。普拉提还可以帮助孕妇更好地控制自己的体重，并且促进身体和心理上的平衡。如果孕前没有进行过相关运动的训练，须谨慎选择。

总之，在选择适合自己的孕期运动时，孕妇需要遵循医生的建议，并注意自己身体的反应。在进行运动前和过程中，如果出现任何不适或疑问，请及时咨询医生。

(2) 妊娠期个性化运动方案：建议进行轻度运动，如散步、瑜伽、普拉提等，以帮助维持体重、促进血液循环和减轻压力。避免剧烈运动和与胎儿有冲击的运动，如高空蹦极、滑雪等。

建议控制每次运动的时间和强度，以避免过度疲劳和对胎儿造成影响，特别是在孕晚期时更应该注意。如果出现胃部不适或出汗过多等情况，应立即停止运动并就医。针对这位怀孕女性的体质数，可以根据她的身体状况和身体质量指数，定制一份个性化的饮食方案和运动方案。同时，需要密切关注孕妇的身体变化。

3. 孕期体重管理指导　孕期体重管理对母婴健康至关重要。孕妇在孕期需要摄取大量营养物质以支持胎儿发育，但过度增加体重会增加许多不良影响，如难产、高血压、妊娠期糖尿病等。

(1) 孕期体重的增长：孕期体重增长是正常的生理现象，但增长速度应该适中。根据美国妇产科医师协会（ACOG）的标准，体重增长应根据 BMI 分类来确定，见表 5-4。

表 5-4 妊娠期体重增长范围

BMI	总增重范围	建议每周增重
<18.5	12.5~18kg	0.5kg
18.5~24.9	11.5~16kg	0.4kg
25.0~29.9	7~11.5kg	0.3kg
>30.0	5~9kg	0.2kg

其中，总增重的计算是基于孕前的体重和 BMI。建议孕妇在怀孕前就控制体重，如果孕前已有超重或肥胖，可建议采取措施减轻体重，以降低孕期并发症风险。

(2) 合理膳食：控制总能量的摄入。孕妇需要每天摄取 300~500kcal 的额外能量，但不能过多。否则，会导致体重急剧增加和高血压等并发症。最好的方法是通过分配适当的热量来达到均衡饮食，并避免过度进食。

增加蛋白质的摄入。孕妇需要摄取足够的蛋白质支持胎儿的发育，如鱼类、家禽、豆类、坚果和低脂乳制品等。

确保充足的维生素和矿物质摄入。孕妇在孕期需要摄取足够的叶酸、铁、钙、硒和其他营养素。建议通过饮食或补充剂来获取足够的营养物质。

食用高膳食纤维食物。高膳食纤维食物可以帮助控制体重，同时也是一种健康的食品选择。建议孕妇多吃水果、蔬菜和全谷类食物。

(3) 适当运动：适量的运动可以帮助减轻体重和保持健康状态。但是，孕妇应该避免过度疲劳和受到冲击的运动，并且要注意安全。一些适合孕期的运动包括散步、游泳、瑜伽和普拉提等。

(4) 其他注意事项：遵循医生的建议。孕妇需要在医生的指导下进行孕期体重管理。根据每个人的情况，医生会给出专业的建议和指导。注意饮食习惯。

4. 休息和睡眠

(1) 以左侧卧位为宜，以减轻子宫右旋，增加子宫的血液供应。
(2) 经常到户外活动，呼吸新鲜空气，有利于缺氧的改善。
(3) 保持周围环境安静，避免噪音，保证充足的睡眠。
(4) 避免重体力劳动，适当休息，保证充足睡眠。

5. 预防巨大儿的发生

(1) 适度运动，保持自身体重和胎儿体重的匀速增长。
(2) 密切关注胎儿的生长发育进程，当发现胎儿增长过快时，应该及早去医院做一次糖耐量的检测和营养咨询，合理调整饮食，避免隐性糖尿病的发生。同时，为胎儿做一次心脏超声检查，以明确有无先天性心脏畸形，做到早期干预。

（邬俏璇　翟巾帼）

【自测题】

单项选择题

1. 孕妇，26 岁，停经 24 周超声提示胎儿头围、腹围、股骨长均如孕 26 周，下一步处理首先是（　　）

    A. 超声会诊　　　　　　　　　　B. 重新核对孕周

    C. 记录孕妇夫妇身高、体重　　　　D. 查 OGTT

    E. 胎儿超声心动图检查

2. 初产妇，29 岁，孕期定期产检无异常，现孕 39 周，超声估计胎儿体重 4050g，下一步的处理是（　　）

    A. 收入院引产

    B. 收入院择期剖宫产

    C. 常规产检，1 周随诊

    D. 核对骨盆正常，复查 OGTT，加强监护，饮食指导，无异常 41 周引产

    E. 超声会诊，每日胎心监护

3. 下列说法错误的是（　　）

    A. 孕妇患糖尿病时，孕妇高血糖引起胎儿高血糖，导致胎儿高胰岛素血症，胎儿血糖水平低，巨大儿发生率低

    B. 糖尿病孕妇除存在高血糖外，还同时存在蛋白质代谢和脂肪代谢异常，孕妇血糖控制满意，巨大儿发生率仍然增加

    C. 孕期合理营养与适当运动，加强监测，重视妊娠图变化，有助于减少巨大儿发生

    D. 孕妇胰岛素不能通过胎盘，妊娠 20 周时胎儿体内的胰岛素才对血糖变化起调节作用

    E. 生长激素、甲状腺激素、肾上腺皮质激素均影响胎儿生长发育

4. 经产妇，10 年前经阴道分娩一女婴，2600g。此次宫口开大 6cm，2h 无进展，先露头，S-1，羊水清，估计胎儿体重 4000g。进一步处理是（　　）

    A. 立即剖宫产　　　　　　　　　　B. 继续观察 2h 无进展，剖宫产

    C. 哌替啶肌内注射协调宫缩　　　　D. 宫缩时嘱产妇屏气用力

    E. 导尿，胎心监护，缩宫素加强宫缩，2h 评估

5. 巨大儿是指胎儿体重（　　）

    A. 大于 3500g　　　　　　　　　　B. 达到或超过 4000g

    C. 达到或超过 4500g　　　　　　　D. 超过 4500g

    E. 超过 4000g

6. 下列对疑似巨大儿的说法错误的是（　　）

    A. 根据停经史、性交日期、早孕试验阳性检查日期、孕早期超声检查结果、孕中期胎动发生时期、孕 20 周前后超声检查双顶径等信息重新核对孕周，避免过期妊娠

    B. 合理应用妊娠图，监测孕期体重增长速度，饮食运动管理

C. 孕 20～26 周进行系统的高分辨率超声畸形筛查，必要时在孕 30～32 周间复查

D. 鼓励其进行胎儿超声心动图检查以排除胎儿心脏发育异常

E. 临产后，持续胎心监护，做好抢救产科出血和肩难产的准备，适当放宽剖宫产指征，请儿科到场协助处理新生儿

7. 有关糖尿病孕妇分娩的巨大儿，以下说法错误的是（   ）

A. 孕早期高血糖及酮症均有致畸作用，胎儿易发生多发畸形，以心血管、中枢神经系统及消化系统异常最为常见

B. 胎儿胰岛功能损害，易发生新生儿低血糖

C. 胎儿高血糖可使肺表面活性物质产生、分泌减少，致使胎儿肺成熟延迟，易发生肺透明膜病及湿肺综合征

D. 胎儿代谢增强导致的慢性胎儿缺氧可能因糖尿病和（或）高血压病性微血管病变加重，进而导致新生儿高红细胞增多症、高胆红素血症和血液浓缩

E. 孕妇孕晚期生理性甲状旁腺功能亢进，可至胎儿甲状旁腺功能暂时受到抑制，出生后有暂时性甲状旁腺功能低下，易诱发低血钙症

多项选择题

1. 孕晚期根据宫高和腹围估算胎儿体重可能为巨大儿的是（   ）

A. 宫高 + 腹围＞140cm

B. 0.3× 宫高 × 腹围（cm）+2900

C. 123× 宫高（cm）+20× 腹围（cm）−2700

D. 宫高 × 腹围（cm）−200

E. 超声测量胎儿双顶径＞10cm

2. 分娩巨大儿的产妇以下哪些风险增加（   ）

A. 产科出血　　　　　　　　B. 肩难产　　　　　　　　C. 锁骨骨折
D. 活跃期停滞　　　　　　　E. 宫内感染

3. 高出生体重儿以下哪些风险发生率高？（   ）

A. 新生儿低血糖　　　　　　B. 产伤　　　　　　　　　C. 头皮水肿
D. ARDS　　　　　　　　　　E. 胎儿畸形

三、胎儿窘迫

学习目标

1. 了解胎儿窘迫的常见病因。
2. 掌握胎儿窘迫的临床表现及分类。
3. 能够对胎儿窘迫的孕产妇进行健康评估并开展健康教育。

> **情景案例导入**
>
> 张某，女，27岁，首次妊娠，因"停经38周，胎动频繁"入院。
>
> 病史：平时月经正常，身体健康，停经40多天出现恶心呕吐及尿 hCG（+），停经4个月出现胎动。孕28周行妊娠期糖尿病试验（OGTT）检查示：5.62mmol/L、9.24mmol/L、7.58mmol/L，血压140/95mmHg，患者喜食油炸高热量食物，孕期体重增加20kg。
>
> 查体：胎心182次/分，左枕前单活胎，头先露，胎膜未破。超声检查：宫内单胎，双顶径9.6cm，羊水指数7.1cm。胎心监护：NST试验不满意，胎心170～180次/分。予以吸氧，左侧卧位，静滴维生素C后，静滴缩宫素CST试验阳性。
>
> 请思考以下问题：
> 1. 张女士最可能出现了什么问题？
> 2. 如何对张女士开展健康教育？

胎儿窘迫（fetal stress, FS）是指胎儿在宫内缺氧及酸中毒引起的一系列病理状态及综合症状，严重者可引起胎儿神经系统后遗症或发生胎死宫内，根据发生时间，可以分为急性和慢性胎儿窘迫。在我国有指征的剖宫产中，胎儿窘迫为首要因素，发病率为2.7%～38.5%；胎儿窘迫主要发生在临产过程，也可发生在妊娠后期。如何早期识别产前及产时引起胎儿窘迫的高危因素，并及时处理至关重要，可有效改善新生儿预后，减少远期并发症的发生。

【病因】

母体通过子宫胎盘循环将氧气输送给胎儿，二氧化碳从胎儿排入母体，在输送交换过程中某一环节出现障碍，均可引起胎儿窘迫。胎儿急性窘迫和慢性窘迫的原因见表5-5。

(1) 母体因素：如产妇患严重心肺疾病或心肺功能不全、妊娠高血压、高热、重度贫血、失血性休克、仰卧位低血压综合征等，均使母体血氧含量降低，影响对胎儿的供氧。①微小动脉供血不足，如妊娠高血压等；②红细胞携氧量不足，如重度贫血、CO中毒等；③急性失血，如前置胎盘、胎盘早剥等；④各种原因引起的休克与急性感染发热；⑤子宫胎盘血供受阻，急产或不协调性子宫收缩乏力等，缩宫素使用不当引起过强宫缩；产程延长，特别是第二产程延长；子宫过度膨胀，如羊水过多和多胎妊娠；胎膜早破等。

(2) 胎盘、脐带因素：脐带和胎盘是母体与胎儿之间氧及营养物质的输送传递通道，其功能障碍必然影响胎儿获得所需氧及营养物质。常见原因：①前置胎盘出血及胎盘早剥，严重影响胎盘灌注；②胎盘钙化、梗死、胎盘内微血栓形成引起胎盘有效灌注不足；③脐带脱垂、脐带过短、脐带缠绕、脐带扭转、脐带真结、脐带胎膜附着；④羊水过少所致脐带受压，均可以引起脐带血流受阻。前置血管破裂出血导致胎儿急性失血性休克。

(3) 胎儿因素：母胎输血、母儿Rh及ABO血型不合等免疫性溶血等导致胎儿慢性贫血，贫血胎儿氧的运输及利用能力下降，出现慢性缺氧。胎儿严重畸形、胎儿生长受限、

表 5-5 胎儿急性窘迫和慢性窘迫的原因

类　型	常见原因
胎儿急性窘迫	● 前置胎盘、胎盘早剥 ● 脐带异常，如脐带绕颈、脐带真结、脐带扭转、脐带脱垂、脐带血肿、脐带过长或过短、脐带附着于胎膜等 ● 母体严重血液循环障碍致胎盘灌注急剧减少，如各种原因导致休克等 ● 缩宫素使用不当，造成过强及不协调宫缩，宫腔内收缩压力长时间超过母血进入绒毛间隙的平均动脉压 ● 孕妇应用麻醉药及镇静剂过量抑制呼吸
胎儿慢性窘迫	● 母体血液含氧量不足，如合并先天性心脏病或伴心功能不全、肺部感染、慢性肺功能不全、哮喘反复发作及重度贫血等 ● 子宫胎盘血管硬化、狭窄、梗死，使绒毛间隙血液灌注不足，如妊娠高血压、慢性肾炎、糖尿病、过期妊娠等 ● 胎儿严重的心血管疾病、呼吸系统疾病，胎儿畸形，母儿血型不合，胎儿宫内感染、颅内出血及颅脑损伤，致胎儿运输及利用氧能力下降等

宫内感染等使胎儿对缺氧耐受性下降，产时容易并发急性胎儿窘迫。

【对母儿的影响】

1. 对母体的影响　患有心、肾等慢性疾病的孕妇，发生胎儿宫内窘迫，有可能导致孕妇器官功能衰竭，出现生命危险。

2. 对胎儿的影响

(1) 发育迟缓：胎儿在子宫内出现缺氧的情况，可能会导致身体内的血液循环受到阻碍，从而影响营养物质的运输和供应，导致胎儿在子宫内出现发育迟缓的情况。

(2) 神经系统发育不良：胎儿在子宫内出现缺氧的情况，可能会导致脑组织出现缺氧的情况，从而影响神经系统的发育，导致智力受到影响。

(3) 胎儿死亡：胎儿在子宫内出现缺氧的情况，可能会导致身体出现缺氧性损伤，如果缺氧的情况比较严重，还可能会导致胎儿出现窒息的情况，从而引起胎儿死亡。

除此之外，胎儿窘迫还可能会导致胎儿出现脑水肿、呼吸困难等危害。

【临床表现及分类】

临床上应结合病史、临床征象及辅助检查，综合分析，识别各种引起胎儿窘迫的高危因素。胎儿急性窘迫和慢性窘迫的临床表现见表 5-6。

【健康评估】

1. 母体评估

(1) 健康史：充分了解此次妊娠病史，评估母胎各项高危因素的风险，如母体疾病（心肺功能不全、血管病变等），胎儿疾病（胎儿畸形、胎儿宫内感染、损伤等）以及母儿血型不合等均可致胎儿运输及氧利用能力下降，导致慢性胎儿窘迫；胎盘、脐带病理状况（如胚胎种植异常等），并由此导致母体失血过多，造成胎儿急性缺氧；产时子宫过度膨胀，高张性或不协调性、强直性子宫收缩，宫腔容积过小（如胎膜早破、羊水过少等），可减少胎盘血液灌注，致胎儿急性缺氧。此外，麻醉药及镇静剂使用过量，可抑制胎儿呼吸。能否充分了解母胎各项高危因素及正确的风险评估，直接影响胎儿结局。因此，正确的评估是指导胎儿窘迫宫内复苏治疗的前提。

(2) 身心状况：不同临床类型的患者有相应的临床表现，助产士或护士除评估患者一般健康状况外，需准确判断孕龄，重点评估胎心变化形态，在评估过程中应注意以下内容。

① 胎儿急性窘迫：多发生在分娩期，主要表现为产时胎心异常、羊水胎粪污染、胎动异常、酸中毒。在急性胎儿窘迫的早期，可表现为胎动过频，如缺氧未纠正或加重则胎动转弱且次数减少，进而消失。胎儿缺氧，引起迷走神经兴奋，肠蠕动亢进，肛门括约肌松弛，使胎粪排入羊水中，羊水呈绿色、黄绿色，进而呈混浊的棕黄色，即羊水Ⅰ度、Ⅱ度、Ⅲ度污染。破膜后羊水流出，可直接观察羊水的性状。若未破膜可经羊膜镜窥视，透过胎膜以了解羊水的性状。

② 胎儿慢性窘迫：常发生在妊娠末期，主要表现为胎动减少或消失、电子胎儿监护异常、胎儿生物物理评分低、脐动脉多普勒超声血流异常。胎动减少是慢性胎儿窘迫的一个重要指标，每日监测胎动可预知胎儿的安危。胎动消失后，胎心在24h内也会消失。胎动过频则往往是胎动消失的前驱症状，也应予以重视。

③ 心理-社会评估：孕妇及其家人因为胎儿的生命遭遇危险而产生焦虑，对需要手术结束分娩产生犹豫、无助感。

④ 胎动计数：胎动是胎儿存活的良好标志，也是对宫内缺氧最为敏感的指标。对于胎儿窘迫的患者，胎动次数表现为12h内胎动少于20次或1h内胎动少于3次。缺氧早期胎儿躁动不安，表现为胎动明显增加。当缺氧严重时，胎动减少减弱甚至消失。胎动消失后，胎心一般在24~48h消失。在临床中，对于胎动减少应做综合分析判断。

表5-6 胎儿慢性窘迫和急性窘迫的临床表现

类 型	临床表现
胎儿慢性窘迫	多发生在妊娠末期，往往延续至临产并加重，多表现为胎动减少或消失（指2h胎动＜10次，或胎动大幅度减少＞50%），胎心监护异常（NST无反应或OCT阳性等），胎儿生物物理评分低（≤4分提示胎儿缺氧，5~6分为可疑胎儿缺氧），胎儿多普勒超声血流异常（S/D升高，舒张末期血流缺失或倒置）等
胎儿急性窘迫	主要发生在分娩期，胎心异常，羊水胎粪污染（注意：单纯羊水胎粪污染不是胎儿窘迫的证据；若合并胎心异常，则存在宫内缺氧，可能引起胎粪吸入综合征等不良后果），胎动异常（胎动消失后常常24h胎心消失），酸中毒等

⑤ 羊水情况：产前常用超声检查监测羊水量情况，产时监护关注的是羊水性状情况。胎儿宫内缺血缺氧后肠蠕动加快，肛门括约肌松弛，引起胎便排出，导致羊水胎粪污染。胎粪吸入综合征与胎儿酸中毒相关，还与剖宫产、阴道助产、产前胎心异常等相关。胎粪吸入综合征是因胎儿在宫内因脐带血气交换障碍出现高碳酸血症，刺激胎儿呼吸运动，导致胎粪吸入肺泡内，引起围产儿继发性肺损伤。但是胎粪吸入综合征是难以预测和预防的，值得注意的是羊水清亮也不能预测胎儿宫内情况良好，单纯的羊水污染也不能判断胎儿窘迫，需要结合电子胎心监护综合判断。

(3) 辅助检查：评估胎心变化、胎盘功能检查（测定血浆 E3 测定并动态连续观察，若急骤减少 30%～40%，表示胎儿胎盘功能减退，胎儿可能存在慢性缺氧）相关指标等检查结果判断孕妇病情变化。

① 电子胎心监护：用于评估胎儿宫内状态的有效手段。产前胎心监护包括无应激试验（non-stress test, NST）和宫缩压力试验（contraction stress test, CST）；产时胎心监护分为间断胎心监护和持续胎心监护。NST 分为反应型和无反应型，反应型 NST 是指 40min 内出现 2 次或 2 次以上的胎心加速；无反型 NST 是指超过 40min 没有满意的胎心加速。CST 结果分为五种：阴性（无晚期减速或明显的变异减速）、阳性（50% 以上的宫缩后出现晚期减速）、高度可疑阳性（间断出现的晚期减速或明显变异减速）、可疑阳性（每 2 分钟或更频繁的宫缩期间出现胎心减速，或每次胎心减速持续≥90s）、不满意的 CST（每 10 分钟＜ 3 次宫缩或不明确的宫缩）。对于 NST 无反应型可进一步行缩宫素激惹试验，如缩宫素激惹试验阳性则考虑胎儿窘迫。

② 胎儿生物物理评分（评分方法见表 5-7）：在 NST 监测的基础上应用超声监测胎动、胎儿呼吸、胎儿张力及羊水量，综合评分了解胎儿在宫内的安危状况。

③ 改良式生物物理评分在临床上应用越来越广泛，包含 NST 和羊水量两项指标。如

表 5-7 Manning 评分法

项 目	2 分	0 分
无应激试验（20min）	≥2 次胎动伴胎心加速≥15 次 / 分，持续≥15s	＜2 次胎动，FHR 加速，振幅＜15 次 / 分，持续＜15s
胎儿呼吸运动（30min）	≥1 次，持续≥30s	无或持续＜30s
胎动（30min）	≥3 次躯干和肢体活动（连续出现计 1 次）	≤2 次躯干和肢体活动
肌张力（30min）	≥1 次躯干和肢体伸展后恢复到屈曲，手指摊开合拢	无活动，肢体完全伸展，伸展缓解，部分恢复到屈曲
羊水量	≥1 个羊水暗区，最大羊水池垂直直径≥2cm	无或最大羊水池垂直直径＜2cm

果 NST 为反应型并且羊水深度＞2cm 认为正常；如果 NST 为无反应型和（或）羊水深度＜2cm，则视为生物物理评分异常，考虑存在胎儿缺氧。由于这种方法明显缩短检查时间，能快速做出判断，因此判断胎儿窘迫常用此法。

(4) 既往史：有无严重心肺疾病或心肺功能不全、妊娠高血压、高热、重度贫血、失血性休克、仰卧位低血压综合征等，有无吸烟、酗酒等。有无家族遗传性病史；无手术、外伤史。有无药物过敏史。

2. 胎儿评估

(1) 评估胎儿是否有以下病史：心血管系统功能障碍、严重的先天性心血管疾病、胎儿畸形、母婴血型不合引起的胎儿溶血、胎儿贫血、胎儿宫内感染等。

(2) 生长发育情况：定期监测胎儿胎心、胎动，观察胎儿生长发育情况，以无应激试验检查观察胎动时胎心的变化，来量度胎儿宫内储备功能。

(3) 胎儿头皮血监测：胎儿头皮血液与出生时脐动静脉血的 pH 和乳酸值有良好的相关性，但头皮血与新生儿预后的相关性取决于头皮血取样和出生时间的间隔时间。当产时胎心监护提示为Ⅲ类图形时，应及时进行宫内复苏并立即结束分娩，而并非进行胎儿头皮血液采样检测。当产时胎心监护提示Ⅱ类图形，因不能明确是否存在胎儿窘迫，胎儿头皮血采样检测可作为辅助检查手段。胎儿头皮血液取样条件：胎膜破裂以及宫口开大至少 3cm，胎头先露，并且禁用于活跃期生殖道疱疹病毒感染，孕妇有乙型、丙型、丁型、戊型肝炎病史或者人类免疫缺陷病毒血清检查阳性，胎儿血液系统可疑疾病，胎先露不明确或者其他不宜人工破膜的情况，因此应用条件非常有限。胎儿头皮血 pH＞7.25 和乳酸值＜4.2mmol/L，提示胎儿正常；pH 为 7.20～7.25 和乳酸值为 4.2～4.84.2mmol/L，提示胎儿可疑酸中毒；pH＜7.20 和乳酸值＞4.8mmol/L，提示胎儿酸中毒。虽然胎儿头皮血或组织 pH 的变化可作为诊断胎儿酸中毒的指标，可以反映胎儿宫内缺氧的程度，但胎儿头皮血 pH 测定是一项有创性检查，只能显示当时胎儿酸碱状态，不能预测以后变化，临床应用价值不高，目前已较少应用。

(4) 胎儿头皮刺激：是指检查者使用手触摸胎儿头皮，利用钳子刺激胎儿头部皮肤或者摇晃孕妇腹部。其主要目的是当电子胎心监护显示胎心变异性下降时，以区别胎儿深睡眠和缺氧或酸中毒。该技术是最早广泛应用于临床，无创且与其他监护方式有相当的预测胎儿缺氧或酸中毒的价值。当胎儿头皮刺激后出现胎心加速或正常胎心变异，提示胎儿宫内情况良好，与胎儿头皮血 pH＞7.25 有相同的预测价值。但是当胎儿头皮刺激并未引起胎心加速表现或当胎心出现加速后紧接胎心变异性下降，则对胎儿缺氧或酸中毒的阳性预测价值是有限的。

(5) 胎儿脉搏血氧饱和度监测：是利用脉搏血氧测定仪进行无创性动脉血氧饱和度测定，经宫颈放置脉搏血氧探头至胎儿脸部进行监测。产时胎儿脉搏血氧饱和度正常范围是 50%～88%，低于 30% 视为异常。

(6) 脐血血气分析：胎儿娩出后立即测定新生儿脐血可以评估出生时是否存在代谢性酸中毒。该操作无创而且操作简单，同时可以作为重要的法医学证据。

> **知识拓展**
>
> **产时胎心监护Ⅲ级评价系统**
>
> ● Ⅰ级胎心监护：Ⅰ级胎心监护包含了基线，110～160次/分、正常变异、无晚期减速或变异减速、有或无早期减速、有或无加速。显示为正常的胎心监护图形，提示在监护期内胎儿酸碱平衡状态良好。后续的观察可按照产科情况常规处理，不需要特殊干预。
>
> ● Ⅱ级胎心监护：除Ⅰ级或Ⅲ级以外的图形剩下的都是Ⅱ级。显示可疑的胎心监护图形。既不能提示胎儿宫内有异常的酸碱平衡状况，也没有充分证据证明是Ⅰ级或Ⅱ级胎心监护图形。Ⅰ级胎心监护图形需要持续监护和再评估。评估时需充分考虑产程、孕周，必要时实施宫内复苏措施。如无胎心加速伴微小变异或变异缺失，应行宫内复苏，如宫内复苏后胎心监护图形仍无改善或发展为Ⅲ级监护图形，应立即分娩。
>
> ● Ⅲ级胎心监护：①基线变异缺失伴反复性晚期减速或反复性变异减速或胎儿心动过缓；②正弦波形，出现任意一项显示异常的胎心监护图形、提示在监护期内胎儿出现异常的酸碱平衡状态，必须立即宫内复苏，同时终止妊娠。
>
> 产时胎心监护过程中出现异常图形时，应该及时撰写病情记录，将监护图形的实际情况如实客观进行文字描述，具体内容应该包括胎心基线是多少、有无变异、有无加速、有无减速，以及宫缩的情况等。
>
> 如果出现减速图形，则需要描述：减速的幅度（深度）、持续的时间、与宫缩峰值的关系、能否恢复到原基线水平、减速已经存在多长时间（什么时候开始出现的）、是否有≥50%的宫缩都伴有减速（频发减速）、减速的分类：早期、变异、晚期（不用典型或不典型来描述）。

【健康教育】

1. 专科护理

(1) 指导改变卧床姿势：孕妇可采用左侧卧床休息的体位，减少对心脏的压力，改善子宫的右旋程度，增加宫腔和胎盘内的血流量，从而更好地为胎儿提供营养物质，改善胎儿窘迫。

(2) 氧气吸入：胎儿窘迫时应该给予孕妇吸氧，通常给予非再呼吸面罩低流量给氧，提高胎儿的血氧供给量，能够在一定程度上缓解胎儿缺氧的症状。

(3) 胎心监护的观察：胎心基线＞160次/分或＜110次/分，出现晚期减速、变异减速或（和）基线缺乏变异，均表示胎儿窘迫。评估胎心改变不能只凭一次而确定，应多次检查并改变体位为侧卧位后，再持续监护数分钟。

产前胎心监护建议孕32周之后进行。对于产时胎心监护目前国内外指南一致认为，对低危孕妇可以进行间断胎心听诊或间断电子胎心监护，当间断胎心听诊或间断电子胎心监护发现异常或者存在胎儿缺氧及酸中毒高危因素时，应采用连续电子胎心监护。高危因素包括：母体因素，如妊娠高血压、妊娠期糖尿病、先兆子痫、产前出血、瘢痕子宫、母体免疫性疾病、胎死宫内不良孕产史等；胎儿因素，如双胎妊娠、胎儿生长受限、羊水过少、胎动减少、脐血流异常等。

(4) 指导数胎动：胎动是表明胎儿存活的良好标志，也是对宫内缺氧最为敏感的指标，对于有胎儿宫内缺氧高危因素的孕妇，建议每天数胎动。目前推荐较多的标准是2h内胎动不低于6次。一旦低于6次，就需要进行进一步的检查，包括电子胎心监护或者是超声生物物理评分。通常孕妇能够在胎儿死亡的几天前感觉到胎动的减少或消失，因此，一旦出现胎动的报警信号，即刻行胎儿监护、超声检查、生物物理评分等，以便适时采取措施改善新生儿结局。胎动与胎儿行为状态有关，但凡能影响其行为的因素，都能影响胎动计数，如镇静剂等药物、胎儿神经系统发育异常、胎儿低血糖等，同时胎动也受到孕周、母亲肥胖及胎盘位置的影响，临床中应对胎动减少做综合分析。指导孕妇正确数胎动，并记录胎动日记。若发现胎动与往日比较过频或过少，都可能提示胎儿有宫内缺氧，应及时到医院检查。

(5) 翻身试验：当孕妇由左侧卧位向右侧翻身，或从右侧卧位向左侧翻身时，或由仰卧位向一侧翻身时，若有重物向下坠落的感觉，则不正常，应及时到医院检查。

(6) 产时疼痛护理：通过听音乐、看视频、调整用药等方式分散其注意力，最大限度地减轻疼痛感；在宫缩期间，按摩腰背部和进行触摸操作，可减轻孕妇的紧张心理，缓解疼痛。

2. 饮食指导

(1) 补充能量与及时排空大小便：鼓励孕妇多进食高能量易消化食物，及时补充水分及营养，必要时静脉输入能量合剂，以补充产时消耗及进食不足，协助、督促孕妇及时排空大小便，以防影响子宫收缩，阻碍胎先露下降。

(2) 禁烟、戒酒。

(3) 一旦决定剖宫产手术应禁食。

3. 休息和睡眠

(1) 保证良好的睡眠，减轻机体的耗氧量。

(2) 劳逸结合，不宜过久端坐，久坐会压迫子宫影响胎盘的血液循环，不利于胎儿在腹部活动，继而会引起胎儿缺氧。

(3) 保持居住空间空气流动，保持空气清新，提醒孕妇注意防寒保暖。避免探视，保持安静，减少不良刺激。

4. 新生儿护理

(1) 初步复苏：①保暖，设置产房温度为24～26℃；提前预热辐射保暖台，足月儿设置辐射保暖台温度为32～34℃，早产儿根据其中性温度设置；所有婴儿均需擦干头部并保暖；足月儿用预热毛巾包裹、擦干后置于辐射台上；复苏胎龄＜32周和（或）出生体重＜1500g的早产儿，将其头部以下躯体和四肢包裹在清洁塑料膜/袋内，或盖以塑料薄膜置于辐射保暖台上，摆好体位后实施初步复苏。②擦干和刺激，快速彻底擦干新生儿头部、躯干和四肢，去掉湿毛巾。③体位，维持新生儿头部轻度仰伸，呈鼻吸气位。④清理呼吸道，如新生儿气道有较多分泌物且呼吸不畅。⑤及时处理羊水胎粪污染。⑥评估呼吸和心率，初步复苏后，应观察新生儿呼吸状况并评估心率。

(2) 正压通气及气管插管：新生儿复苏成功的关键是建立有效的通气。

(3) 循环复苏：新生儿若娩出后无心跳或心跳微弱，应立即行胸外心脏按压，按压时动作轻柔，防止新生儿肋骨骨折。

(4) 新生儿一般情况好，可进行母婴皮肤接触和早吸吮，行母乳喂养。

(5) 若新生儿转 NICU 观察，指导产妇坚持挤奶，保持泌乳，每 2~3 小时 1 次，并将乳汁及时送新生儿科供新生儿服用，促进新生儿的康复。

5. 心理护理

(1) 从患者的角度考虑问题，疏导孕产妇情绪，提高其对于胎儿窘迫的重视程度，并嘱咐相关注意事项，增加临床依从性。患者由于担心缺氧会影响孩子的智力，甚至威胁生命，可能会出现激动、烦躁、紧张、恐惧等情况，应耐心解释疏导，帮助孕妇分析目前现实情况。

(2) 医务人员要保持镇静，技术娴熟，使孕产妇产生信赖感，积极配合治疗和护理。

(3) 帮助其增强战胜疾病的信心，提高抗病能力。

6. 预防

(1) 重视孕期保健：①积极防治妊娠期并发症，如心脏病、贫血、妊娠高血压等。②及时处理过期妊娠。孕晚期，如果经医生检查后确定为臀位、横位等，应在医生的指导下采用膝胸卧位的方法来纠正胎位，避免发生脐带缠绕、脐带打结的危险。孕妇应遵照医嘱注意休息，防止胎膜早破、脐带脱垂。

(2) 定期产检：及时发现可能引起胎儿宫内缺氧的各种母源性因素；通过胎儿心电图检查、电子胎心监护、超声生物物理评分、多普勒超声脐血流检查等，及时发现胎心异常变化，及时采取治疗措施。若既往有流产、死胎、新生儿溶血史者，应定期到医院进行血清免疫抗体效价的检查。妊娠 6 个月内每月 1 次，妊娠 7~8 个月每半个月 1 次，妊娠 8 个月后每周 1 次，及早发现胎儿窘迫征象。

(3) 围产期宣教：指导孕妇及家属积极参加孕妇学校课堂，了解相关疾病知识；进入产程后关注孕妇心理变化，使其保持良好的心理状态，增强对分娩的信心。

(4) 加强围产期保健管理：加强对高危孕产妇及高危新生儿的监护，发现异常及时采取措施，保障母婴安全。

（方慧苹　陈小荷）

【自测题】

单项选择题

1. 女，26 岁。停经 39^{+4} 周，自感胎动减少半天入院。查体：胎心 120 次/分，宫口开大约 1cm，胎头位置 S^{-1}，宫缩不规律。与胎儿窘迫的预防无关的是（　　）

A. 积极防治妊娠期高血压、贫血等

B. 孕晚期、分娩期取侧卧位

C. 孕晚期应注意休息防胎膜早破、脐带脱垂

D. 第二产程不宜超过 2h

E. 少运动，保证休息

2. 女，26 岁。停经 39^{+4} 周，自感胎动减少半天入院。查体：胎心 120 次 / 分，宫口开大约 1cm，胎头位置 S^{-1}，宫缩不规律。此时应首选的检查是（　　）

 A. 超声检查   B. OCT   C. NST

 D. 连续测定 E3   E. 胎儿心电图监测

3. 女，26 岁。第一胎 38 周，自觉胎动减少，胎儿有宫内缺氧，观察 12h 内胎动总次数是（　　）

 A. 1～9 次   B. 10～19 次   C. 20～29 次

 D. 30～39 次   E. 40～49 次

4. 女，26 岁。首次妊娠，孕 40 周，临产时胎儿窘迫，胎儿急性缺氧时胎动的特点是（　　）

 A. 减少   B. 减弱   C. 消失

 D. 不变   E. 躁动

5. 女，26 岁。首次妊娠，孕 39 周，临产时胎儿窘迫，胎儿窘迫的护理措施不妥的是（　　）

 A. 立即吸氧，左侧卧位   B. 纠正酸中毒   C. 监护胎心

 D. 静脉滴注催产素，加速产程 E. 静脉注射 10% 葡萄糖、维生素、地塞米松

6. 下列对胎儿宫内窘迫发病机制描述正确的是（　　）

 A. 产时子宫胎盘单位功能失代偿，导致胎儿缺血缺氧

 B. 全身血流重新分配，分流到心、脑及肾上腺素等重要器官

 C. 胎心监护出现基线变异减少或消失，反复晚期减速

 D. 缺氧持续时，会导致代谢性酸中毒或吸入性肺炎等

7. 关于胎儿窘迫，下列描述正确的是（　　）

 A. 宫缩时胎心 110 次 / 分   B. 羊水呈浅黄色

 C. 胎动于右侧卧位时增多   D. 多次出现晚期减速

 E. 胎儿头皮血 pH 为 7.25

四、双胎妊娠

学习目标

1. 掌握双胎妊娠的健康教育内容。

2. 熟悉双胎妊娠的健康评估。

3. 了解双胎妊娠的类型及特点。

4. 能掌握双胎孕妇的营养指导内容。

情景案例导入

丁女士，35岁，停经40多天，自测尿妊娠试验阳性，来院就诊。

病史：平素月经周期不规则，末次月经为2023年7月13日，本次妊娠为使用促排卵药物后受孕。

查体：生命体征正常，心肺听诊未见异常。腹平软，无压痛。

辅助检查：超声检查结果提示宫内早期妊娠，双绒毛膜双活胎。

请思考以下问题：

1. 丁女士可能属于什么类型的妊娠？依据是什么？

2. 如何做好丁女士的营养指导？

3. 丁女士孕期应如何自我监护？

一次妊娠宫腔内同时有两个胎儿称为双胎妊娠（twin pregnancy）。近年来，随着辅助生殖技术的飞速发展及三孩政策的开放，双胎妊娠发生率明显升高。2019年，国际双胎发生率为3.33%，中国妇幼保健协会双胎妊娠专业委员会在全国范围的调查结果显示，双胎妊娠的发生率约为3.69%，单绒毛膜性双胎妊娠占33.33%，其中约1/3为复杂性双胎，由于双胎妊娠发生并发症的风险较高，故属于高危妊娠。

【病因】

有双胎妊娠家族史、胎次多、年龄大者发生的概率高，近年来医源性原因如应用促排卵药物及辅助生殖技术的开展，使得双胎妊娠的发生率明显升高，这可能与卵巢刺激、透明带异常或辅助生殖技术过程中的培养或处理有关。其中，单卵双胎的发生率在全球范围内保持恒定，发生率大约是1/250，与种族、遗传、孕妇年龄和产次无关。单卵双胎是偶发事件，通常无家族性，但也有罕见的例外。而双卵双胎的发生率是单卵双胎的2倍，其发生率与多种因素相关（表5-8）。

【对母儿的影响】

1. 对母体的影响

(1) 贫血：双胎妊娠合并贫血是单胎的2.4倍。双胎妊娠血容量增加比单胎多，同时孕育两个胎儿需要更多的蛋白质、铁、叶酸等，加之叶酸的吸收利用能力减退，易出现缺铁性贫血和巨幼细胞贫血。

(2) 流产：双胎妊娠流产发生率是单胎的2~3倍，与胚胎畸形、胎盘发育异常、胎盘血液循环障碍、宫腔内容积相对狭窄、宫腔压力过高有关。

(3) 妊娠高血压：双胎妊娠时的妊娠高血压发生率是单胎妊娠的3~5倍，比单胎妊娠

表 5-8 影响双卵双胎发生率的因素

因　素	介　绍
种族	多见于黑种人,亚洲人较少见,白种人居中。这可能是由于不同种族卵泡刺激素水平不同而导致多排卵的结果
家族史	母亲的家族史比父亲家族史更重要。孕妇自身为双卵双胎会增加双胎妊娠概率,曾经怀孕过双卵双胎的女性,再次妊娠发生多胎妊娠的机会增加10倍;但丈夫为双胎并不增加双胎妊娠发生率
孕妇年龄	35—40岁是双卵双胎的发生高峰,37岁怀孕是双胎妊娠发生率最高的年龄(此时卵泡刺激素水平达到最大值,双排卵的机会增加)
营养	身材高大或体重大的女性容易怀上双胎,围受孕期补充维生素,特别是叶酸,也增加了双卵双胎的发生率
医源性原因	与应用促排卵药物、多胚胎宫腔内移植有关

发生时间早,易发生子痫。

(4) 妊娠肝内胆汁淤积症:双胎妊娠时的妊娠肝内胆汁淤积症的发病率是单胎妊娠的2倍,胆汁酸明显增高,早产、胎儿窘迫、死胎、死产、围生儿死亡率增高。

(5) 羊水过多:双胎妊娠羊水过多发生率为12%,急性羊水过多更常见于单卵双胎妊娠,与双胎输血综合征及胎儿畸形有关。

(6) 胎位异常:因胎儿较小,常伴胎位异常。分娩过程中第一个胎儿娩出后,第二个胎儿活动范围大,易转为肩先露导致难产。

(7) 胎盘早剥及前置胎盘:胎盘早剥及前置胎盘是导致双胎妊娠产前出血的主要原因,可能与妊娠高血压发病率增高有关。在分娩过程中,第一个胎儿娩出后,宫腔容积突然缩小,致使胎盘附着面随之缩小,是胎盘早剥的另一个常见原因。双胎妊娠时胎盘面积大,有时扩展到子宫下段及宫颈内口,即形成前置胎盘导致产前出血。

(8) 宫缩乏力:双胎妊娠因子宫膨大,肌纤维过度伸展,易发生原发性宫缩乏力,导致产程延长。

(9) 胎膜早破:双胎妊娠由于子宫膨大,压力高,容易发生胎膜早破。

(10) 产后出血:因子宫肌纤维过度伸展致宫缩乏力,双胎胎盘面积大,产后剥离面大,出血随之增多,故产后出血的概率增加。

2. 对胎儿的影响

(1) 早产:多因胎膜早破或宫腔内压力过高及严重母儿并发症所致,约50%的双胎妊娠并发早产。

(2) 脐带异常:单羊膜囊双胎易发生脐带互相缠绕、扭转,可致胎儿死亡。脐带脱垂也是双胎常见并发症,多发生在双胎胎位异常或胎先露未衔接、出现胎膜早破时,以及第一胎儿娩出后、第二胎儿娩出前,是胎儿急性缺氧死亡的主要原因。

(3) 胎头交锁及胎头碰撞：前者多发生在第一胎儿为臀先露、第二胎儿为头先露者。分娩时第一胎儿头部尚未娩出，而第二胎儿头部已入盆，两个胎头颈部交锁，造成难产；后者两个胎儿均为头先露，同时入盆，引起胎头碰撞难产。以上情况容易发生在胎儿较小、骨盆过大、第二个胎儿胎膜早破者或单羊膜囊双胎妊娠者。

(4) 胎儿畸形：双卵双胎妊娠胎儿畸形的发生率与单胎妊娠相似；而在单卵双胎中，胎儿畸形的发生率增加2~3倍。最常见的畸形为心脏畸形、神经管缺陷、面部发育异常、胃肠道发育异常和腹壁裂等。有些畸形为单卵双胎所特有，如联体双胎、无心畸形等。

(5) 胎儿生长受限：胎儿生长受限是多胎妊娠最常见的并发症，可能与胎儿拥挤、胎盘占蜕膜面积相对较小有关。此外，可见于两个胎儿间生长不协调，与双胎输血综合征、一胎畸形或一胎胎盘功能严重不良有关。

(6) 双胎输血综合征：双胎输血综合征是单绒毛膜双羊膜囊单卵双胎的严重并发症。在单绒双胎中，双胎输血综合征的发生率为10%~15%，是单绒双胎中最常见的威胁胎儿生命的并发症，可能在任何胎龄发生，出现越早，预后越差。

【临床表现及分类】

1. 双卵双胎 由两个卵子分别受精形成的双胎妊娠，称为双卵双胎（dizygotic twin），约占双胎妊娠的2/3。一个排卵周期，同时有两个卵子成熟、排出，并分别受精形成两个受精卵。因两个胎儿各自的遗传基因不同，故性别、血型可以相同或不同，指纹、外貌、精神类型等多种表型不同。可形成两个独立的胎盘，有时也可融合在一起，但血液循环各自独立。胎盘胎儿面有两个羊膜腔，中间隔有两层羊膜、两层绒毛膜，有时两层绒毛膜可融合为一层。

同期复孕（superfecundation）是两个卵子在短时间内不同时间（但不是同一次性交）受精而形成的双卵双胎。精子也可来自不同的男性，检测人类白细胞抗原分型可以识别精子来源。

2. 单卵双胎 由一个受精卵分裂而成的双胎妊娠，称为单卵双胎（monozygotic twin），约占双胎妊娠的1/3。单卵双胎的发生原因不明，不受种族、年龄、胎次、遗传、医源性因素的影响。一个受精卵分裂形成两个胎儿，由于基因相同，故两个胎儿性别、血型及外貌等均相同。按受精卵在早期发育阶段分裂的时间不同，形成下述4种类型。

(1) 双绒毛膜双羊膜囊单卵双胎（dichorionic diamniotic, DCDA）：分裂发生在桑葚期（受精后2~4d），形成两个独立的受精卵，两个羊膜囊。两个羊膜囊之间有两层绒毛膜、两层羊膜，胎盘为两个或一个。易误认为双卵双胎，需检查胎儿性别、血型等进行区别。此种类型约占单卵双胎的30%。

(2) 单绒毛膜双羊膜囊单卵双胎（monochorionic diamniotic, MCDA）：分裂发生在囊胚期（受精后4~8d），胎盘为一个，两个羊膜囊之间仅隔有两层羊膜。此种类型约占单卵双胎的68%。

(3) 单绒毛膜单羊膜囊单卵双胎（monochorionic monoamniotic, MCMA）：分裂发生在

羊膜囊已形成后（受精后9~13d），两个胎儿共存于一个羊膜腔内，共有一个胎盘。此类型约占单卵双胎的1%。

(4) 联体双胎：分裂发生在受精后13d以上、原始胚盘形成之后。此时，机体不能完全分裂成两个，导致不同程度、不同形式的联体儿，极罕见。如两个胎儿共有一个胸腔或共有一个头部等。

> **知识拓展**
>
> **如何鉴定双胎的卵性和绒毛膜性**
>
> 产前鉴定绒毛膜性的原因是因为它有利于评估产科风险。由于双卵双胎外观可能相似，而单卵双胎也不总是完全相同，因此鉴定卵性常需要复杂的遗传学检测。
>
> ● 超声评估：孕早期可以通过超声判断双胎的绒毛膜性，6周以前通过孕囊计数判断绒毛膜性较为准确。发现单个绒毛膜提示单卵双胎妊娠，然而如果存在两个绒毛膜既可能是单卵双胎，也可能是双卵双胎。存在2个独立的胎盘以及更厚的胎膜分隔支持双绒毛膜的诊断。如果在两层分隔的胎膜间有一个在绒毛膜表面伸展出去的三角形凸起的胎盘组织（术语为"双胎峰"征），提示为双绒双胎。如果两胎儿性别不同，几乎都为双绒毛膜双胎。联合运用胎盘位置、是否存在双胎峰和胎儿性别等指标来对双胎绒毛膜性判断的准确率为96%。随着孕周增加，胎儿占据宫腔比例加大，超声对胎盘隔膜连接处的观察受限，尤其在孕晚期，无双胎峰征也不能排除双绒毛膜性的可能。
>
> ● 胎盘检查：分娩后肉眼对胎盘和胎膜进行检查可明确大约2/3双胎的合子性质。当第一个胎儿娩出时，用一个脐带夹夹住其脐带。除非产前明确有2个胎盘，否则在另一个胎儿娩出前不采脐血。当第二个胎儿娩出后，用两个夹子夹在其脐带上。重要的是保证每个胎儿脐带均被夹住，这样可以防止胎盘吻合血管沿着未夹闭的脐带出血而导致未娩出胎儿失血。如果双胎儿共用一个羊膜囊或并列两个羊膜囊，囊间无绒毛膜将其隔开，就是单卵双胎；如果相邻的羊膜被绒毛膜分隔，则可能是单卵或双卵双胎，但双卵双胎更为常见。

【健康评估】

由于双胎妊娠的母体生理变化比单胎更为明显，双胎妊娠发生妊娠期母体和胎儿并发症的概率较单胎升高，围产儿死亡率也明显升高。除了巨大儿和过期妊娠，几乎每种产科并发症在多胎妊娠中都更常见。一般来说，妊娠风险与胎儿数目成正相关。因此对双胎妊娠应按照高危妊娠进行管理，在妊娠期应加强对母胎状态的监测。

1. 母体评估

(1) 健康史：询问孕妇年龄、孕产次，有无双胎家族史，孕前是否使用促排卵药物；了解本次妊娠经过及产前检查情况等。

(2) 身心状况。

① 早孕反应：评估有无恶心呕吐等早孕反应及严重程度。

② 贫血：评估孕妇营养状态、血红蛋白，评估孕妇有无头晕、乏力等自觉症状，评估孕妇皮肤、黏膜颜色、头发光泽等以了解有无贫血及贫血程度。

③ 压迫症状：评估孕妇食欲、呼吸情况等，评估有无双下肢水肿或静脉曲张。因双胎妊娠子宫增大明显，使横膈抬高，引起呼吸困难，胃部受压、胀满，食欲下降，摄入量减少，孕妇会感到极度疲劳和腰背部疼痛。

④ 体征：孕妇自诉多处有胎动，而非固定于某一处。由于双胎妊娠孕妇孕期所需要的热量较单胎妊娠是增高的，导致孕妇体重增加。在测量宫高腹围并行四步触诊检查时，如有下列情况，应考虑双胎妊娠：a.子宫比孕周大，羊水量也较多；b.孕晚期触及多个小肢体和两胎头；c.胎头较小，与子宫大小不成比例；d.在不同部位听到两个频率不同的胎心，同时计数 1min，胎心相差 10 次以上，或两胎心音之间隔有无音区；e.孕中晚期体重增加过快，不能用水肿及肥胖进行解释者。

双胎妊娠的孕妇在孕期必须适应两次角色转变，首先是接受妊娠，其次当被告知是双胎妊娠时，必须适应第二次角色转变，即成为两个孩子的母亲。双胎妊娠属于高危妊娠，孕妇既兴奋又常常担心母儿的安危，尤其是担心胎儿的存活率。

(3) 辅助检查。

① 超声检查：可以早期诊断双胎、畸胎，能提高双胎妊娠的孕期监护质量。超声检查是确诊双胎唯一安全、可靠的方法。从末次月经第一天算起，孕 5 周经阴道超声就能识别单独的孕囊及单独的卵黄囊，在孕 6 周可以看到胚胎的心脏搏动，孕 13 周后清楚显示两个胎头光环及各自拥有的脊柱、躯干、肢体等，超声检查对中晚期的双胎诊断率几乎达 100%。

② 多普勒胎心仪：应用多普勒胎心仪在孕 12 周后听到两个频率不同的胎心音。在不同部位听到两个频率不同的胎心，同时计数 1min，胎心相差 10 次以上，或两胎心音之间隔有无音区。

③ 产前筛查：由于双胎妊娠孕妇的高龄比例较高，双胎妊娠中染色体异常的风险明显升高。

④ 早产监测：早产是双胎妊娠最主要的并发症之一，可通过检测宫颈长度和胎儿纤维连接蛋白预测早产。在有先兆早产症状的双胎孕妇中，胎儿纤维连接蛋白可预测 7 天内的早产。

2. 胎儿评估

(1) 生长发育情况：双胎生长应通过连续超声检查进行监测。与单胎相比，生长受限和早产是双胎妊娠时围产儿并发症发生率和死亡率增高的主要原因。对双胎妊娠进行胎儿生长发育评估可及时发现双胎生长不一致、选择性胎儿生长发育等并发症并给予及时处理。在孕早期和中期，双胎的生长速度与单胎相比没有显著差异。孕 30~32 周开始，在没有合并症的情况下，双胎妊娠的生长速度慢于单胎妊娠。

① 双绒毛膜双羊膜囊双胎建议从孕 20 周起，每 4 周进行 1 次胎儿生长发育的超声评估和脐血流多普勒检测。孕 28 周后应酌情增加胎儿超声检查的频率，便于进一步发现双胎生长发育可能存在的差异和准确评估胎儿宫内状况。

② 由于单绒毛膜双羊膜囊双胎具有更高的围产儿发病率和死亡率，建议从孕 16 周起，每 2 周进行 1 次超声检查，增加产前检查频率。

(2) 宫内状况评估：双胎妊娠的胎盘功能不全，选择性胎儿生长受限和死胎的发生风险增加，因此需要定期对双胎进行宫内状况的评估。

① 无应激试验（NST）和胎儿生物物理评分（biophysical profile, BPP）均可有效监测双胎的宫内状态，且判定方法与单胎相同；建议 DCDA 双胎从孕 32～34 周开始、MCDA 双胎从孕 32 周开始每周一次常规进行 NST 或 BPP 以评估胎儿宫内状况。

② 胎儿血流多普勒超声检测可作为评估胎儿宫内健康状况的一种方法，参考值与单胎一致。包括胎儿脐动脉血流、双胎大脑中动脉收缩期血流峰速及静脉导管血流。血流阻力增加伴随舒张期血流速度下降常引起胎儿生长受限，血流监测结果不良可发生在超声发现胎儿生长受限之前。

(3) 羊水量的测定：对于双羊膜囊双胎，羊水量的测定是总体评估的重要部分。在监测每个胎儿羊水量情况时，应测量每个羊膜囊的最大羊水深度。孕 20 周前羊水最大暗区垂直深度（AFV）≥8cm，孕 20 周后 AFV≥10cm 为羊水过多，应排除染色体异常等胎儿畸形可能；AFV≤2cm 为羊水过少，AFV≤1cm 为严重羊水过少，提示子宫胎盘病理改变可能，应及时评估胎儿状况。

单绒毛膜单羊膜囊双胎的特有并发症主要依靠超声诊断。通过评估双胎的羊水分布和胎儿膀胱可以早期发现双胎输血综合征，通过测量双胎的大脑中动脉收缩期血流峰速可以早期发现双胎贫血－红细胞增多序列征。

不同类型双胎妊娠动态超声检测方法如表 5-9。

知识拓展

彩色多普勒超声血流监测

● 脐动脉多普勒血流检测：发育正常的胎儿的脐动脉血流以舒张期高速血流为特征，而生长受限胎儿的脐动脉舒张期血流速度减低，部分生长受限严重的胎儿脐动脉舒张期血流消失甚至出现逆流，围产期死亡率显著增加。因此，脐动脉血流多普勒流速可作为一种无创检查技术应用于胎儿生长受限的产前监护。异常血流是指舒张末期血流反向或消失。

● 胎儿大脑中动脉多普勒血流检测：胎儿大脑对缺氧最为敏感，缺氧时会启动"脑保护效应"（或称为"血流再分布"现象），以保证颅内供血相对稳定。胎儿缺氧初期，大脑中动脉扩张，阻力下降，以保证大脑血液供给，处于缺氧代偿期。此时若能及时处理，则胎儿预后良好。当脑动脉扩张不足以满足胎儿大脑对氧的需求时，会出现大脑中动脉阻力升高，进入缺氧的失代偿期。另外，大脑中动脉峰值流速（peak systolicvelocity, PSV）对胎儿贫血具有敏感的预测价值。胎儿贫血时，心输出量增加，大脑血流速度加快；同时，胎儿贫血导致血细胞比容降低，血液黏稠度下降，全身血流速度加快。PSV与胎儿贫血程度呈负相关，大脑中动脉PSV大于1.5中位数倍数是诊断胎儿贫血的依据，也是诊断胎儿贫血的无创指标。

- 胎儿静脉导管多普勒血流检测：静脉导管位于脐静脉与下腔静脉之间，对胎儿有氧血的分布起重要的调控作用。静脉导管多普勒血流波形可以反映血流动力学变化，评价胎儿右心室前负荷，从而提供胎儿宫内的生存状况，为临床诊断及治疗提供参考指标。正常胎儿静脉导管从孕早期开始α波是正向的，其搏动指数随孕周增加而降低。静脉导管搏动指数上升、α波缺失或倒置常见于非整倍体染色体异常、心脏缺陷、胎儿生长受限、胎儿心脏功能受损等情况。静脉导管α波倒置是胎儿宫内濒危的一个重要血流动力学指标。

【健康教育】

1. 营养摄入 目前各国都没有专门针对双胎的膳食指南和膳食宝塔，对于普通健康的双胎女性，大部分沿用常规孕期女性的膳食指南。膳食指南关键推荐：①补充叶酸，常吃含铁丰富的食物，选用碘盐；②孕吐严重者，可少量多餐，保证摄入含必要碳水化合物的食物；③孕中晚期适量增加奶、鱼、禽、蛋、瘦肉的摄入；④适量身体活动，维持孕期适宜增重；⑤禁烟酒，愉快孕育新生命，积极准备母乳喂养。

(1) 能量：对于双胎妊娠来说，孕妇的血液、子宫、胎儿体重、胎盘等组织的增加更多，孕期女性体重增加也较单胎孕妇更多，所以能量的摄入也会随之增加。双胎孕妇整个孕期能量摄入需增加35 000kcal，每天至少额外增加150～200kcal。一般建议孕中期开始，双胎孕妇每天能量摄入增加200～300kcal。

(2) 碳水化合物：对于双胎妊娠，建议每天碳水化合物的供能比应在50%～65%，并尽量选择低血糖生成指数（glycemic index, GI）的碳水化合物。此外，在早孕阶段，即使有妊娠反应，碳水化合物的每天推荐摄入量不应少于175g。

(3) 蛋白质：建议按照总能量的15%～20%来摄入蛋白质，即孕中期每天保证90～120g蛋白质，而孕晚期可以考虑增加到95～127g/d。

表5-9 不同类型双胎妊娠动态超声监测

双胎类型	起始孕周	监测频率	监测内容
双绒毛膜性	20周	每4周1次	胎儿生长发育状态、脐动脉血流
单绒毛膜性	16周	每2周1次	胎儿生长发育状态、双胎羊水分布、胎儿脐动脉血流情况等

(4) 脂肪：脂肪的供能比不应超过 30%，饱和脂肪酸不超过 1/3，且单不饱和脂肪酸的摄入比例应高于多不饱和脂肪酸。一般每周至少 2 次，总共 340g 的水产品，如虾、小型吞拿鱼、三文鱼、鳕鱼可以保证充足的 ω-3 多不饱和脂肪酸的摄入。ω-3 多不饱和脂肪酸是人体无法合成，需要通过食物获得以满足人体需要的必需脂肪酸之一，DHA 属于 ω-3 多不饱和脂肪酸之一。通过食用深海鱼可以获得 DHA，但可能存在重金属残留的问题。根据美国环保署的建议，孕期需要避免的高重金属含量的深海鱼包括鲨鱼、剑鱼、大王马鲛鱼、方头鱼等，并不包含之前提到的小型吞拿鱼、鳕鱼等。不同营养素比例分配可参考 2013 版孕期女性膳食营养素参考摄入量表（表 5-10）。

(5) 矿物质与维生素：关于维生素和矿物质的推荐摄入量，并没有针对双胎的指南，所以原则上仍然使用单胎孕期的推荐，但对于某些缺乏风险较高的维生素和矿物质，必须警惕不足的风险。不同种类食物中富含的营养素见表 5-11。

① 铁：正常情况下，孕期铁丢失在双胎、单胎基本相同，而双胎胎儿生长及胎盘中的铁储备，循环血量及红细胞增加在孕早期变化不大，主要集中在孕中及孕晚期。单胎妊娠和双胎妊娠铁需要量的比较见表 5-12，常规孕早、中、晚期铁的推荐摄入量分别为 14mg/d、24mg/d、29mg/d，孕妇铁的可耐受最高摄入量为 42mg/d，因此，考虑双胎妊娠孕中孕晚期铁的摄入量接近 30mg/d 是安全合理的。在食物选择上，补充剂并不一定是必需品，保证红色肉类、动物内脏、血制品摄入可以保证充足的铁。

② 钙：对于双胎妊娠，美国妇产科医师协会（American College of Obstetricians and Gynecologists, ACOG）建议钙每日膳食推荐摄入量为 2000～2500mg。《中国孕产妇钙剂补充专家共识（2021）》谨慎推荐孕期每日应补充钙剂 1000～1500mg。乳制品、豆制品、虾皮、小鱼都是钙含量比较丰富的食物。

③ 碘：除碘盐外，建议每周至少增加 2 次富含碘的食物，如海带、紫菜、海鱼等。

④ 锌：孕期锌的推荐摄入量采用美国医学研究所的标准，为 9.5mg/d。贝类、红色肉类、动物内脏、干酪、虾、燕麦、花生酱都是锌的良好来源。

⑤ 叶酸：孕期的叶酸推荐摄入量为 600μg DFE/d［膳食叶酸当量（dietary folate

表 5-10 2013 版孕期女性膳食营养素参考摄入量表

时期	能量需要量（kcal/d）	宏量营养素可接受范围				推荐摄入量
		总碳水化合物（%E）	添加糖（%E）	总脂肪（%E）	饱和脂肪酸（%E）	蛋白质
孕早期	1800	50～65	<10	20～30	<10	55
孕中期	2100	50～65	<10	20～30	<10	70
孕晚期	2250	50～65	<10	20～30	<10	85

%E. 占能量的百分比
双胎孕妇每天能量摄入在单胎的基础上增加 200～300kcal；蛋白质按照总能量的 15%～20% 来增加

表 5-11 不同种类食物中富含的营养素

营养素	谷薯类	蔬菜、水果	畜、禽、鱼、蛋、奶类	大豆、坚果	油脂类
蛋白质			√	√	
脂肪			√	√	√
碳水化合物	√				
膳食纤维	√	√			
维生素 A		√	√		
维生素 E				√	√
维生素 B_1	√		√		
维生素 B_2	√		√		
叶酸	√	√			
烟酸	√				
维生素 B_{12}			√		
维生素 C		√			
钙		√	√	√	
镁	√	√		√	
钾	√	√		√	
铁	√		√	√	
锌	√		√	√	
硒			√		

表 5-12 单胎妊娠和双胎妊娠铁需要量比较

铁需要量	单胎 /mg	双胎 /mg
日常丢失（0.68×280d）	190	190
胎儿成长的铁储备	270	540
胎盘脐带铁储备	80	120
随循环血量及红细胞量的增加血红蛋白中蓄积的铁	300	383
总增加需要量	840	1233
月经停止后节约的铁	−364	−364
总计	476	869

cquivalent, DFE]，美国医学研究所明确建议，单胎和双胎的叶酸补充量一致。叶酸广泛存在于各种动植物性食物中，其中动物肝脏、豆类、酵母、坚果、深绿色叶菜的叶酸含量较高，但天然叶酸吸收率较低，因此仍应注意口服补充叶酸制剂。

⑥ 维生素 A：我国现有指南建议孕中晚期维生素 A 的推荐摄入量较孕前增加 70μg/d，为 770μg/d；对于双胎孕妇，可以从孕中期开始额外增加 50~70μg/d。羊肝、猪肝、鸡心、奶油、鸡蛋、胡萝卜、南瓜、芒果、番茄都是常见的维生素 A 含量较高的食物。

⑦ 维生素 D：维生素 D 的推荐摄入量为 400U/d。对于双胎妊娠来说，研究显示即使是 1000U/d 的补充量也不会导致过量的不良反应。

2. 体重管理

(1) 双胎妊娠孕妇的体重增加：母体孕期营养状况与分娩孕周及胎儿生长发育状况紧密相关，会直接影响妊娠结局。孕早期的体重增加能改善母体营养储备，为妊娠后期胎儿需求量升高做好准备。另外，适宜的母体营养状态和足够的孕早期体重增加可促进胎盘的生长发育，更好地为胎儿提供营养。研究发现，双胎妊娠的体重增长开始得更早（大约 8 周左右）也更快。国外研究提示双胎妊娠从孕中期开始，每周的体重增加在 0.75kg 左右，整个孕期的体重增加则在 16~20.5kg。美国医学研究所针对孕前不同 BMI 指数的孕妇提出不同的体重增长建议，见表 5-13。

(2) 体重的监测与管理：对于双胎妊娠孕期体重管理，定期的监测很重要。一般来说，孕早期体重变化不大，可每月测量 1 次。孕中、孕晚期应每周测量体重，并根据体重增长速率调整能量摄入和身体活动水平。

在体重测量时，除了使用校正准确的体重秤，还要注意每次称重应选择晨起空腹，排空大、小便，脱鞋帽和外套，仅穿单衣，以保证测量数据的准确性和监测的有效性。在产检常规监测的基础上，应建议孕妇每周自行监测体重，并使用表单或软件记录。

(3) 体重控制的营养原则：碳水化合物：占总能量的 50%~60%，控制单糖双糖（单糖如葡萄糖、果糖，双糖如蔗糖等），并兼顾个人喜好。

① 蛋白质：占总能量的 15%~20%，其中动物性蛋白（优质蛋白）至少占 1/3。

② 脂肪：占总能量的 25%~30%，应限制饱和脂肪酸，如动物油脂、椰奶、全脂奶制品。

表 5-13　美国医学研究所孕期适宜体重增长值及增长速率

孕前 BMI（kg/m²）	双胎总增重范围（kg）	单胎总增重范围（kg）
孕前低体重（＜18.5）	暂无推荐范围	12.5~18
孕前正常体重（18.5~24.9）	16.7~24.3	11.5~16
孕前超重（25.0~29.9）	13.9~22.5	7~11.5
孕前肥胖（≥30.0）	11.3~18.9	5~9

③膳食纤维：对于控制体重人群，可以增加饱腹感，但需注意过量的膳食纤维可能会干扰微量元素及维生素的吸收，导致消化道不耐受。

④餐次安排：少食多餐更利于避免低血糖以及因为过饥导致的过食，减少消化道的刺激；一般建议每日 5~6 餐，餐间隔在 2~4h 为宜；供能比参考早餐+早点（30%），午餐+午点（40%），晚餐（30%）。

在体重控制的过程中尤其应注意避免酮症的发生，保证碳水化合物的摄入，并注意监测。由于双胎孕期激素水平变化多于普通的单胎妊娠，碳水化合物的代谢也快于单胎妊娠，故双胎妊娠较单胎妊娠血糖水平更低，更易发生酮症。酮症被认为可能是早产的危险因素，尤其对于双胎来说更是如此。因此，保证碳水化合物的摄入，对于双胎妊娠很有必要。

3. 运动指导 运动或者体力活动对于孕期女性健康的好处是毋庸置疑的。但对于双胎妊娠女性，选择运动前应咨询医师或专业人士的建议，以避免早产及流产的发生。运动的选择应以舒缓的运动为宜，如散步、孕妇体操和瑜伽等，而对于那些容易失去平衡和伤及胎儿的运动则要注意避免。

合理的运动可以帮助孕产妇控制体重，尤其对于体重增加过快的孕产妇。在双胎妊娠的过程中，不应该对运动过于抵触，相反应该更加个性化地制订运动方案，并及时调整，在安全的前提下，达到最佳效果。

（方晓纯　翟巾帼）

【自测题】

单项选择题

1. 下列何种情况与双胎妊娠无关？（　　）

A. 胎膜早破　　　　　　　　B. 早产　　　　　　　　C. 胎位异常

D. 胎盘早剥　　　　　　　　E. 胎盘功能不全

2. 双胎产前检查时在不同部位听到 2 个不同速率的胎心音，每分钟相差在（　　）以上？

A. 5 次　　　　　　　　　　B. 10 次　　　　　　　　C. 15 次

D. 20 次　　　　　　　　　E. 25 次

3. 双胎妊娠的定义应为（　　）

A. 一次妊娠有两个胎儿　　　　B. 一个胎囊中有两个胎儿

C. 一次妊娠有两个胎儿和两个胎盘　D. 一个受精卵分裂成两个胎儿

E. 两个卵子受精形成的两个胎儿

4. 女，初孕妇，30 岁，妊娠 38 周，双胎妊娠，双头位。产程进展顺利，第 1 个胎儿娩出后，第 2 个胎儿胎心音突然消失，伴有阴道多量流血，腹部见子宫轮廓清楚，宫底达脐上 3 指。此时最可能发生的情况是（　　）

A. 羊水栓塞　　　　　　　　B. 先兆子宫破裂　　　　　C. 子宫破裂

D. 前置胎盘　　　　　　　　　　E. 胎盘早剥

5. 双卵双胎的特点就是（　　）

A. 两胎囊间的中隔由两层羊膜与两层绒毛膜组成

B. 有发生双胎输血综合征的可能

C. 胎儿畸形率高于单胎

D. 发生率低于单卵双胎

E. 两个胎儿体重悬殊

下篇　精品案例实训指导

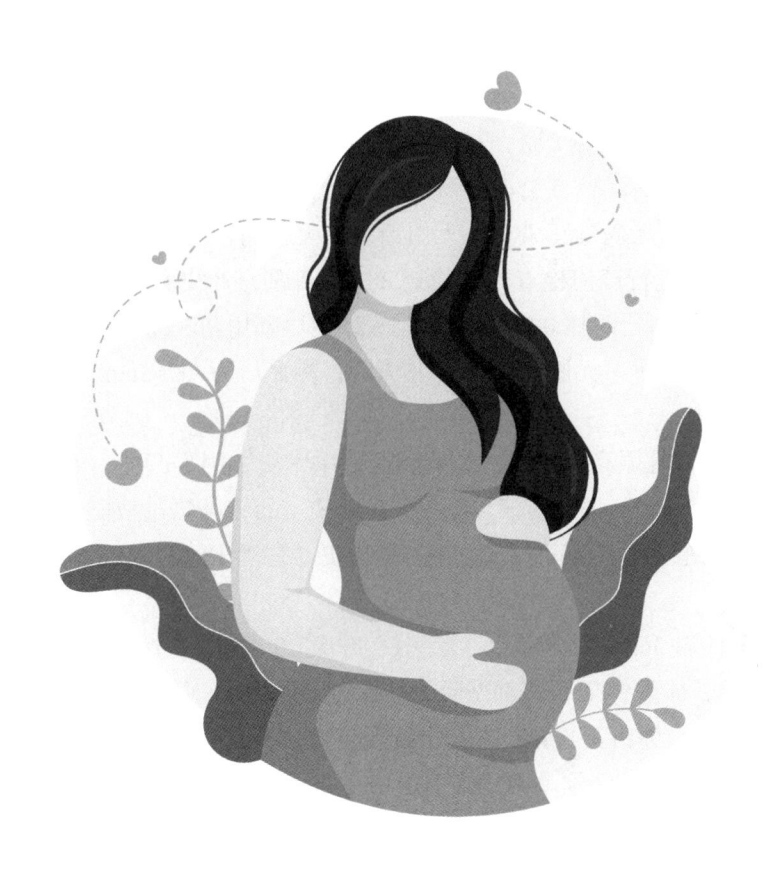

第6章 妊娠期并发症的实训指导

实训1 自然流产

一、实训目标

1. 掌握不同类型流产后的饮食、运动、休息、心理等健康教育内容。
2. 熟悉自然流产临床症状及表现,流产相关药物的用药指导。
3. 了解自然流产的病因、对母婴的影响及健康评估等基本知识。
4. 能够对流产孕妇进行正确的分型及健康评估,并提供相应的健康教育指导。

二、实训内容与形式

【案例分析】郭女士,孕4产1,39岁。主诉:停经15^{+1}周,少许阴道出血2h。现停经15^{+1}周,平素月经规则,4~5/35d。停经40d始出现早孕反应,查尿hCG(+),停经期间无有害物质接触史,无病毒感染史,无用药史,无腹痛、阴道出血及流液史。停经9^{+6}周始建围生期保健卡进行产前检查,共检查2次,有剖宫产史和重度先兆子痫死胎引产史。孕12周开始口服阿司匹林0.5mg,1次/天,遵医嘱用药。今日8时许无诱因出现阴道出血,血色暗红,量少,无腹痛无阴道及流液,测血压为98/65mmHg。孕妇现无胸闷心慌、气喘等不适。

【既往史】既往有妊娠高血压病史,有宫腔镜手术史、剖宫产史、人工流产史,重度子痫死胎引产史。否认"肝炎、结核、癫痫"等病史,否认药物过敏史,否认外伤史。否认家族有高血压,糖尿病,癫痫,恶性肿瘤等病史。初潮13岁,25岁结婚,爱人体健,生育史1-1-1-1。

【体格检查】体温36.6℃,脉率78次/分,呼吸20次/分,血压116/75mmHg;发育正常,身高156cm,体重54kg,腹部微隆,宫底耻上四横指;下腹见一约10cm横形手术瘢痕,双下肢无浮肿。体格及心肺检查均未发现异常。

【专科检查】子宫底位于耻骨联合上四横指,子宫增大如孕3个多月大小,无压痛,未及宫缩,胎心音130/min,胎心规律。外阴已婚已产式,阴道通畅,见少量暗红色血液;宫颈光滑,质中,居后,无接触性出血,宫口未开,双附件未触及异常。

【辅助检查】血常规示:白细胞$7.4×10^9$/L,血红蛋白118g/L、红细胞比容38%,血小板$201×10^9$/L。凝血酶原时间(prothrombin time, PT)、活化部分凝血活酶时间均正常。血生化功能:肝、肾功能及血糖等均无异常。超声:宫内中期妊娠,约15^{+3}周,胎儿双顶径(biparietal diameter, BPD)3.2cm,腹围9.1cm,股骨长1.7cm;胎心音140次/分;胎盘 0 级，位于子宫后壁，厚 18mm；羊水量正常范围。心电图：窦性心率 78 次 / 分，未见异常。

三、实训要求

1. 组建健康教育小组，创建一个参与式的环境，提供公告板、模型或图片、相关宣传资料等物品。

2. 获取孕妇的一般资料、孕产史、家族史、超声检查及实验室检查结果，采用一般的健康问卷和贝克抑郁自评量表对孕产妇进行测量与评估。

3. 根据评估的内容及孕妇和家属的知识、技能、态度差距做出准确的健康教育诊断并确定健康教育目标。

4. 教育前填写知识问卷调查，提前发放自然流产的相关宣传资料。

5. 对主持人进行自然流产案例式教学的专业素养、引导能力、心理健康分析，心理支持模式等方面培训。

6. 案例预测试，并进一步对预测试的目标是否得到了解决、时间分配是否合理等进行评价。

7. 确定健康教育的时间和地点，确保参与孕妇都能看到教学过程中的评估结果、问题和陈述的公告板。

8. 结合案例，使用结构化的方法促进讨论。

主题一：对郭女士进行健康评估，她存在哪些发生流产的高危因素？

邀请参与者讨论及发言，引导参与者关注案例中孕妇的高危因素，思考并学习自然流产的定义、病因及临床表现，掌握自然流产后的护理知识。

主题二：结合郭女士的情况，如何对她进行用药指导？

邀请参与者讨论及发言，关注孕期用药对母婴的影响，包括使用阿司匹林的目的、风险、不良反应及注意事项。

主题三：针对案例中郭女士的情况，在产前检查过程中应重点关注哪些方面？

邀请参与者讨论及发言，关注如何识别流产的风险因素并进行动态评估，及时识别流产的症状，做好早期照顾和自我管理。

主题四：针对案例中孕妇有重度子痫死胎引产史，目前停经 15^{+1} 周，少许阴道出血 2h，应如何做好健康教育指导？

邀请参与者讨论及发言，引导孕妇关注并思考不良孕产史对孕产妇的影响，并思考如何对其进行饮食、运动、休息、心理等健康教育内容的指导。

9. 根据讨论做出总结，给予相应的健康教育知识补充。

10. 请为案例中的郭女士制订一份健康教育干预方案。干预方案应包括：健康教育计划（包括健康教育目标及方法）、健康教育内容（健康知识传授、心理健康指导、孕产期检查指导、孕期自我监测、孕期运动指导）、健康教育评价等。

（沈惠玲）

实训 2　异位妊娠

一、实训目标

1. 掌握有关异位妊娠的相关知识和信息,全面了解异位妊娠的特点、治疗方法、预后等。
2. 能够对异位妊娠高危因素进行评估,识别异位妊娠破裂的典型症状,积极配合做好术前准备。
3. 了解异位妊娠非手术治疗和手术治疗的护理要点。
4. 掌握异位妊娠术后及出院后健康教育及预防指导。

二、实训内容与形式

【案例分析】方女士,29岁。主诉:停经2月,不规则阴道出血20d。孕妇平素月经不规律,3~4/33~37d,量色正常,无痛经。孕妇4月18日开始阴道出血,量较少,色暗且淋漓不净,经常感头晕、乏力及下腹痛。5月2日再次出现少量流血,色黑,下腹疼痛剧烈时有撕裂感,伴有恶心、呕吐、头晕,急诊入院。

【既往史】否认高血压、糖尿病、冠心病、肾病史。否认肝炎,结核等传染病史。否认外伤、手术、输血、中毒史。否认药物、食物过敏史。否认饮酒嗜好,无特殊不良嗜好。结婚半年。生育史:0-0-0-0。无遗传病家族史。

【体格检查】体温37.4℃,脉搏118次/分,呼吸26次/分,血压80/50mmHg。平车推入病房,神志清,面色苍白。双肺呼吸音清,未闻及干湿性啰音。心率118次/分,律齐,各瓣膜听诊区未闻及杂音。腹平坦,腹肌紧张,右下腹压痛伴反跳痛,移动性浊音阳性。

【专科检查】外阴:已婚未产式;阴道:见少量暗红色血液;宫颈:举痛;子宫:稍大稍软,子宫右侧可触及不规则包块,软硬不均,压痛明显。

【辅助检查】血常规:血红蛋白65g/L,红细胞计数2.0×10^{12}/L,红细胞平均体积80fl,白细胞计数11.1×10^9/L,血小板计数210×10^9/L。经阴道子宫附件(三维)诊断意见:①子宫未见明显异常,子宫内膜厚度为10mm。②右侧附件区不均回声区(95mm×42mm),考虑宫外孕破裂并血块声像,右侧附件区未见明显异常包块。③盆腔、腹腔积液(子宫后方可见前后径约32mm的无回声,肝肾间隙可见约23mm的液性暗区,脾脏周边可见游离液性暗区,较宽处10mm)。孕妇血hCG较前上升,考虑:异位妊娠破裂伴盆腹腔积血。

【手术】立即完善术前准备,急送手术室在全麻下行腹腔镜手术。术后孕妇病情稳定,术程顺利,生命体征平稳,术中清出盆腹腔积血及血块约1000ml,术中输液1100ml,留置尿管通畅,术后组织物送病理检查。

【术后】术后第一天,神志清楚,精神疲倦,腹部伤口处微痛,头晕乏力,恶心欲吐,无腹胀腹泻,无阴道出血,睡眠一般,已排气,未排便。查血常规:血红蛋白68g/L,输注 O 型 RH 阳性去白细胞悬浮红细胞 4U 以纠正贫血，输血过程顺利，未诉特殊不适。

【出院】术后第三天复查血常规：血红蛋白 97g/L。已排便。术后第四天无特殊不适，要求出院。

三、实训要求

1. 组建健康教育小组，创建一个孕妇参与的环境，提供公告板、血压器、术前准备用物（备皮刀、导尿包、留置针等）、心电监护仪图示、王不留行等物品。

2. 获取孕妇的一般资料、月经史、妊娠史、家族史、血 hCG、子宫附件超声检查等检查结果，进行评估。

3. 教育前填写异位妊娠的知识问卷调查，了解孕妇及家属对异位妊娠知晓的程度。根据评估的内容及孕妇和家属掌握的知识、技能、态度等差距做出准确的健康教育诊断并确定好健康教育目标。

4. 能对孕妇及家属进行术前术后及出院后的健康教育。

5. 对主持人进行异位妊娠案例式教学的专业素养、沟通能力、情景模拟教学方法等方面培训。

6. 案例通俗易懂，生动有趣，孕妇及家属能清晰了解，并能积极参与其中。

7. 确定健康教育的时间和地点，确保参与孕妇都能看到教学过程中的评估结果、问题和陈述的公告板。

8. 结合案例，使用结构化的方法促进讨论。

主题一：案例中的孕妇存在什么问题？该如何进行术前评估？有哪些发生休克的风险因素？

邀请参与者讨论及发言，引导参与者关注案例中月经史、阴道出血、腹部疼痛的问题，思考并学习异位妊娠的定义、病因及临床表现，掌握异位妊娠的症状、发生休克的风险因素。

主题二：根据案例中异位妊娠孕妇进行腹腔镜手术，思考术前术后应进行哪些健康指导？

邀请参与者讨论及发言，关注异位妊娠手术术前术后护理指导，包括术前术后饮食、心理、运动指导等，加强术后疼痛指导结合中医治疗。

主题三：针对案例中孕妇术后回病房出现伤口疼痛，应如何做好健康宣教？

邀请参与者讨论及发言，引导孕妇放松心情、调节呼吸，结合中医护理治疗，如耳穴压豆、穴位贴敷来缓解疼痛。如出现肩部疼痛可进行肢体活动和吸氧来缓解。

主题四：针对案例中的孕妇，在术后出院应注意哪些方面？

邀请参与者讨论及发言，关注孕妇术后营养、运动、避孕等，注意对再次妊娠的风险因素进行动态评估，及时识别异位妊娠典型症状，对再次妊娠的孕妇尽早来院就诊判断妊娠正常与否，做好早期照顾和自我管理。

9. 根据讨论做出总结，给予相应的健康教育知识补充。

10.请为案例中的方女士制订一份健康教育方案。健康教育方案应包括：健康教育需求、健康教育问题、健康教育计划（包括健康教育目标及方法）、健康教育内容（如健康知识传授、健康行为养成、健康技能训练、健康态度塑造、社会支持建立、环境改造等内容）、健康教育实施、健康教育评价等内容。

（曹永春）

实训3 早产

一、实训目标

1.掌握数胎动的方法，知晓胎动异常是胎儿缺氧的先兆表现。掌握早产发作时的典型症状、早期照顾和自我管理，同时理解早产的潜在风险及其对母婴健康的影响。

2.熟悉早产的高危因素和临床表现，并能进行详细的健康评估，包括识别早产迹象和评估母婴健康状况，同时提供针对性的健康教育，帮助孕妇理解早产的风险和预防措施。

3.了解早产的预测方法及预防策略，理解早产的风险因素，并通过生活方式的调整来降低早产发生的可能性，同时了解妊娠期间的常规检查的重要性，以及如何与医疗团队合作以确保母婴健康。

4.能够对早产的风险因素进行动态评估，识别早产发作时的典型症状，做好早期照顾和自我管理。

二、实训案例

【案例分析】李女士，40岁，孕3产1。主诉：停经29周，无痛性阴道出血2h。

【孕期情况】孕前诊断为甲状腺功能减退，服用左甲状腺素钠片。孕早期使用黄体酮和地屈孕酮片保胎3个月。产检显示基础血压正常，无乙肝、梅毒、艾滋病等。地中海贫血基因检测显示a-SEA缺失型杂合子。无创胎儿游离DNA检测显示低风险。

【近期状况】孕中期彩超未见胎儿畸形，糖化血红蛋白6.0%。近日来出现阴道出血约100ml，无其他症状。孕期体重增加6kg，胎动正常。

【既往史】3年前足月顺产一男婴，次年人工流产1次。体检输卵管造影未见异常，去年有行宫腔镜检查提示宫腔粘连，遂行宫腔粘连分离术，具体手术方式不详。今年在医院生殖中心行体外受精胚胎移植，孕前检查发现糖尿病、甲状腺功能减退症。否认肝炎、结核等传染病史，否认高血压等慢性病史，否认药物过敏史，否认外伤史。

【体格检查】体温36.7℃，脉率78次/分，呼吸20次/分，血压114/78mmHg。贫血貌，心肺听诊无异。

【专科检查】宫高27cm，腹围92cm，LOA，胎心140次/分，胎心规律，头先露，未衔接，腹软，宫缩无，子宫张力正常，无压痛，肝脾肋下未触及，双下肢水肿，胎儿估重1.4kg。经阴道窥查可见少许暗红色血块，量约20ml，宫颈光滑，宫口未开；未行内诊。

【辅助检查】地中海贫血基因诊断：a-SEA缺失型杂合子。口服葡萄糖耐量实验（OGTT）：4.7、11.9、11.2mmol/l。彩超：头位，双顶径7.1cm，股骨长5.6cm，头围26.7cm，腹围25.4cm，羊水指数10.2cm，脐血流（S/D）2.38，单活胎，脐带无绕颈，胎盘下缘覆盖宫颈内口。入院后彩超提示子宫前壁可见大小约3.2cm×1.5cm的低回声肿块，边界清，内回声欠均匀。血常规：血红蛋白浓度88g/L，红细胞压积27.7%。

三、实训要求

1. 组织并掌握早产的主要知识点，通过创建一个参与式学习环境，提供必要的教育资源和工具，如公告板、血压仪、体重秤、记录表格等，以便于学习和理解早产的高危因素和临床表现。

2. 灵活运用营养、运动、休息及其他生活方式的健康管理知识，并将其融入早产的健康教育中，同时获取和评估孕妇的一般资料、病史、家族史、实验室检查结果等，以便于更好地理解和应对早产的问题。

3. 培养整合理论知识以分析问题的能力，并根据评估内容及孕妇和家属的知识、技能、态度差距做出准确的健康教育诊断，确定健康教育目标。

4. 教育前填写知识问卷调查，提前发放Creasy早产危险因素评分表。

5. 对主持人进行早产案例式教学的专业素养、引导能力、情景模拟教学方法等方面培训。

6. 案例预测试，并进一步对预测试的目标是否得到了解决、时间分配是否合理等进行评价。

7. 确定健康教育的时间和地点，确保参与孕妇都能看到教学过程中的评估结果、问题和陈述的公告板。

8. 结合案例，使用结构化的方法促进讨论。通过分组或独立完成案例分析，实现早产预防知识的深入理解和应用。

主题一：案例中存在哪些健康评估的问题？

在李女士的当前健康状况中，哪些因素可能增加她发生早产的风险？孕妇应该如何监测自身健康状况，以识别早产的迹象？当出现哪些症状应及时就医？作为家属应该如何了解和识别早产的风险因素？

主题二：早产后检查指导应该如何进行？

助产士考虑到李女士的情况，如何有效地进行早产后的监测和指导？当产妇发生早产时，应该如何配合医护人员进行检查和治疗？家属在李女士可能早产的情况下，如何在医疗过程中提供支持和帮助？

主题三：健康教育干预方案应该如何进行？

助产士针对李女士的具体情况，应该如何制订一个全面的健康教育干预方案？孕妇应该如何积极参与到自己的健康管理中，以减少早产发生的风险？家属应该如何对李女士提供支持和照顾？使用生动的图像、图表和统计数据来支持你的信息。

9. 根据讨论做出总结，给予相应的健康教育知识补充。

10. 请为案例中的李女士制作一个健康教育视频。内容包括以下几方面。

(1) 早产定义与统计：简要介绍早产是什么，以及早产的普遍性。

(2) 原因与预防：详细讨论导致早产的因素，并提供实用的预防措施，如健康生活方式和定期产检。

(3) 识别早产征兆：清楚描述早产的警告信号，并指导孕妇如何应对这些征兆。

(4) 身心健康关注：探讨早产对母亲身心健康的可能影响，并提供应对策略和支持资源。

(5) 早产儿护理：说明早产儿可能需要的特殊护理和父母的重要作用。

（黄　婷　田晓迎）

实训 4　妊娠高血压

一、实训目标

1. 掌握测量血压的正确方法；妊娠高血压饮食、运动、睡眠等健康教育的内容；准确记录 24h 出入量。

2. 熟悉硫酸镁等药物用药过程中的自我监护，识别硫酸镁毒性反应的早期症状。

3. 了解妊娠高血压的高危因素、对母儿的影响、临床表现、疾病进展等基本知识。

4. 能够对先兆子痫的风险因素进行动态评估，识别子痫发作时的典型症状，做好早期照顾和自我管理。

二、实训案例

陈女士，37 岁，超市营业员。主诉：停经 34 周，发现血压升高 1 个月，加重一天。患者为第一次妊娠，现停经 34 周，平素月经规则，4～5/35d。停经 40d 始出现早孕反应及尿 hCG（+），停经 4 个月余始觉胎动、至今良好，停经期间无有害物质接触史，无病毒感染史，无用药史，无腹痛、阴道出血及流液史。停经 12 周始建围生期保健卡进行产前检查，共检查 3 次未发现其他异常。目前无明显诱因出现双下肢浮肿，当时产前检查血压为 145/90mmHg，尿常规检查正常，未遵医嘱用药。入院前一天患者感觉头晕不适，无眼花、恶心呕吐，无胸闷心慌，测血压为 160/110mmHg。患者现无胸闷心慌、气喘等不适，无腹痛、无临产征兆。

【既往史】既往体健，否认"肝炎、结核、癫痫"等病史，否认药物过敏中，否认手术外伤史。23 岁结婚，爱人体健，生育史 0-0-0-0，初潮 13 岁。否认家族有高血压、糖尿病、癫痫、恶性肿瘤等病史。父母健在。母亲有高血压病史。

【体格检查】体温37℃，脉率90次/分，呼吸20次/分，血压160/110mmHg。一般情况可，发育正常，营养良好；孕前身高157cm，体重63.5kg，现体重78.3kg；神志清楚，精神过度紧张，配合查体；皮肤黏膜无黄染，无皮疹及出血点；浅表淋巴结未触及肿大；头颅五官正常，巩膜无黄染；甲状腺无肿大；胸廓无畸形，两侧乳房丰满；心肺检查未发现异常；妊娠腹型，肝脾肋下未及；四肢活动正常，下肢浮肿（++）；外阴无瘢痕溃疡，无静脉曲张，肛门无痔疮。

【专科检查】宫高36cm，腹围96cm，胎位左枕前，胎心140次/分，先露头，已衔接，胎膜未破，未及宫缩，宫颈管长约2cm，质中，居后，宫口未开。骨盆外测量：髂棘间径25cm，髂前上棘间径27cm，骶耻外径19cm，坐骨结节间径9cm。

【辅助检查】血常规：白细胞 7.4×10^9/L，血红蛋白133g/L、红细胞比容37.1%，血小板 170×10^9/L。凝血酶原时间（PT）、活化部分凝血活酶时间（APT）均正常。血电解质：K^+ 4.62mmol/L，Na^+ 137.9mmol/L，Cl^- 106.5mmol/L。血生化功能：肝、肾功能及血糖等均无异常。无应激实验（NST）：反应良好，评分10分。超声：胎儿双顶径（BPD）9.4cm；胎心140次/分；胎盘Ⅱ级，位于宫底部，厚43mm，羊水指数（AFI）101mm，脐血流（S/D）2.2。心电图：窦性心率90次/分，未见异常。眼底检查：眼底A：V=1：3，视网膜未见水肿，未见渗出及出血。尿常规：蛋白（++），其余无异常。尿雌三醇/肌酐（E/C）值为15。

三、实训要求

1. 组建健康教育小组，创建一个参与式的环境，提供公告板、血压仪、体重秤、出入量记录表格、24h血压波动监测图示等物品。

2. 获取孕妇的一般资料、高血压病史、家族史、24h尿蛋白定量等实验室检查结果，采用24h膳食回顾调查表和丹麦体力活动量表对孕产妇进行评估。

3. 根据评估的内容及孕妇和家属的知识、技能、态度差距做出准确的健康教育诊断并确定健康教育目标。

4. 教育前填写知识问卷调查，提前发放妊娠高血压的结构化表格。

5. 对主持人进行妊娠高血压案例式教学的专业素养、引导能力、情景模拟教学方法等方面培训。

6. 案例预测试，并进一步对预测试的目标是否得到了解决、时间分配是否合理等进行评价。

7. 确定健康教育的时间和地点，确保参与孕妇都能看到教学过程中的评估结果、问题和陈述的公告板。

8. 结合案例，使用结构化的方法促进讨论。

主题一：案例中的孕妇存在什么问题？该如何正确测量血压？孕妇的血压正常值为多少？

邀请参与者讨论及发言，引导参与者关注案例中孕妇血压高的问题，思考并学习妊娠高血压的定义、病因及临床表现，掌握测量血压的正确方法，做好妊娠期血压水平的自我监测。

主题二：根据案例中孕妇的临床表现及相关检查，思考妊娠高血压会有母胎带成什么样的影响？

邀请参与者讨论及发言，关注妊娠高血压的影响，包括全身小动脉痉挛对孕妇身体各脏器的影响、子痫发作时对母儿的伤害、子宫胎盘血管痉挛造成的胎儿窘迫甚至胎盘早剥等。

主题三：针对案例中的孕妇，在产前检查过程中应重点关注哪些方面？

邀请参与者讨论及发言，关注如何监测胎心、自数胎动，注意对先兆子痫的风险因素进行动态评估，及时识别子痫发作时的典型症状，做好早期照顾和自我管理。

主题四：针对案例中孕妇血压160/110mmHg，下肢浮肿（++）、尿蛋白（++）等问题，应如何做好健康教育指导？

邀请参与者讨论及发言，引导孕妇关注并思考妊娠高血压饮食、运动、睡眠等健康教育的内容；学会准确记录24h出入量；熟悉硫酸镁等药物用药过程中的自我监护，识别硫酸镁毒性反应的早期症状。

9. 根据讨论做出总结，给予相应的健康教育知识补充。

10. 请为案例中的赵女士制订一份健康教育干预方案。干预方案应包括：健康教育需求、健康教育问题、健康教育计划（包括健康教育目标及方法）、健康教育内容（如健康知识传授、健康行为养成、健康技能训练、健康态度塑造、社会支持建立、环境改造等）、健康教育实施、健康教育评价等。

（翟巾帼）

实训5 妊娠肝内胆汁淤积症

一、实训目标

1. 检验对妊娠肝内胆汁淤积症的高危因素、临床表现、健康评估、健康教育等基本知识的理解和掌握程度。

2. 具备归纳、总结、提炼关键词等基本能力，能对案例进行分析。

3. 能对妊娠肝内胆汁淤积症孕产妇进行健康教育。

二、实训内容与形式

【**案例分析**】彭女士，38岁。主诉：停经34周，发现血清总胆汁酸升高两周，自觉全身皮肤瘙痒一周，加重两天。患者为第一次妊娠，现停经34周，平素月经规则，4~5/35d，自然受孕。停经1月余尿妊娠试验阳性，孕早期有轻微早孕反应（恶心呕吐），孕早期无阴道出血及安胎史，否认孕期感冒、发热史，否认猫狗、放射线及毒物接触史。

孕 4 个月左右有自觉胎动。停经 13 周始建围生期保健卡进行产前检查，共检查 4 次未发现其他异常。1 周前孕妇无明显诱因下自觉全身皮肤瘙痒，以夜间入睡前最为严重，完善妊娠肝功六项：丙氨酸转氨酶 241U/L，胆汁酸 27.20umol/L，天冬氨酸转氨酶 250U/L。孕期无头晕、眼花、视物模糊、胸闷、心悸等不适。

【既往史】既往体健，否认"肝炎、结核、癫痫"等病史，否认药物过敏史，否认手术外伤史。25 岁结婚，爱人体健，生育史 0-0-0-0，初潮 13 岁。否认家族有高血压、糖尿病、癫痫、恶性肿瘤等病史。父母健在。姐姐有妊娠肝内胆汁淤积症病史。

【体格检查】体温 36.4℃，脉率 100 次 / 分，呼吸 20 次 / 分，血压 115/75mmHg。一般情况可，发育正常，营养良好；身高 158cm，孕前体重 51.5kg，现体重 62.5kg；神志清楚，精神过度紧张，配合查体；皮肤、黏膜无黄染，巩膜无黄染。颈软，气管居中，甲状腺无肿大。全身浅表淋巴结未触及。两肺呼吸音清，未闻及啰音。心律齐，各瓣膜区未闻及杂音。腹软，无压痛，肝脾触诊不满意。双下肢无浮肿。神经系统无异常。

【专科检查】腹形呈纵椭圆形；子宫软，无压痛，宫高 32cm，腹围 97cm，胎方位左枕前，胎心 142 次 / 分，无宫缩；头先露；已衔接；跨耻征阴性。

【辅助检查】血常规：白细胞 7.65×10^9/L，血红蛋白 107g/L、红细胞比容 32.6%，血小板 134×10^9/L。凝血酶原时间 10.6s、活化部分凝血活酶时间 21.6s。血生化功能：丙氨酸转氨酶 241U/L，胆汁酸 27.2umol/L，天冬氨酸转氨酶 250U/L，尿素 / 肌酐 19.09，总胆固醇 6.8mmol/L，甘油三酯 3.25mmol/L，低密度脂蛋白胆固醇 4.54mmol/L，血糖正常。肝脏、胆囊、胆管、胰腺、脾脏超声检查未见异常。无应激实验：反应良好，评分 10 分。超声：胎儿双顶径 9.4cm；胎心 140 次 / 分；胎盘Ⅱ级，位于宫底部，厚 43mm；羊水指数 108mm，脐血流（S/D）2.73。心电图：窦性心率，90 次 / 分；未见异常；尿常规无异常。

三、实训要求

1. 组建健康教育小组，创建一个参与式的环境，提供公告板、体重秤、胎心监测仪、血清总胆汁酸水平、胎动记录表格、胎心监测图示等物品。

2. 获取孕妇的一般资料、妊娠肝内胆汁淤积症病史、家族史、血清总胆汁酸水平、肝功肝酶等实验室检查结果，采用 24h 膳食回顾调查表和丹麦体力活动量表对孕产妇进行评估。

3. 根据评估的内容及孕妇和家属的知识、技能、态度差距做出准确的健康教育诊断并确定健康教育目标。

4. 教育前填写知识问卷调查，提前发放妊娠肝内胆汁淤积症的结构化表格。

5. 对主持人进行妊娠肝内胆汁淤积症案例式教学的专业素养、引导能力、情景模拟教学方法等方面培训。

6. 案例预测试，并进一步对预测试的目标是否得到了解决、时间分配是否合理等进行评价。

7. 确定健康教育的时间和地点，确保参与孕妇都能看到教学过程中的评估结果、问题和陈述的公告板。

8. 结合案例，使用结构化的方法促进讨论。

主题一：案例中的孕妇存在什么问题？孕妇的血清总胆汁酸正常值为多少？该如何正确监测胎动？

邀请参与者讨论及发言，引导参与者关注案例中孕妇血清总胆汁酸高的问题，思考并学习妊娠肝内胆汁淤积症的定义、病因及临床表现，掌握胎心监测的正确方法，做好自数胎动和血清总胆汁酸水平的定期监测。

主题二：根据案例中孕妇的临床表现及相关检查，思考妊娠肝内胆汁淤积症会对母胎造成什么样的影响？

邀请参与者讨论及发言，关注妊娠肝内胆汁淤积症的影响，包括胎膜早破、胎儿宫内窘迫、自发性早产或孕期羊水胎粪污染、早产、死胎及新生儿窒息风险，严重者可导致胎儿生长受限、胎死宫内、新生儿颅内出血、新生儿神经系统后遗症等。

主题三：针对案例中的孕妇，在产前检查过程中应重点关注哪些方面？

邀请参与者讨论及发言，关注如何监测胎心、自数胎动，注意对妊娠肝内胆汁淤积症高风险孕妇定期监测，及时识别妊娠肝内胆汁淤积症的典型临床症状，做好早期照顾和自我管理。

主题四：针对案例中孕妇胆汁酸 27.2μmol/L，皮肤瘙痒等问题，应如何做好健康教育指导？

邀请参与者讨论及发言，引导孕妇关注并思考妊娠肝内胆汁淤积症饮食、运动、睡眠等健康教育的内容；学会定期监测血清总胆汁酸水平、自数胎动；熟悉熊去氧胆酸等药物用药过程中的自我监护，关注发病期间是否伴有其他不典型临床症状，如特发性脂肪泻、恶心、呕吐、食欲减退等，有症状者及时告知医护人员。

9. 根据讨论做出总结，给予相应的健康教育知识补充。

10. 请为案例中的彭女士制订一份健康教育干预方案。干预方案应包括：健康教育需求、健康教育问题、健康教育计划（包括健康教育目标及方法）、健康教育内容（如健康知识传授、健康行为养成、健康技能训练、健康态度塑造、社会支持建立、环境改造等）、健康教育实施、健康教育评价等。

（李 田）

实训 6 过期妊娠

一、实训目标

1. 掌握核算孕周的正确方法、通过胎动计数方法识别胎儿宫内安危。

2. 熟悉过期妊娠产前的自我监护，产后自我照护管理。

3. 了解过期妊娠的高危因素，对母儿的影响，处理原则等基本知识。

4. 能对过期妊娠进行预防，做好过期妊娠的饮食、运动、心理指导等健康教育。

二、实训案例

黄女士，25岁。主诉：停经42周，要求住院终止妊娠。患者为第一次妊娠，平时月经正常，4～5/30d。停经40d始出现早孕反应及尿hCG（+），停经4个月余始觉胎动，至今良好，停经期间无有害物质接触史，无病毒感染史，无用药史，无腹痛、阴道出血及流液体史。孕9周在我院建册，不定期产检5次，早期唐氏筛查、中期唐氏筛查均低风险，优生定量、地贫筛查、地中海贫血（G6PD）检查、传染疾病筛查、甲状腺功能筛查、彩超等各项检查均无异常。现停经42周，无腹痛，无阴道见红，无阴道及流液，无咳嗽、咳痰，无发热，现来医院就诊，拟"过期妊娠"收入院。

【既往史】既往体健，否认"肝炎、结核、癫痫"等病史，否认药物过敏中，否认手术外伤史。23岁结婚，爱人体健，生育史0-0-0-0，初潮13岁。否认家族有高血压、糖尿病、癫痫、恶性肿瘤等病史。父母健在，母亲有过期妊娠史。

【体格检查】体温36.5℃，脉率90次/分，呼吸20次/分，血压128/70mmHg。一般情况可，发育正常，营养良好；孕前身高158cm，体重50kg，现体重63kg；神志清，自动体位，皮肤及巩膜无明显黄染，心肺听诊未闻及异常，腹膨隆，下腹无压痛，肝脾肋下未及，肝肾区无叩击痛，四肢无水肿。外阴无瘢痕溃疡，无静脉曲张，肛门无痔疮。

【专科检查】宫高36cm，腹围106cm，胎方位左枕前，胎心140/min，先露头，已衔接，胎膜未破，未及宫缩，宫颈管长约2cm，质软，居后，宫口未开，宫颈Bishop评分2分；骨盆外测量：髂棘间径25cm，髂前上棘间径27cm，骶耻外径19cm，坐骨结节间径9cm。

【辅助检查】血常规：白细胞7.4×10^9/L，血红蛋白128g/L，红细胞比容37.1%，血小板170×10^9/L。凝血酶原时间（PT）、活化部分凝血活酶时间（APT）均正常；血电解质：K^+ 3.84mmol/L、Na^+ 139mmol/L、Cl^- 108mmol/L。血生化功能：肝、肾功能及血糖等均无异常。无应激实验（NST）：有反应。超声：胎头双顶径96mm，头围34mm，腹围35.3mm；胎心140次/分；胎盘Ⅲ级，位于宫底部，厚43mm；羊水指数（AFI）55mm，羊水最大暗区垂直深度（AFV）25mm。脐带：结构正常。脐动脉阻力指数（RI）：0.66，脐动脉收缩期与舒张期血流速度比值（S/D）：2.95。心电图：窦性心率，90次/分，未见异常。尿常规：无异常。

三、实训要求

1. 组建健康教育小组，创建一个参与式的环境，提供公告板、血压计、胎动记录表格、胎心监测仪图示、孕周预产期转盘、胎儿模型等物品。

2. 获取孕妇的一般资料、过期妊娠家族史、胎心监护、彩超等辅助检查结果。根据NST结果对母婴进行健康评估，核算孕周、估算胎儿大小。

3. 根据评估的内容及孕妇和家属的知识、技能、态度差距做出准确的健康教育诊断并确定健康教育目标。

4. 教育前填写知识问卷调查，提前发放过期妊娠疾病知识的自测题。

5. 确定健康教育的时间和地点，确保参与孕妇都能看到教学过程中的评估结果、问题和陈述的公告板。

6. 结合案例，使用结构化的方法促进讨论。

主题一：案例中的孕妇存在什么问题？通过哪些方法可正确核算孕周？

邀请参与者讨论及发言，引导参与者关注案例中孕妇孕周过期的问题，学习过期妊娠的定义，通过了解平素月经是否规则、末次月经、早孕反应开始出现时间，以及学习使用孕周预产期转盘等方法，核算该孕妇的预产期、孕周。

主题二：根据案例中孕妇的临床表现，识别胎儿在宫内安危状况，思考过期妊娠疾病会给母胎导致什么样的影响？

邀请参与者讨论及发言，关注过期妊娠的影响，包括巨大儿在产妇分娩时对母儿的影响、胎盘老化可能造成的胎儿窘迫等。学习掌握测量胎动计数的正确方法、胎动正常范围。通过评估胎动记录表格、胎心监测仪图示等，讨论掌握过期妊娠胎儿宫内情况的自我监测。

主题三：识别分娩产程发动的一些症状，对于没有发动的孕妇，要怎么做？

邀请有分娩经历的孕妇发言，介绍第一胎产程发动时会出现宫缩痛、阴道见红，甚至阴道及流液等症状表现，以上情况下及时住院。对于超过预产期没有发动症状的孕妇，可通过爬楼梯、散步、参加孕妇学校生育舞蹈操等诱导产程发动。

主题四：案例中的孕妇，如果经引产顺利阴道分娩，在产程监护、产后应重点关注哪些方面？

邀请参与者讨论及发言，医生评估可进行引产促进分娩时，静滴缩宫素过程中如何监测胎心、自数胎动，注意产程发动的症状、如宫缩间隔时间变化等，产程中配合医护人员使用分娩减痛技术，每2~3小时排空膀胱促进产程进展；分娩后及时识别产后出血风险和症状，做好早期预防、心理指导和自我管理。

7. 根据讨论做出总结，给予相应的健康教育知识补充。如孕妇及家属的心理状态评估和指导；通过评估哪些指标，需要决定剖宫产手术等。

8. 请结合案例和讨论内容，制订一份过期妊娠健康教育宣传单。应包括过期妊娠定义、对母婴的影响，如何预防过期妊娠，近过期或过期妊娠孕妇的自我监护，及时住院结束分娩处理原则等内容。

（游红霞）

实训 7　妊娠剧吐

一、实训目标

1. 掌握妊娠剧吐药物治疗的注意事项；妊娠剧吐疾病饮食、运动、睡眠、心理等健康教育内容。

2. 熟悉妊娠剧吐疾病的病情观察重点。

3. 了解妊娠剧吐的高危因素、对母儿的影响、临床表现、疾病预防等基本知识。

4. 能够对妊娠剧吐的疾病进展进行动态的评估，识别Wernicke脑病的典型临床表现，能根据孕妇的检验报告调整补液顺序及速度，做好疾病照护。

二、实训案例

陈女士，22岁。主诉：停经 8^+ 周，恶心呕吐频繁2周，进食即吐，消瘦明显。呕吐胃内容物偶有咖啡色，尿量明显减少。平时月经正常，停经40多天出现恶心呕吐，自测尿hCG（+）后，前往医院建围生期保健卡进行产前检查，超声检查：宫内妊娠，约6周。怀孕前半年及停经期间无有害物质接触史，无病毒感染史，无用药史；怀孕以来无腹痛、阴道出血及流液史。

【既往史】既往体健，否认胃炎、胃溃疡、甲亢、晕动症等病史，否认药物过敏，否认食物、药物中毒。22岁结婚，爱人体健，生育史0-0-0-0，初潮14岁。否认家族有高血压、糖尿病等病史。父母健在。母亲和姐姐均有妊娠剧吐史。

【体格检查】孕妇神情疲乏，口唇干裂、皮肤干燥，巩膜及皮肤无黄染，无腹痛、无阴道出血及流液。体温37.1℃，血压92/56mmHg，脉搏102次/分。身高160cm，体重42kg，较孕前减少3kg。

【辅助检查】超声检查："宫内妊娠，约8周"。尿液检查：尿酮体（+++），尿比重1.215。血常规：白细胞 $6.8×10^9$/L、血红蛋白148g/L、红细胞比容45%。凝血酶原时间（PT）、活化部分凝血活酶时间（APT）均正常。生化指标：K^+ 3.2mmol/L、Na^+ 122mmol/L、Cl^- 92mmol/L。血生化功能：肝肾功能及血糖等均无异常。ECG：窦性心动过速，105次/分。

三、实训要求

1. 组建健康教育小组，创建一个参与式的环境，提供公告板、体重秤、出入量记录表格、怀孕日记本、饮食成分表等物品。

2. 获取孕妇的一般资料、家族史、尿液、血清电解质、动脉血气分析等实验室检查结果，采用妊娠恶心呕吐专用量化表对孕妇进行评估。

3. 教育前填写知识问卷调查，提前发放妊娠剧吐疾病的结构化表格。

4. 根据知识问卷结果，评估的内容，以及孕妇和家属所掌握的知识、行为、心理状态、态度差距，做出准确的健康教育诊断并确定健康教育目标。

5. 主持人具备妊娠期妊娠剧吐案例式教学的专业素养、沟通及共情、角色扮演能力，能掌握情景模拟教学法、课堂演示技能，具有引发讨论、掌握教学方向和节奏的全局把控能力。

6. 正式开始健康教育前，应进行案例预测试，以对预测试的目标是否得到了解决、时间分配是否合理等进一步评价和调整。

7. 确定健康教育的时间和地点，确保参与的孕妇都能看到教学过程中的评估结果、问题和陈述的公告板。

8. 结合案例，采用结构化的方法促进有效讨论。

主题一：案例中的孕妇存在什么问题？根据孕妇的主诉、临床表现及相关检查，如何正确评估病情？

邀请参与者讨论及发言，引导参与者关注案例中孕妇及其家属对于妊娠剧吐的看法、母婴健康的担忧及对妊娠结局的考量，思考并学习妊娠剧吐的定义、病因、临床表现及预防，识别 Wernicke 脑病的典型临床表现，掌握记录 24h 出入量的正确方法，能够指导孕妇记录"怀孕日记"。

主题二：根据孕妇饮食、睡眠、心理的评估结果，如何进行个性化指导？

邀请参与者讨论及发言，引导参与者关注孕妇的饮食偏好、睡眠和运动习惯，注重与孕妇及其家属沟通，关注家庭支持，能够提供个性化的饮食、睡眠、运动等健康指导，学习沟通技巧、培养共情能力。

主题三：针对案例中的孕妇神情疲乏、口唇干裂、皮肤干燥，血压 92/56mmHg、脉搏 102 次/分，尿酮体（+++），K^+ 3.2mmol/L、Na^+ 122mmol/L、Cl^- 92mmol/L 等问题，应如何做好健康教育指导？

邀请参与者讨论及发言，判断孕妇的疾病状况，思考并学习检验结果、非药物治疗和药物知识等，掌握药物治疗的注意事项，熟悉常用药物的不良反应和观察处理，能根据出入量和孕妇的临床症状合理安排补液顺序及补液速度。

9. 根据讨论做出总结，给予相应的健康教育知识补充。

10. 为案例中的陈女士制订一份健康宣教手册，内容应包括妊娠剧吐和妊娠呕吐的区别，缓解呕吐的方法（环境、音乐舒缓、促进睡眠、非药物治疗方法），呕吐后处理，推荐饮食图表（富含碳水化合物、维生素 B_1 和维生素 B_6、钾离子的食物等），常用药物作用列表，饮食记录 24h 出入量的表格（图表展示常见容器容积、食物含水量估算等）、"怀孕日记"记录页等。注意文字表达通俗易懂，图文并茂，色彩适宜，排版美观便于阅读。

（王慧媛）

第 7 章 妊娠期合并症的实训指导

实训 1 妊娠合并心脏病

一、实训目标

1. 掌握妊娠合并心脏病的定义和分类、WHO 心脏病妊娠风险分级和 NYHA 心功能分级、早期心力衰竭的临床表现、妊娠对心脏的影响及可能引起的并发症、诊断方法和评估标准；治疗原则和方法，准确记录 24h 出入量，合理的液体容量管理。

2. 熟悉妊娠合并心脏病的病因和危险因素、临床表现和体征、心脏和肺部的听诊、产前检查和监测方法、分娩方式选择和产后管理。

3. 了解妊娠合并心脏病的流行病学特点和发展趋势、预防措施和健康教育、预后评估和随访管理、研究进展和新的治疗方法。

4. 产妇能够正确识别妊娠合并心脏病风险因素，合理选择分娩方式，做好产后管理。

二、实训案例

王女士，29 岁。主诉：停经 31 周，下腹坠胀 3d。平素月经规律，停经 7^{+5} 周本院建册。孕 4^+ 月感胎动；孕晚期无头痛、头晕、眼花、胸闷、气促、心悸，无腹痛、阴道出血及流液等，无下肢水肿。近 3d 出现乏力伴下腹坠胀感，活动后有气促，无阴道出血及流液，部分羊膜囊膨入宫颈管内，拟"先兆早产，孕 31 周（孕 4 产 1，孕 31 周单活胎左枕前）"收入院。孕期体力轻度下降，体重增加 17kg。

【既往史】既往体健，否认肝炎、结核等传染病史，否认高血压、糖尿病、心血管病等病史。否认药物及食物过敏史，否认手术外伤史，否认输血及使用血制品史。

【体格检查】体温 36.8℃，脉率 120 次 / 分，呼吸 24 次 / 分，血压 122/80mmHg。身高 165cm，体重 69kg，营养中等，发育正常，神清，查体合作。全身皮肤黏膜无黄染，头颅五官无畸形，双瞳孔对光反射灵敏。听力粗测无异常。鼻外形正常，口唇红润，双侧扁桃体无肿大。颈静脉无怒张。胸廓正常，胸骨无压痛。双侧乳房对称，发育正常。双肺呼吸运动对称。心前区无隆起无震颤。腹部无压痛及反跳痛，肝脾肋下未扪及明显肿大。双下肢浮肿，活动自如，肌张力正常。

【专科检查】宫高 24cm，腹围 92cm，胎位左枕前位，胎心 140 次 / 分。头先露，部分衔接，跨耻征阴性。子宫敏感。阴查：宫口未开，宫颈未消，先露头，坐骨棘水平以上 2cm（S^{-2}），胎膜未破。胎心监护 NST 反应型。彩超：宫内妊娠，单活胎，胎儿的双顶径 7.7cm，胎儿股骨长 5.5cm，胎儿腹围 24.1cm，羊水最大暗区垂直深度 3.6cm，羊水深度

12.5cm，胎盘 I 级，位于前壁。阴道超声检查：宫颈较短，宫颈管长 1.2～1.7cm，宫颈内口扩张，内口宽约 0.7cm，宫颈管呈漏斗状，部分羊膜囊膨入宫颈管内。

【辅助检查】心脏彩超示：先天性心脏病房间隔缺损（继发孔型），房水平左向右分流肺动脉高压（34mmHg），三尖瓣反流（轻度 0.92cm^2）。ECG：窦性心律过速，不完全右束支传导阻滞。心肌酶六项（干化学）：天冬氨酸转氨酶 63U/L，肌酸激酶 26U/L，肌钙蛋白 I ＜0.012ng/ml；N 端脑利钠肽前体 169Pg/ml。肝功能八项：天冬氨酸转氨酶 60U/L，丙氨酸转氨酶 103U/L。尿蛋白：阴性。

【诊疗过程】现诉活动后有心慌不适，诊断为妊娠合并先天性心脏病，肺动脉高压，予继续待产。入院予硫酸镁静滴保胎，地塞米松促胎肺成熟治疗；3d 后诉气促，伴乏力，活动后明显，休息时好转。夜间无法平卧睡眠，睡眠质量差。无发热、胸闷、心悸、胸痛、腹痛、腹胀、无阴道流液、流血，胎动如常等不适，心脏听诊示胸骨左缘闻及 II 级收缩期吹风样杂音，伴有第二心音亢进、分裂；5d 后肺动脉压由 34mmHg 进行性升高至 58mmHg，孕妇与家属争吵后出现心率快，心脏病妊娠风险 IV 级，心功能 II 级，被告之病重，记 24h 出入量，持续低流量给氧，小剂量硝酸甘油降低肺动脉压力，静脉予呋塞米 20mg 静脉缓慢泵入，口服 10% 氯化钾 20ml 补钾，限制液体入量；9d 后孕妇行子宫下段剖宫产术，以左枕前位娩出一活男婴，重 1775g，Apgar 评分 10-10-10 分，24h 出血量 305ml，术后 3d 保持出入量负平衡 500ml，遵医嘱予预防感染至术后 1 周、促宫缩、还原型谷胱甘肽护肝补液支持治疗。

三、实训要求

1. 组建健康教育小组，创建一个参与式的环境，提供公告板、宣传资料、心脏模型、体重秤、出入量记录表格、饮食含水量交换份表、24h 动态心电图监测图示、胎儿模型等物品。

2. 评估孕妇的一般资料、全面地了解产科病史和既往史、身心状况、心脏病妊娠风险分级、心功能分级、实验室结果（心肌酶、肌钙蛋白、BNP、肝肾功能、电解质）、心脏和胎儿彩超、心电图和（或）24h 动态心动图，超声心动图、胎儿电子监护，使用 WHO 妊娠风险分级结合纽约心脏病协会（NYHA）心功能分级作为妊娠心脏病风险评估办法，评估孕产妇基本情况和心脏功能、胎儿宫内情况。

3. 教育前填写知识问卷调查，提前发放妊娠合并心脏病的结构化表格，根据评估的内容及孕妇和家属的知识、技能、态度差距做出准确的健康教育诊断并确定健康教育目标。

4. 确定健康教育的时间和地点，确保参与孕妇都能看到教学过程中的评估结果、问题和陈述的公告板。

5. 对主持人进行妊娠合并心脏病案例式教学的专业素养、引导能力、情景模拟教学方法等方面培训。

6. 案例预测试，并进一步对预测试的目标是否得到了解决、时间分配是否合理等进行评价，结合案例使用结构化的方法促进讨论。

主题一：案例中的孕妇存在什么问题？诊断依据是什么？心脏病妊娠风险分级和纽约心脏病协会心功能分级是多少？

邀请参与者讨论及发言，引导参与者关注案例中孕妇心脏彩超、心电图检查结果、活动后有心慌不适、心脏听诊的问题，思考并学习妊娠期心脏病的定义、分类、病因、心脏病妊娠风险分级、心功能分级和临床表现，能够解读妊娠合并心脏病的相关检查检验指标，正确评估WHO心脏病妊娠风险分级和纽约心脏病协会心功能分级，指导孕妇自我监测方法。

主题二：根据案例中孕妇入院后临床表现及异常指标，心脏病妊娠风险分级和NYHA心功能分级程度，分析妊娠期心脏病对母胎的影响及风险并发症？早期心力衰竭的临床表现有哪些？

邀请参与者讨论及发言，引导参与者分析案例，关注妊娠合并心脏病对母胎的风险和并发症，分析其影响因素，早期识别心力衰竭的临床表现，为临床护理决策过程提供依据，同时培养孕妇及其家属共同参与疾病风险因素评估及管理意识。

主题三：针对案例中的孕妇，应如何做好妊娠期管理，易发生心力衰竭的危险时期是什么时候？重点关注哪些方面？

邀请参与者讨论及发言，了解妊娠合并心脏病孕妇妊娠、产前、产时、产后血流动力学的改变。妊娠32~34周、分娩期、产后3d内心脏负担最重，尤其产后24h是心力衰竭的好发期，因此对易发生心力衰竭的危险时期和风险因素进行动态评估，观察病情变化，关注孕妇主诉，控制输液速度，记录出入量及加强液体管理。讨论如何针对性地用药护理、如何研判胎心、胎动、胎心监护的监测数据。及时识别早期心力衰竭、肺水肿的临床表现，早发现早干预早处理。

主题四：针对案例中孕妇孕期诉气急，伴乏力，活动后明显，休息时好转。夜间无法平卧睡眠，休息差，肺动脉压由34mmHg进行性升高至58mmHg等问题，应如何制订个性化的健康教育指导内容？

邀请在场医护人员与参与者随机组成小组进行交流与讨论，引导孕妇关注并思考妊娠合并心脏病的饮食、体重、运动、休息睡眠、水肿、血压、心率、尿量的监测、药物治疗、早期心力衰竭的表现、如何自我监测胎动、体位的管理、检查方案、并发症的预防等健康教育内容；学会控制症状和体重，低钠饮食，准确记录24h出入量；熟知并重视限制入量、输液量、输液速度的必要性和重要性，熟悉硝酸甘油和利尿剂等药物用药过程中的自我监护，识别用药后的反应及效果，心率、血压、24h尿量的合适范围。了解可能需终止妊娠的表现和时机。预防和积极治疗引起心力衰竭的诱因，预防上呼吸道感染，治疗心律失常。针对其房间隔缺损，在产后的母乳喂养、定期随访和转介心脏外科进一步的治疗方案内容。

7. 根据讨论做出总结，给予相应的健康教育知识补充。

8. 组织孕妇及家属参与者进行情景模拟，基于发放的宣传手册和海报，从孕妇及家属的角度出发，为案例中的王女士制订一份健康教育干预方案。小组成员自行拟定发生情境、所需角色及扮演人员，干预方案应包括：健康教育需求、健康教育问题、健康教育计划、健康教育内容（如健康知识传授、健康行为养成、健康技能训练、健康态度塑造、社会支持建立、环境改造等）、健康教育实施、健康教育评价等。

（蔡军红）

实训 2　妊娠期糖尿病

一、实训目标

1. 掌握测量血糖的正确方法；妊娠期糖尿病疾病饮食、运动、睡眠等健康教育的内容。

2. 熟悉降糖药物用药过程中的自我监护，识别低血糖反应的早期症状。

3. 了解妊娠期糖尿病疾病的高危因素、对母儿的影响、临床表现、疾病进展等基本知识。

4. 能够对异常血糖的风险因素进行动态评估，做好早期照顾和自我管理。

二、实训案例

张女士，31岁。主诉：停经38周，"血糖高"3个月。患者孕期未行规范的产前检查，停经25周在医院检查时发现血糖升高（OGTT阳性），遵医嘱控制饮食后无多饮、多食、头晕、眼花、恶心、呕吐。现以"妊娠期糖尿病"收入院待产。

【既往史】 既往体健，无妊娠史，孕前无糖尿病、高血压史。其母患糖尿病，无高血压病家族史。无遗传病家族史。

【体格检查】 体温37℃，脉率90次/分，呼吸19次/分，血压110/70mmHg。一般情况可，发育正常，营养良好；孕前身高160cm，体重63.5kg，现体重78.3kg；神志清楚，精神过度紧张，配合查体；皮肤黏膜无黄染，无皮疹及出血点；浅表淋巴结未触及肿大；头颅五官正常，巩膜无黄染；甲状腺无肿大；胸廓无畸形，两侧乳房丰满；心肺检查未发现异常；妊娠腹型，肝脾肋下未及；四肢活动正常，双下肢无浮肿；外阴无瘢痕、溃疡，无静脉曲张，肛门无痔疮。

【专科检查】 宫高35cm，腹围103cm，胎位左枕前，胎头浮，胎心136次/分；骨盆外测量各径线在正常值范围，宫口未开。

【辅助检查】 空腹血糖为4.90mmol/L、服糖后1小时血糖为11.95mmol/L、2小时后血糖为10.44mmol/L、3小时后血糖为7.40mmol/L。血常规：白细胞计数8.7×10^9/L，血红蛋白110g/L，血小板187×10^9/L。尿常规：酮体1+。NST：8-9分，反应型。心电图：窦性心动过速。眼底检查：无明显异常。超声：宫内孕单活胎，胎儿双顶径9.3cm，胎儿股骨长7.6cm，羊水指数23.2cm，胎盘Ⅱ度。

三、实训要求

1. 组建健康教育小组，创建一个参与式的环境，提供公告板、血糖仪、24h 血糖动态监测图示等物品。

2. 获取孕妇的一般资料、糖尿病病史、家族史等实验室检查结果。

3. 根据评估的内容及孕妇和家属的知识、技能、态度差距做出准确的健康教育诊断并确定健康教育目标。

4. 教育前填写知识问卷调查，提前发放妊娠期糖尿病疾病的结构化表格。

5. 案例预测试，并进一步对预测试的目标是否得到了解决、时间分配是否合理等进行评价。

6. 确定健康教育的时间和地点，确保参与孕妇都能看到教学过程中的评估结果、问题和陈述的公告板。

7. 结合案例，使用结构化的方法促进讨论。

主题一：案例中的孕妇存在什么问题？该如何正确测量血糖？孕妇的血糖正常值为多少？

邀请参与者讨论及发言，引导参与者关注案例中孕妇血糖高的问题，思考并学习妊娠期高血糖疾病的定义、病因及临床表现，掌握测量血糖的正确方法，做好妊娠期血糖水平的自我监测。

主题二：根据案例中孕妇的临床表现及相关检查，思考妊娠期高血糖疾病会对母胎带来什么样的影响？

邀请参与者讨论及发言，关注妊娠期高血糖疾病的影响。

主题三：针对案例中的孕妇，在产前检查过程中应重点关注哪些方面？

邀请参与者讨论及发言，关注如何监测胎心、自数胎动，注意对异常血糖的风险因素进行动态评估，及时识别低血糖发作时的典型症状，做好早期照顾和自我管理。

主题四：根据孕妇的血糖水平，思考如何制订符合其状况的饮食方案？

邀请参与者讨论及发言，关注饮食热量的计算方法及饮食方案如何更好地与孕妇个人饮食习惯相结合。

8. 根据讨论做出总结，给予相应的健康教育知识补充。

9. 请为案例中的赵女士制订一份健康教育干预方案。干预方案应包括：健康教育需求、健康教育问题、健康教育计划（包括健康教育目标及方法）、健康教育内容（如健康知识传授、健康行为养成、健康技能训练、健康态度塑造、社会支持建立、环境改造等）、健康教育实施、健康教育评价等。

（杨巧红）

实训3 妊娠合并病毒性肝炎

一、实训目标

1. 掌握妊娠合并病毒性肝炎的临床表现、筛查及疫苗接种的时机、控制病毒传播的方法。

2. 熟悉妊娠合并病毒性肝炎的高危因素及健康管理要点。

3. 了解妊娠期病毒性肝炎孕妇的规范治疗。

4. 能够对妊娠期女性的病毒性肝炎风险进行综合评估，促进孕前期和孕早期的病毒筛查和规范化管理，降低怀孕期间和产后并发症的风险。

二、实训案例

陈女士，24岁。主诉：停经34周，全身乏力2d，加重1d。该女士为首次妊娠，平素月经规则，5～6/33d，孕期规范检查。入院前两天患者出现食欲缺乏、厌油、恶心、呕吐，伴全身乏力，无明显诱因出现皮肤黄染，体温37.6℃，无胸闷心慌、气喘等不适，无腹痛、无临产征兆。现以"宫内孕34周；妊娠合并病毒性肝炎"收入院待产。

【既往史】既往体健，否认慢性病史、药物过敏史、手术外伤史。22岁结婚，爱人体健，生育史0-0-0-0，初潮13岁。否认家族有肝炎等病史，预防接种史不详。

【体格检查】体温37.6℃，脉搏111次/分，呼吸16次/分，血压103/64mmHg。一般情况可，发育正常，营养良好；孕前身高157cm，体重63.5kg，现体重70.3kg；神志清楚，精神过度紧张，配合查体。查体见皮肤黏膜轻度黄染，无皮疹及出血点；浅表淋巴结未触及肿大；头颅五官正常，巩膜无黄染；妊娠腹型，肝区叩击痛；其余无异常。

【专科检查】宫高36cm，腹围96cm，胎方位左枕前，胎心140次/分，先露头，已衔接，胎膜未破，未及宫缩，宫颈管长约2cm，质中，居后，宫口未开；骨盆外测量：髂棘间径25cm，髂前上棘间径27cm，骶耻外径19cm，坐骨结节间径9cm。

【辅助检查】血常规：白细胞7.4×10^9/L，血红蛋白133g/L、红细胞比容37.1%，血小板170×10^9/L。凝血酶原时间（PT）、活化部分凝血活酶时间（APT）均正常；无应激实验（NST）：反应良好，评分10分。心电图：窦性心率，90次/分，未见异常。血清学检查：乙型肝炎病毒表面抗原阳性（HBsAg+）、乙型肝炎e抗原阳性（HBeAg+），乙肝核心抗体阳性（抗HBc+）、乙肝核心抗原阳性（抗–HBc+）、AST 164U/L、ALT 141U/L。超声：胎儿双顶径（BPD）9.4cm；胎心140次/分；胎盘Ⅱ级，位于宫底部，厚43mm；羊水指数（AFI）101mm，脐血流（S/D）2.2；肝脏回声不均匀，增粗。

三、实训要求

1. 组建健康教育小组，创建一个参与式的环境，提供公告板、妊娠合并病毒性肝炎宣传手册、病毒筛查及疫苗接种宣传海报单等物品。

2. 获取孕妇的一般资料、血常规及血清学检验等实验室检查结果，采用24h膳食回顾调查表和丹麦体力活动量表对孕产妇进行评估。

3. 根据评估的内容及孕妇和家属的知识、技能、态度差距做出准确的健康教育诊断并确定健康教育目标。

4. 教育前填写知识问卷调查，提前发放妊娠合并病毒性肝炎的结构化表格。

5. 案例预测试，并进一步对预测试的目标是否得到了解决、时间分配是否合理等进行评价。

6. 确定健康教育的时间和地点，确保参与孕妇都能看到教学过程中的评估结果、问题和陈述的公告板。

7. 结合案例，使用结构化的方法促进讨论。

主题一：案例中的孕妇存在什么问题？依据是什么？

邀请参与者讨论及发言，引导参与者分析案例，学习妊娠合并病毒性肝炎的定义、病因及临床表现，学习妊娠合并病毒性肝炎相关实验学检验结果的解读方法。

主题二：针对案例中孕妇异常的症状、体征及检验结果，应如何做好妊娠期管理？

邀请参与者讨论及发言，引导孕妇关注妊娠合并病毒性肝炎孕妇的规范化管理内容；了解妊娠合并病毒性肝炎孕妇妊娠、产前、产时治疗及护理要点，以及孕期管理计划的制订及临床决策过程，培养孕妇及其家属共同参与临床决策的意识。

主题三：根据发放的宣传手册和海报，思考该病例中的孕妇的产前检查是否规范？

邀请参与者讨论及发言，关注妊娠合并病毒性肝炎的筛查与疫苗接种时机，回顾案例中孕妇的妊娠历程，并指出案例中产前检查存在的不足。

主题四：结合自身情况，由参与者对产检计划进行自我检查，并由在场医护人员协助，初步形成改进方案。

邀请在场医护人员与参与者随机组成小组进行交流与讨论，由小组中的医护人员引导，鼓励各位参与者描述自身的妊娠历程以及目前的产前检查情况，成员之间互相交流，共同分析各自的产前检查中是否存在需要改进的地方。并在医护人员协助下，针对每位参与者初步形成个性化的产前检查改进措施。

主题五：结合自身情况，由参与者讲述孕妇及新生儿疫苗注射使用时机。

孕妇：在孕早期进行HBsAg、抗-HBs、总抗-HBc和HCV抗体的筛查，风险人群妊娠期间应接种甲型肝炎疫苗、乙型肝炎疫苗或两者均接种。

新生儿：当母亲HBsAg阴性时，无论HBV相关抗体如何，新生儿按"0、1、6 M"方案接种疫苗即可，不必使用HBIg。对于分娩时HBsAg阳性或状态未知的孕妇，推荐其新生儿在出生后12h内注射乙肝免疫球蛋白（HBIg）和接种乙型肝炎疫苗。接种疫苗的方法与普通新生儿相同，即"0、1、6M"方案，全程接种每10μg的疫苗，共3针。家庭其他成员HBsAg阳性时，若孕妇抗-HBs阳性，无须特殊处理；若孕妇抗-HBs阴性，新生儿接种第2针疫苗前，HBsAg阳性（尤其HBeAg阳性）者避免与新生儿密切接触；如果必须密切接触，新生儿最好注射HBIg；不密切接触时，新生儿不必注射HBIg。

8. 根据讨论做出总结，给予相应的健康教育知识补充。

9.组织孕妇及家属参与者进行情景模拟。基于发放的宣传手册和海报,从孕妇及家属的角度出发,为案例中的赵女士进行个性化的健康教育。小组成员自行拟定发生情境、所需角色及扮演人员,健康教育内容应包括孕妇自我健康评估、家族史评估、进行孕前咨询的时机与方法、妊娠合并病毒性肝炎的筛查与疫苗接种时机与方法,以及确诊妊娠合并病毒性肝炎的病毒传播控制与规范化管理。情景模拟由同组医护人员进行点评。

(杨巧红)

实训4 妊娠合并缺铁性贫血

一、实训目标

1.掌握补充铁剂的正确方法,妊娠合并缺铁性贫血饮食、运动、预防等健康教育的内容。

2.熟悉妊娠合并缺铁性贫血的早期预防,识别影响铁吸收和加剧铁消耗的各种因素。

3.了解妊娠合并缺铁性贫血的病因、对母儿的影响、临床表现、疾病进展等基本知识。

4.能够对补铁孕妇进行用药介绍,做好用药监测。

二、实训案例

张女士,27岁,孕1产0。停经23周,起床后头晕1周。患者既往月经不规律、月经量过多。停经早期有严重的恶心呕吐等早孕反应,家属反映其挑食较严重。孕4个月感胎动至今,孕期有定期产检,中孕唐氏筛查提示低风险,后唐氏筛查、彩超等未见明显异常。患者1周前出现起床后头晕,精神欠佳,有恶心、呕吐,不伴眼花、视物模糊、心悸、胸闷,不伴阴道出血、流液。二便正常。

【既往史】否认食物药物过敏史,否认肝炎结核传染病史,否认糖尿病、高血压、心脏病病史,否认手术外伤史。长期通过控制饮食减肥。

【体格检查】发育良好,营养中等,身高165cm,体重51kg。头颅五官无畸形,胸廓对称无畸形,双肺呼吸音清,未闻及干湿啰音,心率102次/分,律齐,各瓣膜听诊区未闻及病理性杂音。腹膨隆,腹肌软,未扪及宫缩,肝脾肋下触及不满意。脊柱四肢无畸形,双下肢无浮肿。生理反射存在,病理征未引出。专科检查:宫高18cm,腹围86cm,胎心153次/分。未行内诊。

【辅助检查】超声:双顶径62mm,腹围205mm,股骨37mm。羊水最大前后径50mm。血常规示:红细胞2.86×10^{12}/L,血红蛋白82g/L,红细胞平均血红蛋白浓度28%。

三、实训要求

1.组建健康教育小组,创建一个参与式的环境,提供公告板、宣传手册等物品。

2. 获取孕妇的一般资料，根据孕妇缺铁性贫血病史、慢性失血性病史、营养不良病史、孕前体重和营养状况、是否服用影响铁吸收和利用的药物或食物等健康史对孕产妇进行评估。

3. 根据评估的内容及孕妇和家属的知识、技能、态度差距做出准确的健康教育诊断并确定健康教育目标。

4. 教育前填写知识问卷调查，提前发放妊娠合并缺铁性贫血的结构化表格。

5. 对主持人进行妊娠合并缺铁性贫血案例式教学的专业素养、引导能力、情景模拟教学方法等方面培训。

6. 案例预测试，并进一步对预测试的目标是否得到了解决、时间分配是否合理等进行评价。

7. 确定健康教育的时间和地点，确保参与孕妇都能看到教学过程中的评估结果、问题和陈述的公告板。

8. 结合案例，使用结构化的方法促进讨论。

主题一：案例中的孕妇存在什么问题？有哪些辅助检查存在异常？孕妇的红细胞及血红蛋白的正常值为多少？

邀请参与者讨论及发言，引导参与者关注案例中孕妇贫血的问题，思考并学习妊娠合并缺铁性贫血的定义、病因及临床表现，掌握孕妇红细胞及血红蛋白等正常值，做好妊娠合并缺铁性贫血的自我监测。

主题二：根据案例中孕妇的临床表现及相关检查，思考妊娠合并缺铁性贫血会给母胎带来什么样的影响？

邀请参与者讨论及发言，关注妊娠合并缺铁性贫血的影响，包括胎儿发育受限、早产以及对胎儿远期的影响等。

主题三：针对案例中的孕妇，在产前检查过程中应重点关注哪些方面？

邀请参与者讨论及发言，关注妊娠期营养摄入状况、生活方式和心理状况等内容，及时调整饮食，改变不良生活方式，注意胎儿宫内生长发育状况，做好早期预防。

主题四：针对案例中孕妇患者既往月经不规律、月经量过多、挑食较严重、长期通过控制饮食减肥等问题，应如何做好健康教育指导？

邀请参与者讨论及发言，引导孕妇关注并思考妊娠合并缺铁性贫血的饮食，指导孕妇正确、科学调整饮食，合理补充铁剂，正确掌握补充的注意事项。

9. 根据讨论做出总结，给予相应的健康教育知识补充。

10. 请为案例中的张女士制订一份妊娠合并缺铁性贫血的饮食指导海报。海报制作要求包括：主题清晰明了、内容详略适当、排版简洁美观、色彩搭配和谐，图文并茂，具有实用性和创新性。

（邹银婷）

实训5 妊娠合并免疫性血小板减少症

一、实训目标

1. 检验对妊娠合并免疫性血小板减少症的临床表现、妊娠期监测、分娩期处理、健康教育等基本知识的理解和掌握程度。
2. 具备归纳、总结、提炼关键词等基本能力，能对案例进行分析。
3. 能对妊娠合并免疫性血小板减少症的症状进行早期识别，做好自我管理。

二、实训案例

陈女士，30岁。主诉：停经7周，发现孕期血小板减少1个月余，加重3d。患者为第一次妊娠，现停经7周，平素月经规则，7/28d。末次月经为2023-03-31。停经1个月余自测尿妊娠试验阳性，孕早期有轻微恶心早孕反应，孕期无感冒、发热史，无猫狗、放射线、有害物质接触史，无病毒感染史，无用药史，无腹痛、阴道出血流液史。2023-04-28停经4d查血β-人绒毛膜促性腺激素（β-hCG）：95.13U/ml，血小板计数$70×10^9$/L，为求进一步诊治于我院门诊就诊，停经7周妇产科超声提示：宫内早孕，约7周，胚胎存活，余未见明显异常。停经7周血常规：血小板计数$52×10^9$/L。余早孕检查化验未见明显异常［心电图、甲状腺功能、肝功能、肾功能、传染病筛查、血红蛋白电泳、血型A型RHD（+）］。患者近期无发热，无头晕、头痛，无心悸、气促，无腹痛、腹胀，无阴道出血，诉近期无牙龈出血，无鼻出血，无皮下出血及瘀点、瘀斑。精神、睡眠、饮食可，大小便如常，近期体重无明显增减。

【既往史】15年前体检发现血小板减少，13年前外院行骨髓穿刺提示巨核细胞血小板形成欠佳，检查维生素B_{12} 126pg/ml，中性粒细胞胞浆抗体胞质型阳性，同时检查血小板自身抗体、血小板同种异体抗体、SLE二项（抗核抗体、抗双链DNA抗体）、抗ENA/ANA抗体谱+抗核抗体测定（ANA）（IFA）未见异常。曾予注射维生素B_{12}治疗，血小板计数无改善，后未予重视治疗。血小板计数非孕期波动在：（70~130）$×10^9$/L。否认"肝炎、结核、癫痫"等病史，否认药物过敏史，否认手术外伤史。27岁结婚，爱人体健，生育史0-0-0-0，初潮13岁。否认家族有高血压、糖尿病、癫痫、恶性肿瘤等病史。父母健在。

【体格检查】体温36.5℃，脉率80次/分，呼吸20次/分，血压102/67mmHg。一般情况可，发育正常，营养良好；身高161cm，孕前体重63.5kg，现体重68.3kg；神志清楚，精神过度紧张，配合查体；皮肤黏膜无出血点、瘀点、瘀斑，浅表淋巴结未触及肿大；头颅五官正常，巩膜无黄染；甲状腺无肿大；心肺检查未发现异常；肝脾肋下未及；四肢活动正常，下肢无浮肿。

【专科检查】腹部膨隆，妇检：外阴发育正常，阴道通畅，子宫颈正常大小、表面光滑，子宫前位，如孕2个月大小，质中，表面光滑，无压痛，活动佳。双侧附件无压痛、未扪及明显包块。

【辅助检查】停经 7 周血常规：白细胞 4.04×10^9/L，中性粒细胞绝对值 2.51×10^9/L，红细胞 3.65×10^{12}/L，血红蛋白 129g/L，红细胞比容 36.1%，血小板 52×10^9/L，平均血小板体积 9.0fL，血小板分布宽度 16.9fL，大血小板百分率 26.4 %。甲状腺功能、血红蛋白电泳、出凝血功能、血生化功能、肝功能、肾功能、血糖及传染病检查等均无异常。妇产科超声提示：子宫前位，体积稍大，形态规则，宫内可见一孕囊，卵黄囊可见，胚芽可见原始心管搏动，宫内早孕，约 7 周，胚胎存活，余未见明显异常。心电图：窦性心率，76 次 / 分，未见异常。

三、实训要求

1. 组建健康教育小组，创建一个参与式的环境，提供公告板、血小板监测表等物品。
2. 获取孕妇的一般资料、血小板减少病史、家族史、血小板计数等实验室检查结果。
3. 根据评估的内容及孕妇和家属的知识做出准确的健康教育诊断并确定健康教育目标。
4. 教育前填写知识问卷调查，提前发放血小板计数的结构化表格。
5. 对主持人进行妊娠合并免疫性血小板减少症案例式教学的专业素养、引导能力、案例分析等方面培训。
6. 案例预测试，并进一步对预测试的目标是否得到了解决、时间分配是否合理等进行评价。
7. 确定健康教育的时间和地点，确保参与孕妇都能看到教学过程中的评估结果、问题和陈述的公告板。
8. 结合案例，使用结构化的方法促进讨论。

主题一：案例中的孕妇存在什么问题？该如何测量血小板计数？孕妇的血小板计数正常值为多少？

邀请参与者讨论及发言，引导参与者关注案例中孕妇血小板低的问题，思考并学习妊娠合并免疫性血小板减少的定义、病因及临床表现，掌握如何监测血小板计数。

主题二：根据案例中孕妇的临床表现及相关检查，思考妊娠合并免疫性血小板减少会给母胎造成什么样的影响？

邀请参与者讨论及发言，关注妊娠合并免疫性血小板减少疾病的影响，包括血小板减少对孕妇身体各脏器的影响、对母儿的伤害。

主题三：针对案例中的孕妇，在产前检查过程中应重点关注哪些方面？

邀请参与者讨论及发言，关注如何监测胎心、自数胎动，注意对血小板减少的风险因素进行动态评估，及时识别血小板减少的典型症状，做好自我管理。

主题四：针对案例中孕妇血小板 52×10^9/L 等问题，应如何做好健康教育指导？

邀请参与者讨论及发言，引导孕妇关注并思考妊娠合并免疫性血小板减少疾病饮食、运动、睡眠、用药指导等健康教育的内容。

9. 根据讨论做出总结，给予相应的健康教育知识补充。

10. 请为案例中的陈女士制订一份健康教育干预方案。干预方案应包括：健康教育宣传（包括制作宣传单、宣传视频）、健康教育计划（包括健康教育目标及方法）、健康教育实施、健康教育评价等内容。

（李 田）

实训 6　妊娠合并甲状腺功能亢进

一、实训目标

1. 能够理解妊娠合并甲状腺功能亢进疾病的病因和临床表现。
2. 能够掌握妊娠合并甲状腺功能亢进疾病健康教育的基本知识。
3. 能够解读案例并对孕产妇进行健康教育指导。

二、实训案例

蒋女士，27岁。孕30周伴阴道流血一天入院。患者为第二次妊娠，现停经30周，平素月经规则，4～5/32d，G2P0。停经40d开始出现早孕反应及尿hCG（+），停经4个月余自觉胎动。孕早期口服抗甲状腺药物，孕2个月因发热，体温最高38.5℃自行停药。孕中期无头痛、头晕、眼花及阴道流液史，双下肢水肿（+），偶有心悸。孕28周再次口服抗甲状腺药物，随后出现体温升高。在当地医院查血常规血白细胞过低，给予升白细胞药物治疗后血白细胞正常，后未再口服药物。1d前无明显诱因出现阴道出血，约等于月经量，就诊于当地医院。测心率126次/分，给予抑制宫缩、止血及促胎肺成熟治疗，胎心监护提示胎心180次/分，因考虑孕周偏小，遂入院就诊。

【既往史】6年前车祸意外于医院住院期间发现"心率偏快"，查甲状腺功能诊断为"甲亢"。给予丙硫氧嘧啶口服，后未正规监测甲状腺功能、肝肾功能，自行停药。3年前再次开始口服抗甲状腺药物，正规治疗半年，自诉期间监测甲状腺功能曾正常，后再次自行停药。1年半前早孕人流后口服甲巯咪唑，此次孕后改为丙硫氧嘧啶，因每次口服药物数日后出现白细胞减少、体温波动，故未按期按量服药。既往体健，否认"肝炎、结核、癫痫"等病史，否认药物过敏史。24岁结婚，爱人体健，生育史0-0-2-0，初潮13岁，曾早孕人工流产1次，过程顺利。否认家族有高血压、糖尿病、癫痫、恶性肿瘤等病史。父母体健。

【体格检查】体温37℃，脉率119次/分，呼吸20次/分，血压141/81mmHg。一般情况可，发育正常，营养良好；孕前身高157cm，体重53.5kg，现体重60.3kg；神志清，精神过度紧张，配合查体，双侧眼睑水肿，双眼突出，甲状腺肿大，心前区无隆起，心率119次/分，律齐，心音可，各瓣膜听诊区未闻及明显病理性杂音，双下肢水肿（+）。皮肤黏膜无黄染，无皮疹及出血点；浅表淋巴结未触及肿大；头颅五官正常，巩膜无黄染；胸廓无畸形，两侧乳房丰满；肺部听诊无异常；妊娠腹型，肝脾肋下未及；外阴无瘢痕、溃疡，无静脉曲张，肛门无痔疮。

【专科检查】宫高29cm，腹围92cm，胎方位枕左前，胎心180次/分，头先露，已衔接，胎膜未破，未及宫缩，宫颈管长约2cm，质中，居后，宫口未开；骨盆外测量：髂棘间径25cm，髂前上棘间径27cm，骶耻外径19cm，坐骨结节间径9cm。

【辅助检查】血常规：白细胞$2.58×10^{12}$/L，血红蛋白82g/L，血小板$91×10^9$/L；中性粒细胞0.64；红细胞$3.15×10^{12}$/L。甲状腺功能五项：TSH 0.04μIU/ml，FT_3 41.26pmol/l，FT_4 145.36pmol/l，TPOAb 872U/ml。胎心184次/分；胎心监护：NST不满意，胎心基线170～180次/分。超声检查：胎儿双顶径（BPD）6.8cm；股骨长5.2cm，腹围23.85cm，羊水最大深度9.3cm，胎盘位于子宫后壁，分级Ⅱ级。ECG：窦性心率，119次/分，心动过速。眼底检查：眼底A：V=1：1.5，视网膜水肿，未见出血。其余无异常。

三、实训要求

1. 创建助产士和孕产妇一对一健康教育和助产服务模式，每次产前检查助产士需营造一种尊重和陪伴的氛围，提供以孕产妇及其家庭为中心的个体化服务内容。

2. 评估蒋女士存在的妊娠合并甲状腺功能亢进的高危因素和典型的临床表现。

3. 根据评估的内容及孕妇和家属的知识、技能、态度差距做出准确的健康教育诊断并确定健康教育目标。

4. 帮助应对孕期的生理不适、心理焦虑以及对分娩服务的需求。

5. 对主持人进行妊娠合并甲状腺功能亢进案例式教学的专业素养、引导能力、情感素质、问题解答等方面进行培训。

6. 案例预测试，并进一步对预测试的目标是否得到了解决、时间分配是否合理等进行评价。

7. 确定健康教育的干预方案，保证孕妇及其家庭成员能够理解并掌握教学过程中的评估方式、评估内容及有效应对措施。

8. 结合案例，使用结构化的方法促进讨论。

主题一：案例中的孕妇存在什么问题？该如何正确判断甲状腺功能亢进及甲状腺危象？

助产士和孕妇及家属共同学习妊娠合并甲状腺功能亢的疾病相关知识，如病因、诱因、临床表现。医护人员指导孕妇及家属正确认识甲状腺危象及抢救措施。

主题二：根据案例中孕妇的临床表现及相关检查，思考妊娠合并甲状腺功能亢进会给母胎带来什么影响？

助产士邀请内分泌科医护人员为孕妇及其家属进行专业知识科普，并了解孕妇对分娩服务的需求，和孕妇家庭共同制订分娩计划。

主题三：针对案例中的孕妇，在孕期应重点关注哪些方面？

助产士与孕妇及其家属共同学习健康教育的内容，包括饮食指导、运动指导、用药指导、甲状腺危象的判断及紧急处理。

9. 根据讨论做出总结，给予相应的健康教育知识补充。

10. 请为案例中的蒋女士制作一份健康教育海报。海报制作要求：内容设计全面（如健康知识传授、健康行为养成、健康饮食习惯、科学用药指导等内容），版块设计合理（颜色搭配合理、结构清晰明了、重点突出、文字通俗易懂、图文结合），字体字号规范（字体方正、字号适宜）。

（蓝勤勤）

实训 7　妊娠合并急性阑尾炎

一、实训目标

1. 掌握妊娠合并阑尾炎围术期饮食、活动、自我症状观察等健康教育内容。
2. 熟悉妊娠合并阑尾炎过程胎心胎动的自我监护方法，识别阑尾炎的早期症状。
3. 了解妊娠合并阑尾炎定义、高危因素、对母儿的影响、临床表现、术前术后护理等基本知识。

二、实训案例

刘女士，32岁，初产妇，孕20周，因转移性右下腹痛1d入院。1d前开始无明显诱因出现脐上腹痛，持续性，伴有干呕，体温37～38.5℃、无恶心呕吐、无腹泻腹胀、无阴道流液等不适，自觉胎动正常，大小便正常，来我院急诊就诊，行阑尾区超声：急性阑尾炎声像，其他性质未排。腹泻3次，为稀烂便，无脓血。腹痛、呕吐后腹痛无缓解。患者及家属十分紧张，担心疾病对胎儿有影响。

【既往史】既往体健，否认药物过敏史，否认手术史及外伤史。23岁结婚，爱人体健，初潮14岁。否认家族有高血压，糖尿病，急性胆囊炎或妇科等病史。父母健在。

【体格检查】体温38℃，脉搏96次/分，呼吸22次/分，血压130/80mmHg，腹部有轻压痛，肠鸣音9～12次。一般情况可，发育正常，营养良好；孕前身高157cm，体重50.5kg，现体重53.3kg；神志清楚，精神过度紧张，配合查体；皮肤黏膜无黄染，无皮疹及出血点；浅表淋巴结未触及肿大；头颅五官正常，巩膜无黄染；甲状腺无肿大；胸廓无畸形，两侧乳房丰满；心肺检查未发现异常；妊娠腹型，肝脾肋下未及；四肢活动正常，下肢浮肿（−）；外阴无瘢痕溃疡，无静脉曲张，肛门无痔疮。其他未发现异常。

【辅助检查】白细胞 23.64×10^9/L，中性粒细胞百分比91.4%；腹部X线可见盲肠及回肠末端扩张和气液平面。

【专科检查】腹部膨隆，腹软，无压痛，无反跳痛，未及宫缩，宫高25cm，腹围90cm，胎心140次/分。阴检：宫口未开，质中，中位，胎膜未破，先露−3，宫颈评2分。

三、实训要求

1. 组建健康教育小组，创建一个参与式的环境，提供小黑板、模拟人道具、胎心仪等道具及物品。

2. 获取孕妇一般资料、家族史、既往史，查看孕妇检查检验结果，使用模拟人道具进行体格检查，检查阑尾压痛点、腹膜刺激征等。

3. 根据评估的内容及孕妇和家属的知识、技能、态度差距做出准确的健康教育诊断并确定健康教育目标。

4. 对主持人进行妊娠合并阑尾炎教学的专业素养、引导能力、情景模拟教学方法等方面的培训。

5. 案例预测试，评价预测试的目标是否得到了解决、时间分配是否合理等。

6. 确定健康教育的时间和地点，确保参与孕妇都能看到教学过程中的评估结果、问题和陈述，并呈现于小黑板。

7. 结合案例，在孕妇腹痛缓解或术后进行健康教育，使用结构化的方法促进讨论。

主题一：案例中的孕妇出现了什么问题？该如何进行评估？评估的要点有哪些？

邀请参与者讨论和发言，引导参与者提炼出案例中孕妇的症状、体征及检查检验结果，思考并学习妊娠合并阑尾炎的定义、病因及临床表现。掌握妊娠合并阑尾症状的观察，并运用于相关知识对该案例孕妇进行整体评估。

主题二：根据案例中孕妇的心理状态，思考如何进行心理护理？

邀请参与者讨论及发言，关注孕妇的心理状态，并进行针对性的心理疏导和护理。

主题三：妊娠合并阑尾炎如何做好胎心、胎动监测？

邀请参与者讨论及发言，指导胎动监测的方法及技巧，确保案例中的孕妇准确掌握数胎动的方法，并能正确执行。根据案例孕妇情况，给予胎心监测，教会胎动监测的方法。

主题四：针对案例中的孕妇，如需实施阑尾切除术，术后如何做好健康指导？

邀请参与者讨论及发言，针对疾病的特殊性，进行术后饮食、运动、自我症状观察等方面的指导。

主题五：该案例中孕妇如需进行手术，术后可能会出现伤口疼痛问题，如何进行评估及干预？

邀请参与者讨论及发言，做好心理护理，根据评估结果可针对性地使用镇痛药，并宣教使用镇痛药可能出现的副作用。

主题六：对于保守治疗孕妇，应如何指导预防复发？

邀请参与者讨论及发言，根据实际情况，从饮食、生活方式等方面做好预防阑尾炎复发的健康指导。

8. 根据讨论做出总结，给予相应的健康教育知识补充。

9. 请为案例中的刘女士制订一份健康教育干预方案。干预方案应包括：健康教育需求、健康教育问题、健康教育计划、健康教育内容（如疾病预防、疾病护理等）、健康教育实施、健康教育评价等。可选择制作宣传单、宣传视频的形式,注意内容的选择、排版、色彩搭配等问题。

(郭晶晶)

实训 8　妊娠合并急性胰腺炎

一、实训目标

1. 掌握妊娠合并急性胰腺炎的定义和病因、临床表现和诊断标准、治疗原则和方法。
2. 熟悉妊娠合并急性胰腺炎的并发症和预后、预防措施和健康教育、营养支持和管理。
3. 了解妊娠合并急性胰腺炎的流行病学特点和发展趋势、研究进展和新的治疗方法、护理和管理。
4. 产妇能够了解妊娠合并急性胰腺炎的发病因素及症状,提高自我保健意识。

二、实训案例

蔡女士,30 岁。主诉:停经 34 周,下腹坠胀 1d。患者因输卵管异常行胚胎移植术,植入 2 枚,存活 2 枚,停经 13^{+2} 周,超声提示宫内妊娠。孕 4 个月余感胎动,近月余无明显诱因出现双下肢水肿,休息后可好转,夜间无须高枕卧位,否认劳力性呼吸困难、夜间阵发性呼吸困难不适,孕 33^{+6} 周晚开始出现下腹坠胀,伴恶心呕吐,呕吐 1 次,为胃内容物,无阴道出血、流液,无头痛、头晕、胸闷、心悸等不适,胎动如常,拟"双胎妊娠(双绒毛膜双羊膜囊)、妊娠期糖尿病、体外受精 – 胚胎移植术后、先兆早产、孕 2 产 0、孕 34 周双活胎左枕前 / 右骶前"收入院。孕期体力轻度下降,体重增加 22kg。

【既往史】既往体健,否认肝炎、结核等传染病史,否认高血压、糖尿病、心血管病等病史,否认药物、食物过敏。4 年前因右侧输卵管妊娠在腹腔镜下行输卵管切除术,同时行左侧输卵管结扎术,3 年前行宫腔镜手术,否认输血及血制品史。

【体格检查】体温 36.9℃,脉搏 126 次 / 分,呼吸 26 次 / 分,血压 112/65mmHg。身高 156cm,体重 94kg,营养中等,发育正常,神清,查体合作。全身皮肤黏膜无黄染,头颅五官无畸形,双瞳孔等大同圆,对光反射灵敏。听力粗测无异常。鼻外形正常,口唇红润,双侧扁桃体无肿大。颈静脉无怒张。胸廓正常,胸骨无压痛。双侧乳房对称,发育正常,未扪及包块。双肺呼吸运动对称。心前区无隆起无震颤。腹部膨隆,下腹见腹腔镜手术瘢痕,无压痛及反跳痛,肝脾肋下未及明显肿大。

【专科检查】宫高 41cm,腹围 123cm,胎方位为左枕前 / 右骶前,胎心 140～150 次 / 分,先露头,已衔接,跨耻征阴性。子宫敏感,骨盆外测量:24cm、26cm、19cm、8.5cm。阴查:宫口未开,宫颈未消,先露头,S^{-2},胎膜未破。估计胎儿体重 2400/2300g。

【辅助检查】彩超:宫内妊娠,双活胎,头 / 臀位,胎儿的双顶径 8.02cm 和 7.73cm,

胎儿股骨长 5.47cm 和 5.17cm，胎儿腹围 26.66cm 和 27.28cm，羊水最大暗区垂直深度 5.21cm 和 7.27cm，胎盘 I 级，位于侧壁。尿常规：尿蛋白阴性。

【诊疗过程】 孕妇入院后呕吐数次，为棕褐色胃内容物，偶有腹胀，予硫酸镁抑制宫缩，血糖 7.5mmol/L，尿酮体（++++），予 5% 葡萄糖氯化钠 500ml+ 胰岛素 10U 消酮治疗。产妇再次出现进食水后呕吐，呕吐为胃内容物，仍精神疲倦，血淀粉酶 172.3U/L，二氧化碳 11mmol/L，告病重，反复呕吐，肌内注射甲氧氯普胺治疗，补钾补液治疗。入院 2d 孕妇剑突下轻压痛，尿淀粉酶 3365U/L，考虑急性胰腺炎。入院 3d 孕妇行子宫下段剖宫产术 + 双侧子宫动脉上行支结扎术 + 剖腹探查术 + 阑尾切除术 + 子宫横行捆绑术 + 腹腔引流术，以左枕前位娩出一活女婴，术后被告之病危，禁食水，持续胃肠减压，抗感染、促宫缩、护胃，抑制胰液分泌，补液等对症支持治疗。术后 1d 产妇出现低热，体温 38.5℃，腹部 CT 符合急性胰腺炎并腹膜后间隙扩展，予温盐水冲洗腹腔，大黄液体灌肠，持续予生长抑素抑制腺体分泌，持续胃肠减压，禁食水。术后 3d 给予阿米卡星 + 头孢曲松抗炎补液及营养支持治疗，双下肢气压治疗，低分子肝素皮下注射拔除左下腹腹腔引流管。术后 5d 超声提示胰腺体积增大，给予白蛋白扩容治疗。

三、实训要求

1. 组建健康教育小组，创建一个参与式的环境，提供公告板、宣传海报、胰腺模型、胎儿模型等物品。

2. 评估孕妇的一般资料、尿检结果、彩超报告，提前发放妊娠合并急性胰腺炎的结构化表格，教育前填写知识问卷调查，评估孕产妇基本情况和胰腺功能。

3. 根据评估的内容及孕妇和家属的知识、技能、态度差距做出准确的健康教育诊断并确定健康教育目标。

4. 确定健康教育的时间和地点，确保参与孕妇都能看到教学过程中的评估结果、问题和陈述的公告板。

5. 对主持人进行妊娠合并急性胰腺炎案例式教学的专业素养、引导能力、情景模拟教学方法等方面培训。

6. 案例预测试，并进一步对预测试的目标是否得到了解决、时间分配是否合理等进行评价，结合案例使用结构化的方法促进讨论。

主题一：案例中的孕妇存在什么问题？诊断依据是什么？

邀请参与者讨论及发言，引导参与者关注案例中孕妇呕吐问题，思考并学习妊娠合并急性胰腺炎的定义、病因及临床表现，能够解读急性胰腺炎相关检查指标，指导孕妇自我监测方法。

主题二：根据案例中孕妇入院后临床表现及异常指标，分析妊娠合并急性胰腺炎对母胎的影响及其影响因素。

邀请参与者讨论及发言，引导参与者分析案例，关注妊娠合并急性胰腺炎对母亲及胎儿结局，分析其影响因素，为临床护理决策过程提供依据，同时培养孕妇及其家属共同参与疾病风险因素评估及管理意识。

主题三：针对案例中的孕妇，应如何做好妊娠期管理，重点关注哪些方面？

邀请参与者讨论及发言，关注如何监测胎心、自数胎动，注意对急性胰腺炎的风险因素进行动态评估，了解妊娠合并急性胰腺炎孕妇妊娠、产前、产时治疗及护理要点，规范孕妇妊娠合并急性胰腺炎孕妇的规范化管理内容。

主题四：针对案例中孕妇呕吐、腹胀等问题，应如何制订个性化的饮食方案和健康教育指导内容？

邀请在场医护人员与参与者随机组成小组进行交流与讨论，由小组中的医护人员引导鼓励各位参与者描述自身的妊娠历程以及目前的产前检查情况，成员之间互相交流，共同分析各自的产前检查中是否存在需要改进的地方。并在医护人员协助下，针对每位参与者初步形成个性化的产前检查改进措施。

7. 根据讨论做出总结，给予相应的健康教育知识补充。

8. 组织孕妇及家属参与者进行情景模拟，基于发放的宣传手册和海报，从孕妇及家属的角度出发，为案例中的蔡女士制订一份健康教育干预方案。小组成员自行拟定发生情境、所需角色及扮演人员，干预方案应包括：健康教育需求、健康教育问题、健康教育计划、健康教育内容（如健康知识传授、健康行为养成、健康技能训练、健康态度塑造、社会支持建立、环境改造等）、健康教育实施、健康教育评价等。

（蔡军红）

实训 9　妊娠合并尖锐湿疣

一、实训目标

1. 掌握妊娠合并尖锐湿疣的高危因素、临床表现、健康评估、健康教育等内容。
2. 掌握妊娠合并尖锐湿疣孕妇的孕期保健内容、正确实施孕期自我监护。
3. 熟悉尖锐湿疣对母儿的影响，合理选择分娩方式。

二、实训案例

李女士，孕 1 产 0，23 岁。主诉：孕 15^{+3} 周，外阴瘙痒 2 周，要求白带检查。平素月经规则，5~6/28d。停经 40 余天出现早孕反应。妊娠期间无有害物质接触史，无用药史。无腹痛、阴道出血及流液。孕 8 周建册，产检 2 次。

【既往史】既往体健，否认心脏病、高血压、糖尿病及其他疾病史，否认药物和食物过敏史，否认手术外伤史。22 岁结婚，爱人体健，有性病史（具体不详）。生育史 1-0-0-0，月经初潮 12 岁。父母健在，无特殊疾病史。

【体格检查】体温 36.5℃，脉率 84 次/分，呼吸 21 次/分，血压 106/78mmHg。一般情况尚可，发育正常，营养中等；身高 165cm，孕前体重 56kg，现体重 56kg；神志清楚，精神疲倦，配合查体。皮肤黏膜无黄染及出血点；浅表淋巴结无肿大；巩膜无黄染，甲状腺无肿大；胸廓对称，乳房丰满；心肺听诊未闻及异常；腹部膨隆，肝脾肋下未触及；四肢活动如常，双下肢无浮肿。

【妇科检查】外阴未见异常；阴道通畅，白带量多，色黄；宫颈光滑，宫颈口生长一菜花样赘生物，大小约 2cm×3cm，用干棉球擦净阴道分泌物，进行阴道镜检查，镜下观察放大的局部组织形态，并涂以 3%~5% 的醋酸，可见病变呈菜花样突起，表面呈毛刺状，局部破溃，点状出血，基底部有蒂。进行病灶活检，标本送病理检查。

【专科检查】宫高 15cm，腹围 70cm，胎心 158 次／分。

【辅助检查】送检组织见鳞状上皮呈乳头状增生，表皮角化不全，细胞核增大，棘层增生肥厚，棘细胞上、中层可见多量的挖空细胞，细胞体积较大，核大、深染，核周胞质空化，呈环状空晕。

三、实训要求

1. 组建健康教育小组，创建参与式的环境，提供公告板、妇科检查训练模型、妊娠合并尖锐湿疣的病灶图等。

2. 获取孕妇的一般资料、夫妻双方性病史、家族史、临床症状、病理报告等实验室检查结果。

3. 根据评估的内容及孕妇和家属的知识、技能、态度差距做出准确的健康教育诊断并确定健康教育目标。

4. 教育前填写知识问卷调查。

5. 对主持人进行妊娠合并尖锐湿疣案例式教学的专业素养、引导能力、情景模拟教学方法等方面培训。

6. 案例预测试，并进一步对预测试的目标是否得到了解决、时间分配是否合理等进行评价。

7. 确定健康教育的时间和地点，确保参与孕妇都能看到教学过程中的评估结果、问题和陈述的公告板。

8. 结合案例，使用结构化的方法促进讨论。

主题一：结合李女士的情况，讨论妊娠合并尖锐湿疣有哪些临床症状？

邀请参与者讨论及发言，引导参与者关注案例中妊娠合并尖锐湿疣的临床表现。

主题二：对李女士进行健康评估，讨论母儿存在哪些高危因素及感染对母儿有哪些影响？

邀请参与者讨论及发言，引导参与者分析妊娠合并尖锐湿疣的高危因素，宫颈病灶对分娩时孕妇的影响及对胎儿的传播风险。

主题三：结合李女士的情况，如何对她进行产前检查及孕期生活方式的指导？

邀请参与者讨论及发言，关注如何进行孕期自我监护，如何改善生活方式，提高免疫力，防止病灶扩散，尽可能防止胎儿宫内感染；并合理选择治疗方法，合理使用药物。

主题四：针对案例中李女士的情况，如何选择合理的分娩方式？

邀请参与者讨论及发言，引导孕妇关注并思考宫颈尖锐湿疣病灶对阴道分娩的影响。讨论分娩过程中病灶出血和堵塞产道的风险，帮助孕妇选择合理的分娩方式。

9. 根据讨论做出总结，给予相应的健康教育知识补充。

10. 结合李女士的案例，组织一场妊娠合并性传播疾病防治的宣传活动。

(1) 制作妊娠合并性传播疾病宣传页，内容包含妊娠合并性传播疾病的发病原因、预防措施、治疗知识，要注意内容的科学性，最好图文并茂，易于患者理解。宣传页采用四色印刷，设计要尽量精致美观，便于携带，字体清秀，色调与内容和谐。

(2) 开展妊娠合并性传播疾病患者宣传活动。针对不同孕妇的个人情况，依据其知识层次、掌握疾病知识及信息程度的不同，对患者进行一对一的医学指导，耐心、准确地解答患者提出的问题。

（任利容）

第8章　胎儿附属物异常的实训指导

实训1　前置胎盘

一、实训目标

1. 掌握数胎动的正确方法，前置胎盘饮食、运动等健康教育的内容，准确测量腿围。
2. 熟悉宫缩抑制剂用药过程中的自我监护，识别常见不良反应。
3. 了解前置胎盘的高危因素、对母儿影响、临床表现等基本知识。
4. 能够对前置胎盘的风险因素进行动态评估，识别前置胎盘的典型症状，采取积极的预防措施。

二、实训案例

王女士，36岁。主诉：停经 37^{+3} 周，阴道出血3d。患者平素月经规律，4～7/30d，末次月经2021年10月31日，预产期2022年8月7日。自然受孕。停经30余天查尿妊娠反应（+），间断出现少量粉色阴道分泌物，未治疗。停经8周超声核对孕周无误。早孕反应不明显。孕早期无发热、腹痛、阴道出血及毒物、放射线接触史。定期产检，孕20周行羊膜腔穿刺术行染色体核型分析，结果未见异常。停经20周时始感胎动，活跃至今。孕 24^{+3} 周查75g口服葡萄糖耐量试验，结果为：4.59mmol/L、6.51mmol/L、5.81mmol/L。孕 23^{+4} 周超声提示胎盘前置状态：胎盘下缘过宫颈内口约2.2cm。孕27周因阴道出血入院，超声提示：胎盘下缘覆盖宫颈内口。入院后给予抗炎及孕酮保胎治疗后出院。孕37周阴道有少量出血，超声提示：单活胎，头位，胎盘下缘覆盖宫颈内口。为进一步诊治，以"前置胎盘"收入院。孕前基础血压104/68mmHg，身高169cm，孕前体重75kg，孕期增重10kg，BMI 26.26kg/m^2。

【既往史】既往体健，否认肝炎、结核、癫痫等病史，否认药物过敏史，否认手术外伤史。

【月经婚育史】12岁月经初潮，平素月经规律，4～7/30d，末次月经2021年10月31日，经量中等，无痛经。30岁结婚，孕3产0，曾于2019年、2020年行人工流产术。家庭和睦，配偶体健。

【体格检查】体温36.5℃，脉搏85次/分，呼吸20次/分，血压120/70mmHg。发育正常，营养良好；神志清楚，表情自如，查体合作；皮肤黏膜无黄染，无皮疹及出血点；浅表淋巴结未触及肿大；头颅五官正常，巩膜无黄染；甲状腺无肿大；胸廓无畸形，两侧乳房丰满；心肺检查未发现异常；妊娠腹型，肝脾肋下未及；四肢活动正常，下肢浮肿

(++)；外阴无瘢痕溃疡，无静脉曲张，肛门无痔疮。

【专科检查】宫高36cm，腹围101cm，胎儿头位，左枕前，胎头高浮，胎心140次/分。

【辅助检查】超声（2022年7月19日）提示：单活胎，头位，双顶径9.0cm，胎盘下缘覆盖宫颈内口。血常规：白细胞11.60×10^9/L，红细胞3.77×10^{12}/L，血红蛋白119g/L。

三、实训要求

1. 组建健康教育小组，提供公告板、皮尺、子宫及胎盘位置示意图、足背屈运动示意图、常见的不溶性膳食纤维含量高的食物图谱、含铁量高的食物图谱等物品。

2. 获取孕妇的一般资料、本次妊娠经过、月经婚育史、专科检查结果及超声等辅助检查结果，评估孕妇出血量以及伴随症状，胎心和胎位情况。

3. 根据评估的内容及孕妇和家属的知识、技能、态度差距做出准确的健康教育诊断并确定健康教育目标。

4. 教育前填写知识问卷调查，提前发放前置胎盘相关知识的结构化表格。

5. 对主持人进行前置胎盘案例式教学的专业素养、沟通能力、情景模拟教学法、角色扮演法等方面的培训。

6. 案例预测试，并进一步对预测试的目标是否得到了解决、时间分配是否合理等进行评价。

7. 确定健康教育的时间和地点，确保参与孕妇都能看到教学过程中的评估结果、问题和陈述的公告板。

8. 结合案例，使用结构化的方法促进讨论。

主题一：案例中的孕妇存在哪些前置胎盘的高危因素？

邀请参与者讨论及发言，引导参与者关注案例中孕妇的年龄、孕产史，思考并学习前置胎盘的定义、病因及临床表现。

主题二：根据案例中孕妇的临床表现及相关检查，思考前置胎盘会对母儿健康产生什么样的影响？

邀请参与者讨论及发言，关注前置胎盘的影响，包括母体产后出血、胎盘植入、产褥感染风险的增加，以及胎儿早产、胎位异常、低出生体重儿风险的增加。

主题三：针对案例中的孕妇，在产前检查过程中应重点关注哪些方面？

邀请参与者讨论及发言，关注如何监测胎心、自数胎动，注意识别前置胎盘的典型症状，评估出血量，做好早期照顾和自我管理。

主题四：针对案例中孕妇情况，在健康教育指导中应重点关注哪些方面？

邀请参与者讨论及发言，引导参与者关注并思考前置胎盘饮食、运动、休息等健康教育的内容；学会正确数胎动；熟悉常用宫缩抑制剂用药过程中的自我监护，能够在分娩过程中主动配合医护人员。

9. 根据讨论做出总结，给予相应的健康教育知识补充。

10. 请为案例中的王女士制订一份健康教育干预方案。干预方案应包括健康教育需求、健康教育问题、健康教育计划（包括健康教育目标及方法）、健康教育内容（如健康知识传授、健康行为养成、健康技能训练、健康态度塑造、社会支持建立、环境改造等）、健康教育实施、健康教育评价等。

（侯　睿）

实训 2　胎盘早剥

一、实训目标

1. 掌握测量血压、脉搏和观察宫缩的正确方法；胎盘早剥孕产妇营养与休息等健康教育的内容。

2. 熟悉胎盘早剥的典型症状，能够及时实施或者配合实施电子胎心监护，识别异常图形。

3. 了解胎盘早剥的高危因素、分级、对母儿影响等基本知识。

4. 能够对胎盘早剥的疾病发展情况进行动态评估，正确评估失血量和出血倾向，做好早期照顾和自我管理。

二、实训案例

魏女士，39岁。主诉：停经 38^{+3} 周，发现血压升高 17 周，阴道出血 2h。患者平素月经规律，4～7/30d，末次月经 2021 年 10 月 26 日，因女方不孕症 2021 年 11 月 14 日于本院移植 D6 囊胚一枚，预产期 2022 年 8 月 2 日。停经 30d 查尿妊娠反应（+），早孕超声核对孕周无误。无明显早孕反应。孕早期无发热、腹痛、阴道出血及毒物、放射线接触史。定期产检，无创产前筛查低风险。停经 20 周时始感胎动，活跃至今。孕 21^{+4} 周起血压升高，未用药物治疗，血压波动于 110～150/60～90mmHg，尿蛋白（+），24h 尿蛋白 0.2g，完善免疫指标检查未见明显异常。孕 25 周查 75g 口服葡萄糖耐量试验，结果为：4.62mmol/L、7.13mmol/L、6.92mmol/L。孕期无头晕、头痛、胸闷、憋气、心悸、腹痛、阴道不规则出血及视物不清等不适。患者 2h 前无明显诱因出现阴道排液，量少，色红，偶伴腹痛及腹部发紧感。至急诊就诊，查阴道内血性羊水排液，宫缩应激实验偶有变异减速，考虑胎盘早剥可能收入院。孕前基础血压 127/79mmHg，身高 163cm，孕前体重 71kg，孕期增重 19kg。

【既往史】既往体健，否认肝炎、结核、癫痫等病史，2021 年因不孕症行宫腔镜手术，无外伤史，无血制品输注史，无过敏史，预防接种史按计划进行。

【月经婚育史】月经初潮 12 岁，平素月经规律，4～7/30d，经量中等，无痛经。30 岁结婚，孕 1 产 0，家庭和睦，配偶体健。

【体格检查】体温 36.3℃，脉搏 84 次/分，呼吸 20 次/分，血压 150/90mmHg。发育正常，营养良好，神志清楚，精神紧张，平车推入病房，查体合作。皮肤黏膜无黄染，无皮疹及出血点；浅表淋巴结未触及肿大；头颅五官正常，巩膜无黄染；甲状腺无肿大；胸廓无畸形，两侧乳房丰满；心肺检查未发现异常；妊娠腹型，肝脾肋下未及；四肢活动正常，下肢浮肿（++）；外阴无瘢痕溃疡，无静脉曲张，肛门无痔疮。

【专科检查】 宫高34cm，腹围100cm，胎方位左枕前，胎心145次/分，先露头，已入盆，宫颈中位，质软，消退70%，宫口未开，S^{-2}，胎膜破。阴道内可见大量积血，宫口闭，宫颈口内可见活动性出血。估计胎儿3000g。骨盆测量：对角径＞11.5cm，出口横径9cm，骶骨曲度中弧，侧壁无内聚，坐骨棘间径10cm。胎心监护宫缩应激实验CST Ⅱ类，每2分钟宫缩1次，每次持续10s，宫缩间歇期子宫放松欠佳。

【辅助检查】 血常规：白细胞$11.58×10^9$/L，血红蛋白105g/L，红细胞计数$3.43×10^{12}$/L，血小板$230×10^9$/L；纤维蛋白原599mg/dl，D-二聚体526ng/ml。凝血酶原时间、活化部分凝血活酶时间均正常。血电解质：K^+ 4.54mmol/L，Na^+ 137.6mmol/L，Cl^- 104.8mmol/L。血生化功能：肝肾功能及血糖等均无异常。超声（2022年7月12日）胎方位头位，双顶径9.3cm，头围32.1cm，腹围32.4cm，股骨长度6.6cm。胎心胎动可见。胎盘位置后壁，分度Ⅱ。羊水深度4.4cm。胎心138次/分，心律齐。

三、实训要求

1. 组建健康教育小组，创建一个参与式的环境，提供公告板、血压仪、电子胎心监护典型图形示意图等物品。

2. 获取孕妇的一般资料、孕产史、本次妊娠经过、血常规等实验室检查结果，对孕妇的出血情况、宫缩情况进行评估。

3. 根据评估的内容及孕妇和家属的知识、技能、态度差距做出准确的健康教育诊断并确定健康教育目标。

4. 教育前填写知识问卷调查，提前发放胎盘早剥的结构化表格。

5. 对主持人进行胎盘早剥案例式教学的专业素养、引导能力、情景模拟教学方法等方面培训。

6. 案例预测试，并进一步对预测试的目标是否得到了解决、时间分配是否合理等进行评价。

7. 确定健康教育的时间和地点，确保参与孕妇都能看到教学过程中的评估结果、问题和陈述的公告板。

8. 结合案例，使用结构化的方法促进讨论。

主题一：案例中的孕妇存在哪些胎盘早剥的高危因素？

邀请参与者讨论及发言，引导参与者关注案例中孕妇年龄、接受辅助生育技术助孕、血压增高的问题，思考并学习胎盘早剥的定义、病因及临床表现，掌握测量血压、脉搏和观察宫缩的正确方法，做好妊娠期血压水平和宫缩情况的自我监测。

主题二：根据案例中孕妇的临床表现及相关检查，思考胎盘早剥会给母儿健康带来哪些影响？

邀请参与者讨论及发言，关注胎盘早剥造成母体凝血功能障碍、肾衰竭、子宫收缩乏力、先兆子宫破裂、子宫胎盘卒中、产后出血、羊水栓塞等；还可能引起胎儿出现缺氧的情况，导致新生儿缺血缺氧性脑病、新生儿窒息等，严重时可能会造成胎儿在宫内死亡。远期可引起神经系统发育缺陷、脑性麻痹等严重后遗症。

主题三：针对案例中的孕妇，在产前检查过程中应重点关注哪些方面？

邀请参与者讨论及发言，关注如何监测胎心、自数胎动，注意识别胎盘早剥的典型症状，评估血压、脉搏、出血倾向和宫缩情况，做好早期照顾和自我管理。

主题四：针对案例中孕妇情况，在健康教育指导中应重点关注哪些方面？

邀请参与者讨论及发言，引导参与者关注并思考胎盘早剥饮食、休息等健康教育的内容；学会正确数胎动；能够及时实施或者配合实施电子胎心监护，识别异常图形；能够在分娩过程中主动配合医护人员。

9. 根据讨论做出总结，给予相应的健康教育知识补充。

10. 请为案例中的魏女士制订一份健康教育干预方案。干预方案应包括：健康教育需求、健康教育问题、健康教育计划（包括健康教育目标及方法）、健康教育内容（如健康知识传授、健康行为养成、健康技能训练、健康态度塑造、社会支持建立、环境改造等）、健康教育实施、健康教育评价等。

（侯　睿）

实训 3　胎膜早破

一、实训目标

1. 掌握胎膜早破孕妇饮食、体位、活动、预防脐带脱垂等方面的宣教内容。
2. 掌握发生胎膜早破的风险因素和应对措施。
3. 熟悉常用药物，如硫酸镁、利托君、地塞米松等用药过程中的自我监护，识别用药反应，如硫酸镁毒性反应的早期症状、利托君用药反应等。
4. 了解胎膜早破的病因、临床表现、对母儿的影响及辅助检查方法。
5. 能够动态评估胎膜早破孕妇的风险因素，帮助孕妇做好胎膜早破的孕期自我管理和监护。

二、实训案例

杨女士，27岁。主诉：停经36周，阴道流液2h。平素月经规则，4～5/30d。孕4个月余始觉胎动，孕期检查未见异常。2h前无明显诱因出现阴道流液，量多，色清。无腹痛及阴道出血等不适，平车急诊入院。孕期体重增长10kg。大小便正常。

【既往史】既往体健，否认肝炎、结核等病史，否认药物过敏史，否认手术外伤及输血史。月经初潮13岁。否认家族有高血压、糖尿病等病史。父母健在。

【体格检查】体温 37.0℃，脉率 80 次 / 分，呼吸 20 次 / 分，血压 112/68mmHg，身高 160cm，体重 52kg。一般情况可，发育正常，营养良好；神志清楚，焦虑，配合查体；皮肤黏膜无黄染；浅表淋巴结未触及肿大；头颅五官正常；甲状腺无肿大；胸廓无畸形，两侧乳房丰满；心肺检查未发现异常；妊娠腹型，肝脾肋下未及；四肢活动正常，无浮肿；外阴无瘢痕溃疡，无静脉曲张，肛门无痔疮。

【专科检查】宫高 34cm，腹围 95cm，LOA，胎头已衔接，胎心 146 次 / 分，胎膜已破，无宫缩，估计胎儿体重 2500g。阴道内诊：宫口未开，宫颈管消退 80%，宫颈软，宫口居中，胎头棘上 –3cm，宫颈 Bishop 评分 6 分。未及羊膜囊，羊水清亮，pH 试纸变色。

【辅助检查】血常规：白细胞 13.5×10^9/L，血红蛋白 110g/L，血小板 200×10^9/L。凝血酶原时间（PT）、活化部分凝血活酶时间（APT）均正常。血生化功能：肝肾功能及血糖等均无异常。C 反应蛋白（CRP）：26mg/L。无应激实验（NST）：有反应型，评分 10 分。超声：胎儿双顶径（BPD）9.3cm；股骨长 70mm，胎心 146 次 / 分；胎盘成熟度 Ⅱ 级；羊水指数（AFI）78mm。

三、实训要求

1. 组建健康教育实训小组：为小组创建多维度参与式学习环境。提供公告板、胎心监护仪、多普勒、pH 试纸、血压仪、吸氧设备、体温计、平车等物品。

2. 进行小组分工，通过收集案例、集中修改、论证、运用情景模拟方法，设计孕妇从破膜发生—急诊就诊—入院—待产—入产房分娩等应急演练场景。

3. 对主持人进行案例式教学的专业素养、引导能力、情景模拟方法等方面的培训。

4. 通过对孕妇及家属访谈、发放结构化问卷等，评估健康教育需求，根据需求制订知识、能力、态度目标及健康教育计划，设计健康教育路径，进行知识点、技能点的讲解。

5. 确定健康教育地点及时间，确保参与孕妇都能看到教学过程中的情景模拟。

6. 情景模拟案例预测试，并进一步对预测试的目标是否得到了解决、时间分配是否合理等进行评价。

7. 结合案例，进行小组讨论。

主题一：案例中的孕妇可能发生了什么？该如何处理？

邀请参与者讨论及发言，引导参与者思考案例中孕妇是否发生了胎膜早破，并回顾胎膜早破的临床表现，引导参与者思考发生胎膜早破后应进行哪些基本自我照护及掌握哪些技能，包括胎膜早破后孕妇采取何种体位，如何就诊及待产期间的饮食、运动管理。

主题二：根据案例中的临床表现及检验结果，思考胎膜早破对母儿可能造成什么影响？针对突发情况该如何处理？

邀请参与者讨论及发言，案例中孕妇的检验结果有哪些指标异常。这些异常指标提示孕妇存在哪些风险，如母儿感染等。邀请参与者讲解或演示，突发脐带脱垂时，应采取的应急处理措施。

主题三：针对案例中的孕妇，应该如何进行自我监测？

邀请参与者讨论及发言，引导参与者思考案例中孕36周胎膜早破需监测的内容及方法，如监测胎心、胎动计数的方法；羊水性状的观察；脐带脱垂的表现及应对措施，做好自我管理。

8. 根据讨论做出总结，给予相应的健康教育知识补充。

9. 为案例中孕妇制订一份分阶段健康教育计划。计划应包括胎膜早破孕妇围产期对应的健康教育要点（含饮食、体位、药物、活动与睡眠、心理护理、自我监测与照护、风险应对等），健康教育资料需通俗易懂、图文并茂。

（尚　剑　周燕莉）

实训4　脐带异常

一、实训目标

1. 掌握孕期脐带异常相关的饮食要求、休息与睡眠指导、产前检查、产时注意事项等。

2. 熟悉孕期自我监护的方法，如胎心监测、数胎动方法。识别脐带异常的相关症状。

3. 了解脐带异常的高危因素、临床表现、健康评估等基本知识。

4. 能够认识脐带异常的危险因素并进行动态评估，做好孕期照护及自我管理。

二、实训案例

王女士，32岁，主诉：因孕足月无腹痛，要求入院行剖宫产。患者既往月经规则，停经2个月余出现恶心呕吐等早孕反应，持续至孕16周自行缓解。停经30d出现少量阴道出血，经口服保胎药及卧床休息后症状缓解。孕早期无发热、服药、接触有毒有害物质及放射线等。孕4月自觉有胎动，孕12周到医院建册，孕16周唐氏筛查低风险。孕期产检均正常。孕晚期无头晕，眼花，视物模糊。近2周无盆浴，无性生活史。

【既往史】既往体健，否认肝炎、结核、癫痫等病史，否认药物过敏史，否认手术外伤及输血史。28岁结婚，丈夫体健，生育史0-0-0-0，初潮13岁。否认家族有高血压，糖尿病、癫痫、恶性肿瘤等病史。父母健在，母亲无不良孕产史。

【体格检查】体温36.7℃，脉率87次/分，呼吸20次/分，血压110/70mmHg。神志清楚，呼吸平稳，问答切题，口齿清晰，查体合作，全身皮肤黏膜无黄染，无瘀点、瘀斑，无出血点，全身浅表淋巴结无肿大，颈软，无抵抗，颈静脉无充盈，气管居中，胸部外形正常，叩诊双肺呈清音，双侧呼吸运动对称。听诊双肺无异常，心率87次/分，心律齐，杂音未闻及，晚孕腹，无压痛，无反跳痛，肝脾肋下未扪及，双下肢无浮肿，病理征阴性。

【专科检查】宫高32cm，腹围101cm，胎位枕右前（ROA），胎心136次/分，先露头，胎膜未破，估计胎儿 3300g。未产型外阴，阴道通畅，宫颈软，宫颈管消失，宫口开大 1cm，先露头，S-3。骨盆外测量：24cm、27cm、19cm、9cm，耻骨弓角度 90°。

【辅助检查】 产科超声检查：胎位枕右前（ROA），双顶径 9.7cm，股骨长 7.0cm，胎盘附着后壁，二级早－晚期，胎心 148 次/分，羊水指数 9.5cm，脐带绕颈 2 周。

三、实训要求

1. 组建健康教育小组，提供公告板、电子胎心监测仪、纸笔等文具，创建一个安静、舒适，促使孕妇参与交流讨论的环境。

2. 收集孕妇的一般信息、既往史、家族史、超声检查等资料及孕妇对健康教育知识的需求。

3. 根据评估的内容对孕妇和家属做出准确的健康教育诊断并确定健康教育目标。

4. 对健康教育护士进行专业知识相关培训，同时，注重提高沟通能力、引导能力、组织能力等。

5. 对案例进行预测试，对预测试的目标是否得到了解决、时间分配是否合理等进行评价。

6. 确定健康教育的时间和地点，确保参与孕妇都能看到教学过程中的评估结果、问题和陈述的公告板。

7. 结合案例，鼓励孕妇参与讨论。

主题一：对案例中的王女士进行健康评估，她存在什么问题？有哪些高危因素？

邀请参与者讨论并发言，引导参与者关注案例中孕妇脐带异常的问题，思考并学习脐带异常的病因及临床表现，掌握产前检查的正确方法，做好妊娠期的自我监测。

主题二：根据案例中孕妇的临床表现及相关检查情况，评估脐带异常对母婴的影响？

邀请参与者讨论并发言，关注脐带异常早期的临床表现，针对孕妇的情况评估对母婴的影响。

主题三：对于案例中王女士的情况，在产前检查方面您应如何对她进行指导？

邀请参与者讨论并发言，关注如何监测胎心、自数胎动，注意对脐带异常的风险因素进行动态评估，及时识别脐带异常的早期症状，做好早期照顾和自我管理。

8. 根据参与者的讨论做出总结，并给予相应的健康教育知识补充。

9. 根据案例及讨论内容制作一条健康教育宣传视频。视频内容包含脐带异常的相关知识、常见的病因及临床表现、对母婴的影响、产前检查、饮食要求、休息与活动的注意事项、心理护理及预防要点等。时长控制在 5min 以内，画面清晰，语言表达通俗易懂，减少过多专业用语。

（刘　静）

实训 5　羊水量异常

一、实训目标

1. 掌握羊水量异常的初步识别方法；羊水量异常的饮食、运动、睡眠、心理护理等健康教育的内容。

2. 熟悉羊水量异常的临床表现及自我监护的方法。

3. 了解羊水量异常的高危因素、对母儿的影响、临床表现、疾病进展等基本知识。

4. 能够对羊水量异常的风险因素进行动态评估，识别羊水量异常的典型症状，做好早期照顾和自我管理。

二、实训案例

王女士，28岁。主诉：停经32周，胸闷、腹胀不适3d，加重1d。患者为第2次妊娠，现停经32周，平素月经规则，4～5/32d。停经40d始出现早孕反应及尿hCG（+），停经4个月余始觉胎动、至今良好，停经期间无有害物质接触史，无病毒感染史，无用药史，无腹痛、阴道出血、流液史。停经12周始建围生期保健卡进行产前检查，共检查3次未发现其他异常。目前无明显诱因出现双下肢轻度浮肿，产前检查血压为134/76mmHg，尿常规检查正常，未遵医嘱用药。患者无头晕不适，无眼花、恶心呕吐，有胸闷心慌、腹胀明显。测血压为126/81mmHg。患者现自诉胸闷心慌、腹胀，无气喘等不适，无临产征兆。

【既往史】既往体健，否认各种慢性疾病病史，否认药物过敏史，否认手术外伤史。26岁结婚，配偶体健，生育史0-0-1-0，初潮13岁。否认家族有高血压、糖尿病、癫痫、恶性肿瘤等病史。父母健在。

【体格检查】体温37℃，脉率95次/分，呼吸20次/分，血压127/78mmHg。一般情况可，发育正常，营养良好；孕前身高160cm，体重54kg，现体重67kg；神志清楚，精神过度紧张，配合查体；皮肤黏膜无黄染，无皮疹及出血点；浅表淋巴结未触及肿大；头颅五官正常，巩膜无黄染；甲状腺无肿大；胸廓无畸形，两侧乳房丰满；心肺检查未发现异常；妊娠腹型，肝脾肋下未及；四肢活动正常，下肢浮肿（+）；外阴无瘢痕、溃疡，无静脉曲张，肛门无痔疮。

【专科检查】宫高36cm，腹围123cm，胎方位触诊不清，胎心140次/分，胎先露似为头，高浮，胎膜未破，未及宫缩，但子宫张力大，宫颈管长约2cm，质中，居后，宫口未开。

【辅助检查】血常规：白细胞8.5×10^9/L，血红蛋白108g/L，红细胞比容37.1%，血小板160×10^9/L。凝血酶原时间（PT）、活化部分凝血活酶时间（APT）均正常。血生化功能：肝、肾功能及血糖等均无异常。无应激实验（NST）：反应良好，评分10分。超声：胎儿双顶径（BPD）84mm；头围300mm，腹围305mm，股骨60mm，羊水指数（AFI）298mm，胎心146次/分；胎盘Ⅱ级，位于宫底部，厚43mm；脐血流（S/D）2.2。心电图：窦性心率，96次/分，未见异常。眼底检查：无异常。尿常规：尿蛋白（±），其余无异常。空腹血糖：5.1mmol/L。

三、实训要求

1. 组建健康教育小组，创建一个参与式的环境，提供公告板、血压仪、体重秤、体重记录表格、不同孕周的羊水量图示等物品。

2. 获取孕妇的一般资料、既往史、家族史、宫高、腹围定期超声检查结果。

3. 根据获取的内容及孕妇和家属的知识、技能、态度差距做出准确的健康教育诊断并确定健康教育目标。

4. 教育前填写知识问卷调查，提前发放羊水量异常疾病的结构化表格。

5. 对主持人进行羊水量异常案例式教学的专业素养、沟通能力、引导能力、组织能力、情感素养，情景模拟教学方法等方面培训。

6. 案例预测试，并进一步对预测试的目标是否得到了解决、时间分配是否合理等进行评价。

7. 确定健康教育的时间和地点，确保参与孕妇都能看到教学过程中的评估结果、问题和陈述的公告板。

8. 结合案例，使用结构化的方法促进讨论。

主题一：案例中的孕妇存在什么问题？该如何正确早期识别羊水量异常？早期羊水量异常的表现有哪些？

邀请参与者讨论及发言，引导参与者关注案例中孕妇羊水量异常的问题，思考并学习羊水量异常的定义、病因及临床表现，掌握羊水量异常的早期识别方法，做好羊水量异常的自我监测。

主题二：根据案例中孕妇的临床表现及相关检查，思考羊水量异常会对母儿造成什么样的影响？

邀请参与者讨论及发言，关注羊水量异常对母儿的影响，包括羊水过多时子宫张力增高对孕妇身体各脏器的影响、容易导致胎儿畸形、早产、胎位异常、胎儿窘迫等；羊水过少时母亲手术分娩率和引产率增高、胎儿畸形及宫内窘迫发生率明显增高，羊水过少往往伴有胎儿生长受限，甚至胎死宫内。

主题三：针对案例中的孕妇，在产前检查过程中应重点关注哪些方面？

邀请参与者讨论及发言，关注如何监测胎心、自数胎动，注意对羊水量异常的风险因素进行动态评估，及时识别羊水量异常的典型症状，做好早期照顾和自我管理。

主题四：针对案例中孕妇自诉胸闷心慌、腹胀、子宫张力大等问题，应如何做好健康教育指导？

邀请参与者讨论及发言，引导孕妇关注并思考羊水量异常疾病饮食、运动、睡眠、心理等健康教育的内容；学会准确记录体重、学会自我监护，包括监测胎心音、按时自数胎动等。

9. 根据讨论做出总结，给予相应的健康教育知识补充。

10.请为案例中的王女士以宣传单的形式制订一份健康教育干预宣传单。制作宣传单时要注意以下几个方面：①内容选择：根据羊水过多的病因、症状、治疗方法等方面的知识，选择关键信息进行传达。内容应简明扼要、易于理解，避免使用过于专业的术语。②排版设计：确保排版整齐清晰，文字和图片的布局合理。使用清晰易读的字体和字号，避免使用过于花哨的装饰。③色彩搭配：选择适合羊水过多患者的色彩搭配，如蓝色、绿色等，以传达舒适和放松的感觉。避免使用过于刺眼或过于暗淡的颜色。④图片选择：选择与羊水过多相关的图片，如医疗设备、医生和患者的照片等，以增加信息的可视化效果。确保图片清晰、高质量。⑤强调重点信息：使用加粗、变大字号或不同颜色等方式，强调重点信息，以便读者能够快速获取关键内容。⑥提供联系方式：在宣传单上提供相关医疗机构的联系方式，以便患者和家属有需要时能够及时咨询和寻求帮助。

（张　晶）

第 9 章　胎儿异常的实训指导

实训 1　胎儿生长受限

一、实训目标
1. 掌握胎儿生长受限的护理措施及饮食护理。
2. 熟悉胎儿生长受限的相关知识。
3. 了解胎儿生长受限的并发症。

二、实训案例
张女士，38 岁，身高 165cm，体重 50kg。主诉：停经 34^{+4} 周，超声检查提示胎儿偏小 2 周入院。患者为首次妊娠，怀孕 4 个月自觉胎动，按要求产前检查。早中期唐氏筛查结果低风险，孕期甲状腺功能及地中海贫血筛查正常，中期Ⅲ级彩超提示胎儿结构未见明显异常，偏小 2 周。孕期查 OGTT 未见明显异常。患者无腹痛、腹胀、阴道出血、流液等不适、自觉胎动好。

【既往史】平素健康状况良好，长期素食，有吸烟史 5 年。

【月经婚育史】13 岁月经初潮，平素月经规律，4~7/30d，25 岁结婚，孕 2 产 1 宫内孕单活胎，家庭和睦，配偶体健。

【体格检查】体温 36.5℃，脉率 61 次 / 分，呼吸 20 次 / 分，血压 136/75mmHg。一般情况良好，发育正常，营养良好；神志清楚，查体合作，对答切题；皮肤黏膜无黄染，无皮疹及出血点；浅表淋巴结未触及肿大；头颅五官正常，巩膜无黄染；甲状腺无肿大；胸廓无畸形，两侧乳房丰满；心肺检查未发现异常；妊娠腹型，肝脾肋下未及；四肢活动正常，双下肢浮肿无水肿；外阴无瘢痕溃疡，无静脉曲张，肛门无痔疮。

【专科检查】宫高 35cm，腹围 106cm，胎心 136 次 / 分，胎方位头位，头先露高浮，胎膜未破，无宫缩；骨盆外测量：髂棘间径 26cm，髂前上棘间径 24cm，骶耻外径 19cm，坐骨结节间径 9cm。

【辅助检查】实验室检查均无异常。超声检查：双顶径 82mm，头围 290mm，腹围 272mm，股骨长 61mm，肱骨长 53mm，胎心 144 次 / 分。脐带血流：RI 0.6，S/D 2.7。胎儿超声：胎盘附着于子宫后壁，成熟度Ⅰ级，厚度 31mm。羊水指数 78mm，羊水最大深度 37mm。心电图：窦性心率，67 次 / 分，未见异常。

【治疗经过】入院后完善相关检查，给予补液等对症处理。胎盘成熟度Ⅰ级，胎儿生物物理评分为 8 分。告知孕妇病情及胎儿生长受限可能出现的并发症，如胎儿出生缺陷发生率高，先天异常暂不排除；胎儿生长发育欠佳，低出生体重儿；胎儿代谢障碍，宫内慢性缺氧，胎儿窘迫，对缺氧耐受能力差，易造成神经系统发育受损；围生儿病死率高等。孕妇及其家属表示理解。住院 1 周后出院。

三、实训要求

1. 创建一组健康宣教小组，到社区宣教该疾病的相关知识，确定健康教育的时间和地点。

2. 获取孕妇的一般资料、了解孕妇的胎动、电子胎心监护的情况、产检有无高危因素、既往有无合并症等进行评估。

3. 在讲解之前，发放调查问卷，了解孕妇和家属对该疾病的了解程度。

4. 有专业人员来讲解相关知识并进行案例测试。

5. 结合以上的案例，进行分析和讨论。

主题一：在案例里对张女士进行的健康评估中，她存在哪些高危因素？

邀请孕妇讨论并发言，引导孕妇注意饮食方面，思考胎儿生长受限的定义及相关的类型。

主题二：结合案例中张女士的情况，该如何对她进行产前检查指导？

邀请同学们讨论并发言，引导孕妇思考产前检查指导的内容。

主题三：根据以上的案例诊断，该如何进行预防？

邀请孕妇讨论并发言，引导孕妇思考胎儿生长受限的预防内容。

6. 根据大家讨论出的结果做汇总，再补充相对应的健康教育知识。

7. 请为张女士制订一套健康教育干预方案。可以从膳食、生活方式、预防胎儿生长受限的并发症及健康教育评价等内容考虑。

（方慧苹）

实训 2　巨大儿

一、实训目标

1. 考察对巨大儿疾病的高危因素、临床表现、预防、健康评估、健康教育等知识的理解和掌握程度。

2. 具备归纳、总结、提炼关键词等基本能力，能对案例进行分析。

3. 根据案例对患者进行巨大儿相关知识健康宣教。

二、实训案例

李女士，36 岁。主诉：停经 32 周余，发现血糖增高 3 个月余。孕妇为第 8 次妊娠，现停经 39^{+2} 周，平素月经规则，6～7/36d。停经 49d 始出现早孕反应及尿 hCG（+），停经 4

个月余始觉胎动,至今良好。停经期间无有害物质接触史,无病毒感染史,无用药史,无腹痛、阴道出血、流液史。停经12周始建围生期保健卡进行产前检查,孕期正常规律产检胎儿未见异常。糖耐量试验(OGTT)结果为5.12mmol/L、10.38mmol/L、8.56mmol/L;糖化血红蛋白5.6%,饮食运动控制血糖,未使用药物。

【既往史】既往体健,否认高血压、糖尿病、肝炎等病史,10年前行宫外孕腹腔镜右侧输卵管切除术;25岁结婚,爱人体健,生育史2-3-5-2,初潮13岁。否认家族有高血压、糖尿病、癫痫、恶性肿瘤等病史。

【体格检查】体温36.5℃,脉率92次/分,呼吸18次/分,血压114/73mmHg。一般情况可,发育正常,营养良好;孕前身高165cm,体重75.5kg,现体重82.8kg,BMI 30.41kg/m²;神志清楚,精神过度紧张,配合查体;皮肤黏膜无黄染,无皮疹及出血点;浅表淋巴结未触及肿大,头颅五官正常,巩膜无黄染,甲状腺无肿大,胸廓无畸形,两侧乳房丰满;心肺检查未发现异常;妊娠腹型,肝脾肋下未及;四肢活动正常;外阴无瘢痕溃疡,无静脉曲张,肛门无痔疮。

【专科情况】宫高38cm,腹围112cm,胎位左枕前,胎心140次/分,先露头,预计胎儿体重4058g,胎膜未破,未及宫缩,宫颈管长约1cm,质中,居后,宫口未开;骨盆外测量:髂棘间径25cm,髂前上棘间径27cm,骶耻外径19cm,坐骨结节间径9cm。

【辅助检查】血常规:白细胞$6.3×10^9$/L,血红蛋白145g/L、红细胞比容38.6%,血小板$112×10^9$/L。凝血酶原时间(PT)、活化部分凝血活酶时间(APT)均正常。血电解质:K$^+$4.47mmol/L,Na$^+$135.2mmol/L,Cl$^-$103.3mmol/L。血生化功能:肝功能、肾功能及血糖等均无异常。无应激实验(NST):反应良好,评分10分。心电图:窦性心率,90次/分,未见异常。尿常规:正常。尿雌三醇/肌酐(E/C)值正常。胎儿彩超提示胎儿双顶径(BPD)10.11cm,腹围38cm,股骨径(FL)8.5cm,羊水指数15.0cm,胎儿体重估计4058g,胎盘成熟度Ⅱ度,宫内妊娠单活胎。

三、实训要求

1. 创建为小组讨论式模式,将学员分组,以4~5人为一组,提供白板、皮尺、骨盆测量仪,记录表格等物品。

2. 获取孕妇的一般资料、糖尿病病史、家族史、血糖等实验室检查结果,采用24h膳食回顾调查表和丹麦体力活动量表对孕产妇进行评估。

3. 根据评估的内容及孕妇和家属的知识、技能、态度差距做出准确的健康教育诊断并确定健康教育目标。

4. 教育前填写知识问卷调查,提前发放妊娠期糖尿病疾病的结构化表格。

5. 主持人邀请各小组上台,进行情景模拟演练,从询问病情、健康宣教、孕妇及家属的接受程度等方面,锻炼学员的专业素养、沟通能力、引导能力、组织能力、情感素质等。

6. 结合案例,使用结构化的方法促进讨论。

主题一：对这位产妇进行健康评估，她存在哪些高危因素？
- 遗传因素：父母身材高大，都可有较大胎儿。
- 产次：临床统计发现胎儿体重随孕妇胎次而增加，有经产妇、巨大儿分娩史。
- 妊娠期营养：妊娠期营养状况与胎儿体重有关。有报道说营养过度有可能造成胎儿发育过大甚至畸形。
- 妊娠期糖尿病。
- 孕妇肥胖。
- 过期妊娠：过期妊娠的孕妇可分娩巨大儿，但并非所有孕妇都是如此。正常情况下胎儿体重随妊娠月份增加而增长，但达妊娠36~38周后胎儿体重增长速度即减慢，故过期妊娠不是引起巨大儿的重要原因。

主题二：结合产妇的情况，如何对她进行孕期预防巨大儿的健康指导？

邀请各个小组派学员参与讨论和发言。
- 孕妇应定期产检，在妊娠24~28周时进行妊娠期糖尿病试验（OGTT），早诊断、早治疗，防止出现巨大儿。
- 适当活动，在孕期运动可以有助于控制体重和促进身体健康。要选择适合的运动方式，如散步、孕妇保健操等，以消耗掉过多的热量。避免营养过剩，形成巨大儿，保持自身体质量和胎儿体质量的匀速增长。
- 血糖监测，孕期血糖控制不好时，需要检测血糖值，指导孕妇正确使用血糖仪，定时规范测量血糖，保证数值准确。通过宣教提高孕妇依从性。
- 体重监测，在孕期注意控制体重，保持合理的饮食和适当的运动，注意饮食均衡，避免过多摄入高热量、高脂肪和高糖分的饮食，以免体重增长过快。每周体重增长不超过500g。

引导学员对孕妇应做哪些方面的健康宣教，思考并学习妊娠期糖尿病的定义、病因及临床表现，掌握监测血糖的正确方法，做好自我监测。

主题三：请为产妇制订一套健康教育干预方案。

干预方案应包括：健康教育需求、健康教育问题、健康教育计划（包括健康教育目标及方法）、健康教育内容（如健康知识传授、健康行为养成、健康技能训练、健康态度塑造、社会支持建立、环境改造等）、健康教育实施、健康教育评价等。

（邬俏璇）

实训3 胎儿窘迫

一、实训目标

1. 掌握如何自我正确数胎动的方法及正常胎动的次数。

2. 熟悉该疾病的临床表现和相关治疗。

3. 了解胎儿窘迫的相关因素。

二、实训案例

刘女士，26岁，身高155cm，体重80kg。主诉：停经 39^{+5} 周，血糖升高11周，自觉胎动频繁1天入院。患者孕4个月自觉胎动。孕早中期唐氏筛查低风险，孕期地中海贫血筛查、四维彩超未见异常。孕28周行OGTT检查示：5.62mmol/L、9.24mmol/L、7.58mmol/L，血压140/95mmHg，患者喜食油炸高热量食物，孕期体重增加20kg。

【既往史】平素健康状况良好，习惯性便秘。无高血压、心脏病、糖尿病、肝肾疾病等病史；无病毒性肝炎、结核等传染病史；无家族遗传性病史；无手术、外伤史。无药物过敏史。

【月经婚育史】12岁月经初潮，平素月经规律，4~7/30d，25岁结婚，孕1产0，家庭和睦，配偶体健。

【体格检查】体温36.4℃，脉搏92次/分，呼吸20次/分，血压146/81mmHg。发育正常，营养良好；神志清楚，查体合作，对答切题；皮肤黏膜无黄染，无皮疹及出血点；浅表淋巴结未触及肿大；头颅五官正常，巩膜无黄染；甲状腺无肿大；胸廓无畸形，两侧乳房丰满；心肺检查未发现异常；妊娠腹型，肝脾肋下未及；四肢活动正常，双下肢浮肿（＋）；外阴无瘢痕溃疡，无静脉曲张，肛门无痔疮。

【专科检查】宫高34cm，腹围100cm，LOA，未入盆，胎心140次/分，无宫缩，胎膜未破。宫颈管消退50%，宫口位置居中，宫颈硬度中，宫口未开。骨盆外测量：髂棘间径26cm，髂前上棘间径24cm，骶耻外径19cm，坐骨结节间径9cm。

【辅助检查】实验室检查均无异常。超声检查：双顶径92mm，头围330mm，腹围337mm，股骨长73mm，肱骨长61mm，胎心139次/分。脐带血流：RI 0.55，S/D 2.23。胎头位于耻骨上。颈部皮肤见U形压迹。胎盘附着于子宫前壁，成熟度Ⅱ级，厚度28mm。羊水指数68mm，羊水最大深度50mm。心电图：窦性心率，87次/分，未见异常。

入院后完善相关检查，床边持续胎心监护提示胎心基线170次/分，变异加速好，伴随宫缩有变异减速，最低减至75次/分，恢复时间长；宫口开大2cm，4h无进展；宫缩渐弱，间隔时间渐长，考虑继发性宫缩乏力；羊水Ⅱ度粪染。

转归：剖宫产手术顺利，母婴结局好。

三、实训要求

1. 创建一支健康宣传小组，到社区宣传胎儿窘迫的相关知识，确定健康教育的时间和地点。

2. 获取孕妇的一般资料、了解孕妇的生育史、既往有无合并症及胎动的情况、有无产检和产检的高危因素等进行评估。

3. 在开始讲解之前，可以发放调查问卷，了解孕妇和家属对该疾病的了解程度。

4. 由专业人员来讲解该疾病的相关知识并进行案例测试。

5.结合以上的案例,进行分析和讨论。

主题一：在案例中,刘女士进行健康评估里,她存在了哪些高危因素？如何自我正确的数胎动？正确的胎动次数是多少？

邀请大家积极发言,引导大家讨论该孕妇的饮食注意事项,思考胎动的正常值,掌握自我数胎动的正确方法。

主题二：结合案例中刘女士的情况,要如何对她进行产前检查指导？

邀请大家们思考及讨论,引导大家思考产前指导的内容及作用。

6.根据大家讨论出的结果做汇总,再补充相对应的健康教育知识。

7.请为刘女士制订一套健康教育处理方案。可以从定期产检、监测孕期血糖情况、自我数胎动的正确方法、饮食与运动、健康教育评价等方面考虑。

（方慧苹）

实训4 双胎妊娠

一、实训目标

1.掌握双胎妊娠营养、体重管理等健康教育的内容。

2.熟悉双胎妊娠孕期监护及母胎评估的内容。

3.了解双胎妊娠的类型、特点及母儿并发症。

二、实训案例

林女士,32岁。主诉：停经 10^{+2} 周,呕吐 3^+ 周,加剧3d。

现病史：平素月经周期规则。末次月经：2023-07-13,本次自然受孕,预产期：2024-04-18。停经40d,自测尿妊娠试验阳性,2023-08-29行早孕超声提示：宫内早期妊娠,双绒毛膜双活胎。3+周前出现早孕反应,每日恶心呕吐8～10次,晨起加剧,进食后出现,呕吐物为胃内容物,食欲、睡眠尚可,行尿常规提示：尿酮体（-）。3d前开始呕吐加剧,每日呕吐数十次,一进食立即呕吐,呕吐物为胃内容物,或淡黄色液体,偶可见夹杂少许血丝,伴尿量减少、尿色发黄。2023-09-23尿常规：尿酮体（++）。来我院就诊,门诊拟"妊娠剧吐"收入院。孕期精神食欲欠佳,体重减轻4kg。精神状态良好,睡眠良好。

【既往史】否认高血压、冠心病、糖尿病等慢性病史；否认手术史、外伤史等疾病史；否认肝炎史、结核史等传染病史；无输血史；否认食物及药物过敏史；预防接种史不详。

【个人史】否认疫区疫水接触史,否认嗜酒史、吸烟史,无常用药品及麻醉毒品嗜好,否认工业毒物、粉尘、放射性物质接触史,否认冶游史。

【月经及婚育史】平素月经周期规则,5/30d,月经初潮13岁,量中,无痛经。已婚,孕1产0。

【家族史】否认家族类似疾病史，母亲患高血压，父亲患糖尿病、高血压，否认家族中有冠心病等病史，否认家族中有肝炎、结核等传染病史，否认家族中有遗传病史、精神病史。

【体格检查】体温36.7℃，心率94次/分，呼吸19次/分，血压113/74mmHg。身高165.5cm，腹围82cm，体重66.0kg，体重指数24.10kg/m²。神志清楚，配合查体；皮肤黏膜无黄染，无皮疹及出血点；浅表淋巴结未触及肿大；无皮肤弹性降低，无眼窝凹陷，巩膜无黄染；甲状腺无肿大；胸廓无畸形，两侧乳房丰满；心肺检查未发现异常；妊娠腹型，肝脾肋下未及，四肢活动正常；外阴无瘢痕、溃疡，无静脉曲张，肛门无痔疮。

【辅助检查】超声检查：宫内妊娠，双绒毛膜双活胎，顶臀长分别为31/27mm，相当于孕10+周。尿化学＋沉渣分析（尿液）：蛋白（PRO）（-），葡萄糖（GLU）（-），尿酮体（++）；电解质钾3.39mmol/L；肝肾功无明显异常。2023-09-23血常规五分类（全血）：白细胞计数8.19×10^9/L，中性粒细胞数6.27×10^9/L，血红蛋白141g/L，红细胞比容40.4%，血小板220×10^9/L。

【住院经过及治疗情况】入院完善相关检验检查，予补液、补钾纠正水电解质紊乱等对症治疗。

【出院情况】患者经过一周治疗，一般情况可。有恶心，呕吐较前缓解，无发热、腹痛、阴道出血等，二便正常。查体：生命体征正常，心肺听诊未见异常。腹平软，无压痛。

三、实训要求

1. 组建健康教育小组，要求以参与者为主体、主持人为主导的模式，提供公告板、身高体重秤、食物模型、饮食记录表格等物品。

2. 收集孕妇的一般资料、既往史，了解其饮食习惯，采用24h膳食回顾调查表进行评估。

3. 教育前发放知识问卷调查，了解孕妇及家属知识、技能、学习态度等情况。

4. 根据评估的内容及问卷分析做出准确的健康教育诊断并确定健康教育目标。

5. 对主持人进行双胎妊娠案例式教学的沟通能力、引导能力、课堂演示教学方法等方面培训。

6. 案例预测试，并进一步对预测试的目标是否得到了解决、时间分配是否合理等进行评价。

7. 确定健康教育的时间和地点，确保参与孕妇都能看到教学过程中的评估结果、问题和陈述的公告板。

8. 结合案例，使用结构化的方法促进讨论。

主题一：案例中的孕妇属于什么类型的双胎妊娠？对母儿有什么影响？

邀请参与者讨论及发言，引导参与者关注案例中双胎孕妇生理变化明显的问题，思考并学习双胎孕妇妊娠期母体和胎儿并发症，加强对母胎状态的监测，按照高危妊娠进行管理。

主题二：对案例中的孕妇进行健康评估。

邀请参与者讨论及发言，引导参与者从母体、胎儿两方面进行结构化的身体评估，重点关注孕妇健康史、身心状况（贫血、营养状态）、胎儿生长发育情况及宫内状况，掌握评估的方法。

主题三：针对案例中的孕妇，如何做好饮食指导？

邀请参与者讨论及发言，关注孕妇营养摄入、孕期产检的健康教育，指导如何针对双胎进行能量和各营养素的补充，了解体重管理的营养原则，做好自我体重管理。

主题四：案例中的孕妇出院后，如何做好产前检查的安排？

邀请参与者讨论及发言，引导孕妇关注如何监测胎心、自数胎动，学会自我监护并能识别早产的早期症状，定期产检。

9. 根据讨论做出总结，给予相应的健康教育知识补充。

10. 请为案例中的林女士制订一份出院健康指导方案。方案应包括：健康教育需求、健康教育问题、健康教育计划（包括健康教育目标及方法）、健康教育内容（如健康知识传授、健康行为养成、健康技能训练、健康态度塑造、社会支持建立、环境改造等）、健康教育实施、健康教育评价等。

（方晓纯）

参考文献

[1] 谢幸，孔北华，段涛.妇产科学[M].第9版.北京：人民卫生出版社，2018.

[2] 安力彬，陆虹.妇产科护理学[M].第7版.北京：人民卫生出版社，2022.

[3] 余艳红，杨慧霞.助产学[M].第2版.北京：人民卫生出版社，2023.

[4] 胡祖斌，林莹.产科临床护理与健康教育[M].武汉：湖北科学技术出版社，2016.

[5] 丁炎明，吴婉华，张大双，等.临床常见疾病健康教育手册妇产科分册[M].北京：人民卫生出版社，2017.

[6] 吴婉华，张大双.临床常见疾病健康教育手册妇产科分册[M].北京：人民卫生出版社，2017.

[7] 姜梅.妇产科护理指南[M].北京：人民卫生出版社，2019.

[8] 谢婉花，周燕莉.产科护理健康教育[M].第1版.北京：科学出版社，2018.

[9] 莫洁玲.母婴护理学[M].第4版.北京：人民卫生出版社，2023.

[10] 余艳红，杨慧霞.助产学[M].第2版.北京：人民卫生出版社，2023.

[11] 杨慧霞，狄文.妇产科学[M].北京：人民卫生出版社，2018.

[12] 沈铿，马丁.妇产科学[M].北京：人民卫生出版社，2020.

[13] 刘彩霞，赵扬玉.双胎妊娠[M].北京：人民卫生出版社，2020.

[14] 李光辉.孕产期营养管理临床实践指导[M].北京：人民卫生出版社，2022.

[15] Kenneth J Leveno.威廉姆斯产科手册[M].段涛，李婷，译.北京：科学出版社，2018.

[16] 夏红卫，韦红卫.临床胎儿监护学[M].南宁：广西科学技术出版社，2020.

[17] 杨慧霞，郑勤田.母胎医学[M].北京：人民卫生出版社，2021.

[18] Steven G.Gabbe, Jennifer R. Niebyl, Joe Leigh Simpson，等.产科学：正常和异常妊娠（第7版）[M].郑勤田，杨慧霞，主译.北京：人民卫生出版社，2018.

[19] 甘泉，周冬，孙国强.双胎临床处置[M].武汉：湖北科学技术出版社，2021.

[20] 中国营养学会.中国居民膳食指南（2016）[M].北京：人民卫生出版社，2016.

[21] 程璐，王丽丽，孙思源，等.临床常见疾病护理常规及护理教育[M].北京：中国科学技术出版社，2018.

[22] 杨月欣.中国食物成分表：标准版[M].6版.北京：北京大学医学出版社，2019.

附录 自测题参考答案

第1章 妊娠期并发症的健康教育

一、自然流产

1. E 2. E 3. B 4. C 5. D

二、异位妊娠

1. A 2. D 3. E 4. E 5. C

三、早产

1. B 2. D 3. E 4. E 5. C

四、妊娠高血压

1. E 2. B 3. C 4. D 5. B

五、妊娠肝内胆汁淤积症

1. C 2. E 3. C 4. B 5. E

六、过期妊娠

1. ABCDE 2. ABCDE 3. ABCDE 4. ABDE 5. ACDE

七、妊娠剧吐

1. A 2. B 3. E 4. A 5. C

第2章 妊娠期合并症的健康教育

一、妊娠合并心脏病

1. D 2. C 3. E 4. A 5. D

二、妊娠期糖尿病

1. C 2. D 3. B 4. A 5. D

三、妊娠合并病毒性肝炎

1. E 2. D 3. B 4. E 5. D

四、妊娠合并缺铁性贫血

1. D 2. B 3. A 4. E 5. A

五、妊娠合并免疫性血小板减少症

1. B 2. C 3. D 4. E 5. B

六、妊娠合并甲状腺功能亢进

1. E 2. C 3. A 4. A 5. E

1. ABCDE 2. ABCDE

七、妊娠合并急性阑尾炎

1. D 2. C 3. B 4. D 5. E

303

八、妊娠合并急性胰腺炎

1. C　2. C　3. E　4. E　5. C

九、妊娠合并性传播疾病

1. D　2. E　3. D　4. E　5. E　6. E　7. E　8. E　9. C
10. E　11. D　12. B　13. B

第3章　胎儿附属物异常的健康教育

一、前置胎盘

1. A　2. A　3. B　4. C　5. E

二、胎盘早剥

1. A　2. C　3. B　4. E　5. E

三、胎膜早破

1. E　2. E　3. A　4. C　5. E

四、脐带异常

1. C　2. E　3. B　4. C　5. C　6. E　7. E　8. C　9. E　10. B

第4章　羊水量异常的健康教育

一、羊水过多

1. C　2. C　3. B　4. D　5. D

二、羊水过少

1. D　2. B　3. A　4. A　5. C

第5章　胎儿异常的健康教育

一、胎儿生长受限

1. C　2. D　3. D　4. D　5. A　6. C

1. ABCDE　2. ABCD　3. ABCDE

二、巨大儿

1. B　2. D　3. A　4. E　5. B　6. A　7. C

1. ABC　2. AD　3. ABCDE

三、胎儿窘迫

1. E　2. B　3. D　4. E　5. D　6. A　7. D

四、双胎妊娠

1. E　2. B　3. A　4. E　5. A